Berger

Superfoods

Um die Lesbarkeit des Buches zu verbessern, verzichten wir auf die gleichzeitige Nennung männlicher und weiblicher Sprachformen. Alle personenbezogenen Begriffe beziehen sich unterschiedslos auf Menschen jeden Geschlechts.

Reinhild Berger

Superfoods

Fakten aus dem Reich der Wundermittel

Reinhild Berger, Korntal-Münchingen

Herausgegeben von Martin Smollich, Lübeck
Unter Mitarbeit von Friederike Schmidt, Lübeck

Mit 143 Abbildungen und 4 Tabellen

WVG
Wissenschaftliche
Verlagsgesellschaft
Stuttgart

Zuschriften an
lektorat@dav-medien.de

Anschrift des Herausgebers
Prof. Dr. Martin Smollich
Institut für Ernährungsmedizin
Universitätsklinikum
Schleswig-Holstein
Ratzeburger Allee 160
23538 Lübeck

Anschrift der Autorin
Reinhild Berger (S. 57–S. 254)
Goethestraße 7/1
70825 Korntal-Münchingen

Anschrift der Mitarbeiterin
Friederike Schmidt (S. 1–S. 56, S. 255–S. 256)
Institut für Ernährungsmedizin
Universitätsklinikum Schleswig-Holstein
Ratzeburger Allee 160
23538 Lübeck

Bibliografische Information der Deutschen Nationalbibliothek
Die Deutsche Nationalbibliothek verzeichnet diese Publikation in der Deutschen Nationalbibliografie; detaillierte bibliografische Daten sind im Internet unter https://portal.dnb.de abrufbar.

1. Aufl. 2023
ISBN 978-3-8047-4330-4 (Print)
ISBN 978-3-8047-4334-2 (E-Book, PDF)

MIX
Papier aus verantwortungsvollen Quellen
FSC® C013736
www.fsc.org

Klimaneutral
Druckprodukt
ClimatePartner.com/11798-2003-1003

Birkenwaldstraße 44,
70191 Stuttgart
www.wissenschaftliche-verlagsgesellschaft.de
Printed in Germany

Satz: primustype Hurler GmbH, Notzingen
Grafiken: Elke Trautmann, Stuttgart
Druck und Bindung: Aumüller Druck, Regensburg
Umschlagabbildung: fascinadora/stock.adobe.com
Umschlaggestaltung: deblik, Berlin

Vorwort

Ein genialer Marketing-Trick verzaubert das menschliche Gehirn: Während „gesundes Gemüse“ oder „Vollkorn“ eher abschreckend und lustfeindlich klingen, lässt der Begriff „Superfood“ die Herzen höher schlagen. Superfoods gelten als hip und cool. Millionen von Menschen sind erstaunlicherweise bereit, völlig unkritisch ihren Geldbeutel zu zücken, wenn selbsternannte Ernährungsfachleute die Lösung aller Gesundheitsprobleme bis hin zur Gewichtsabnahme versprechen. Was aber steckt hinter den als Superfoods gepriesenen Produkten? Dieser Frage bin ich nachgegangen und bin dabei auf sich immer wieder ähnelnde Muster gestoßen.

Aus einer Nische heraus wird ein pflanzliches Produkt in den Himmel der Wundermittel erhoben. Einzelne Inhaltsstoffe werden im Labor – im Reagenzglas an isolierten Gewebestrukturen oder Zellen – untersucht, wobei es zu Ergebnissen kommt, die dann in höchst fragwürdiger Weise zu Gesundheitsaussagen am Menschen umgemünzt werden. Jetzt setzt die kommunikative Kraft des Marketings ein. Man kann nur staunen, wie stark weite Teile der Bevölkerung danach gieren, abseits von der häufig als „böse“ und „geldgierig“ empfundenen Schulmedizin, in die Falle der Selbsttäuschung zu laufen. „Rein pflanzlich“ und „natürlich“, „bio“ und „vegan“ geben Millionen von Nahrungsergänzungsmitteln ein Heilsversprechen ab, das offenbar genau die Bedürfnisse vieler Menschen trifft.

Da können Naturwissenschaftler, Fachgesellschaften und unabhängige Verbraucherzentralen noch so wohlmeinend aufklären – rationale Argumente laufen oft ins Leere. Dennoch möchte ich versuchen, mit meinen Informationen darüber, was hinter den vielgepriesenen Superfoods steckt, ein paar Impulse zu setzen. Ich möchte anregen, Werbeaussagen und vor allem persönliche Erfahrungsberichte, wie sie im Internet im Überfluss kursieren, kritisch zu hinterfragen. Was „sexy“ klingt, hält selten, was es verspricht. Immerhin sind all diejenigen auf dem richtigen Weg, die sich ernsthaft mit gesunder Ernährung beschäftigen. Dabei lohnt es sich jedoch, vor allem auf die richtige Auswahl der Makronährstoffe aller Lebensmittel zu achten, die wir in größeren Mengen zu uns nehmen. Wer hier qualifiziert entscheidet, ist mit den ebenfalls wichtigen Mikronährstoffen in der Regel automatisch mitversorgt.

Mein herzlicher Dank geht an Prof. Dr. Martin Smollich und Friederike Schmidt für die gute Zusammenarbeit und die wertvolle, sehr wichtige Ergänzung meiner eigenen Recherchen. Ebenso danke ich Dr. Tim Kersebohm und Lisa K. Rebenstock von der Wissenschaftlichen Verlagsgesellschaft Stuttgart für die kollegiale Unterstützung und das sorgfältige Lektorat.

Korntal-Münchingen, im Herbst 2022 Reinhild Berger

Hinweis

Alle Links zu externen Inhalten wurden zum Zeitpunkt der Drucklegung gewissenhaft überprüft. Wir bitten jedoch um Verständnis, dass der Verlag keinen Einfluss auf die dauerhafte Verfügbarkeit externer Online-Ressourcen hat und demzufolge keinen zeitlich unbegrenzten Zugang zu diesen Inhalten gewährleisten kann.

Inhaltsverzeichnis

Einführung

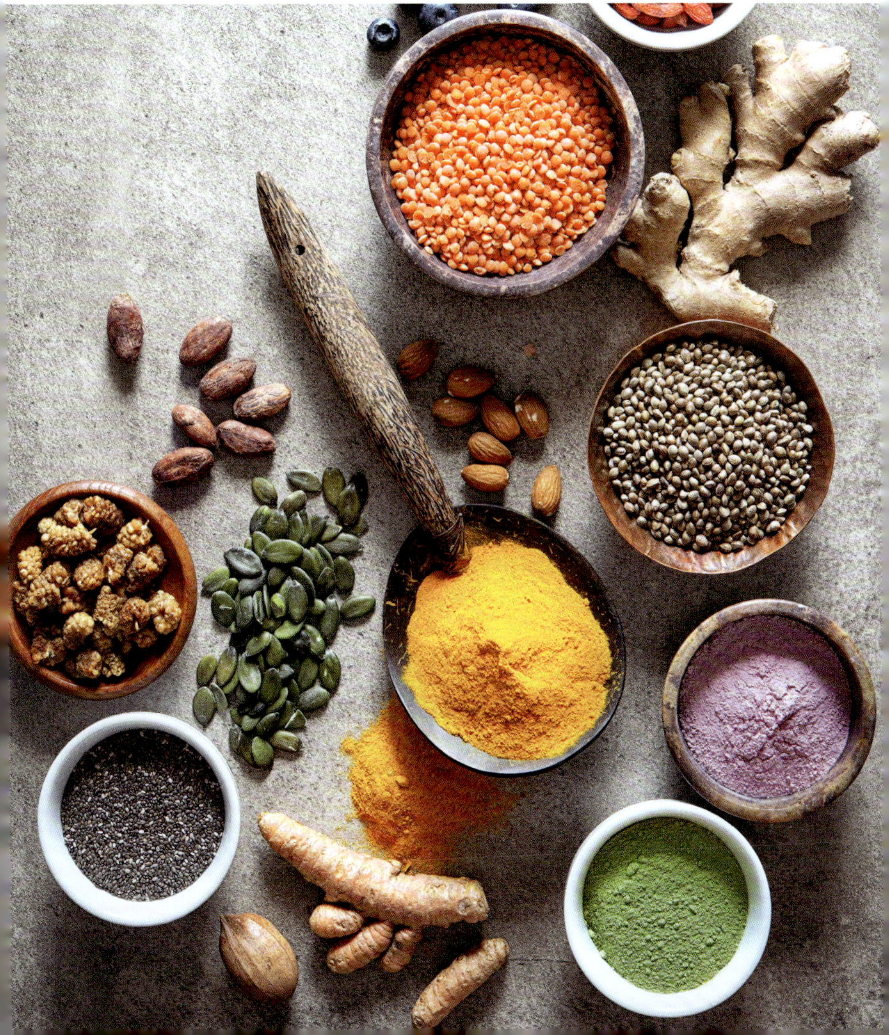

Was sind Superfoods?

Chia-Samen, Goji-Beeren, Quinoa, Maca – diesen und ähnlichen Superfoods werden häufig vielversprechende Eigenschaften zugeschrieben. So sollen sie zum Beispiel in der Lage sein, beim Abnehmen zu helfen, Krankheiten zu heilen oder ganz allgemein einen Beitrag zu einer gesunden Ernährung leisten zu können. In einer aktuellen Umfrage des Bundesinstituts für Risikobewertung (BfR) gaben 70 Prozent der Teilnehmenden an, bereits von Superfoods gehört zu haben. Doch was steckt hinter dem verheißungsvollen Begriff?

„Superfood" – die Frage nach der Definition

Es gibt tatsächlich keine lebensmittelrechtliche oder wissenschaftliche Definition für die Bezeichnung „Superfood", nur eine sprachliche. Das Oxford English Dictionary versteht darunter ein „nährstoffreiches Lebensmittel, das als besonders förderlich für Gesundheit und Wohlbefinden erachtet wird". Eine ähnliche Begriffserklärung lässt sich im Duden finden.

GUT ZU WISSEN

Gesundheitsbezogene Aussagen zu Nahrungsmitteln unterliegen in der Europäischen Union den Auflagen der Health-Claims-Verordnung und sind gesetzlich limitiert. Die Verordnung bezieht sich mit diesen strengen Richtlinien auch auf die Werbung mit dem Begriff „Superfood" oder vergleichbaren Begriffen, die angebotene Produkte mit einem gesundheitsfördernden Effekt in Verbindung bringen. Erst nach dem Durchlaufen eines Zulassungsverfahrens sind gesundheitsbezogene Aussagen erlaubt.

Die zugesprochenen Effekte sollen dabei meist auf die in besonders hohen Mengen enthaltenen Nährstoffe wie Vitamine, Proteine oder Mineralstoffe, aber auch auf hohe Gehalte an sekundären Pflanzenstoffen, Antioxidanzien oder Ballaststoffen, zurückzuführen sein. So versprechen sich Verbraucher zum Beispiel eine antioxidative und damit gesundheitsfördernde Wirkung vom hohen Gehalt an Vitamin C der Goji-Beere und einen positiven Einfluss auf die Herzgesundheit durch die in Chia-Samen enthaltenen Omega-3-Fettsäuren.

Übrigens: Der Begriff „Superfood“ ist mittlerweile vor allem von Marketingabteilungen und besonders gesundheitsbewussten Verbrauchern geprägt. Das erste Mal tauchte er aber 1915 in der jamaikanischen Zeitschrift „Daily Gleaner“ auf und bezog sich damals vielsagenderweise auf Wein.

Darreichungsformen

Oft handelt es sich bei angebotenen Superfoods nicht um frische Früchte oder Pflanzenteile, sondern um Zubereitungen, also Pulver, Kapseln, Püree oder Saft. Durch die technologische Verarbeitung ändert sich die Zusammensetzung des ursprünglichen Lebensmittels. Deshalb sind Vergleiche mit der Anwendung und teilweise beobachteten Effekten in den Herkunftsländern der jeweiligen Superfoods kaum zulässig – auch wenn Hersteller diesen wichtigen Schritt zugunsten des Marketings oft unter den Tisch fallen lassen.

So werden vom Moringa-Baum in afrikanischen Ländern sämtliche Pflanzenteile zubereitet und verzehrt (Früchte, Blätter, Blüten, Schoten, Samen, Wurzeln). In Europa vertrieben wird hauptsächlich der Blätter-Extrakt in Form von Pulver oder Kapseln. Auch Açai-Beeren können in europäischen Supermärkten nicht wie Weintrauben gekauft werden, da ein unbeschadeter Transport der Früchte nicht möglich ist. Erhältlich sind auch hier nur verarbeitete Produkte.

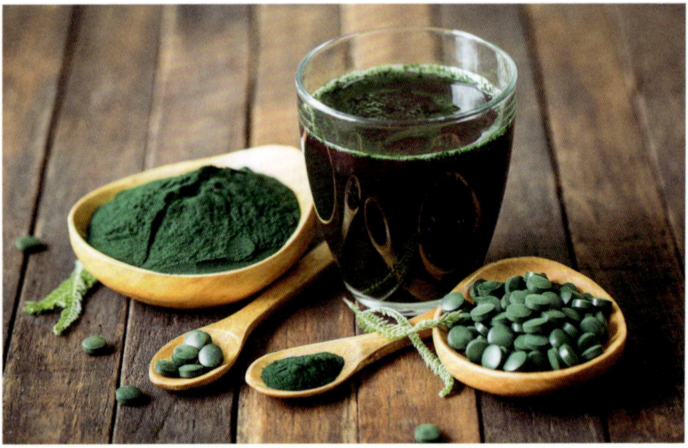

Enthaltene Nährstoffe

Obwohl alle unverarbeiteten Lebensmittel, ganz egal, ob Superfood oder nicht, eine gewisse Menge lebenswichtiger Makro- und Mikronährstoffe enthalten, darf nicht vergessen werden, dass sie dennoch als vorteilhaft oder weniger vorteilhaft für eine gesunde Ernährungsweise bewertet werden können. So enthält etwa Kokosöl neben seinem Hauptbestandteil, den Fettsäuren, unter anderem auch geringe Mengen der Vitamine E und K. Diese Vitamine sind natürlich an sich Bestandteil einer ausgewogenen Ernährungsweise. Am Ende handelt es sich bei Kokosöl jedoch um ein Lebensmittel, das in der alltäglichen Ernährung besser gemieden werden sollte.

Hinsichtlich ihrer Mikronährstoffdichte können es viele heimische Lebensmittel ohne Probleme mit exotischen Superfoods aufnehmen. Da regionale Produkt wie Grünkohl, Rote Bete oder Zwiebeln aber nicht als „Nährstoffbomben“ beworben werden, ist den meisten Verbrauchern überhaupt nicht klar, was alles in den heimischen Lebensmitteln steckt.

Die Verbraucherzentrale Hamburg hat deshalb Superfood-Klassiker heimischen Alternativen gegenübergestellt. Chia- und Leinsamen unterscheiden sich hinsichtlich ihrer Gehalte an mehrfach ungesättigten Fettsäuren, Proteinen und Ballaststoffen kaum und schwarze Johannisbeeren liefern sogar deutlich mehr Vitamin C auf 100 g als getrocknete Goji-Beeren – und das bei einem geringeren Zuckergehalt.

Ballaststoffe

Ballaststoffe kommen hauptsächlich in pflanzlichen Lebensmitteln vor. Es handelt sich hierbei meist um Kohlenhydrate, die im Dünndarm nicht aufgespalten werden können und unverdaut in den Dickdarm gelangen, wo sie teilweise bakteriell verstoffwechselt werden. Ballaststoffe haben einige „Sofortwirkungen". Sie können beispielsweise das Sättigungsgefühl verlängern oder die Darmtätigkeit anregen. Auf lange Sicht kann ein hoher Ballaststoffverzehr dazu beitragen, den LDL-Cholesterinspiegel zu senken und damit das Risiko für Herz-Kreislauf-Erkrankungen reduzieren.

GUT ZU WISSEN

Wertvolle Ballaststoffquellen stellen Obst, Gemüse, Haferflocken, Hülsenfrüchte und Vollkornbrot dar. Die Ballaststoffzufuhr liegt in Deutschland größtenteils unter dem empfohlenen Richtwert von 30 g pro Tag.

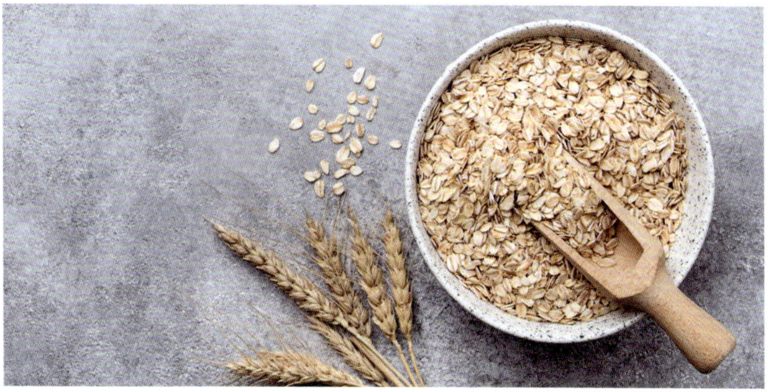

Sekundäre Pflanzenstoffe

Sekundäre Pflanzenstoffe spielen im Stoffwechsel von Pflanzen (also auch bei Obst und Gemüse) wichtige Rollen. Zu ihnen gehören etwa 100 000 verschiedene Verbindungen, darunter Polyphenole, Carotinoide und Phytosterine. Einige von ihnen fungieren als Antioxidanzien. In Laborversuchen weisen sekundäre Pflanzenstoffe häufig beeindruckende Wirkungen auf (▸ Kap. Wirksamkeit in Labor- und Tierversuchen) und vermutlich tragen sie dazu bei, dass Menschen mit einer Ernährung reich an Obst und Gemüse ein geringeres Risiko haben, an Zivilisationskrankheiten wie Krebs, Herz-Kreislauf-Erkrankungen oder Diabetes mellitus Typ 2 zu erkranken. Konkrete Zufuhrempfehlungen für sekundäre Pflanzenstoffe gibt es noch nicht.

GUT ZU WISSEN

Die positiven Effekte, die bei einer hohen Zufuhr von Obst und Gemüse beobachtet werden können, lassen sich nicht auf die Einnahme isolierter Pflanzenstoffe, beispielsweise in Kapseln, übertragen. Und andersherum: die Effekte isolierter sekundärer Pflanzenstoffe, die im Labor beobachtet werden, treten so nicht unbedingt auf, wenn das entsprechende Lebensmittel verzehrt wird. Ab einer bestimmten Menge können einige Stoffe sogar toxisch wirken.

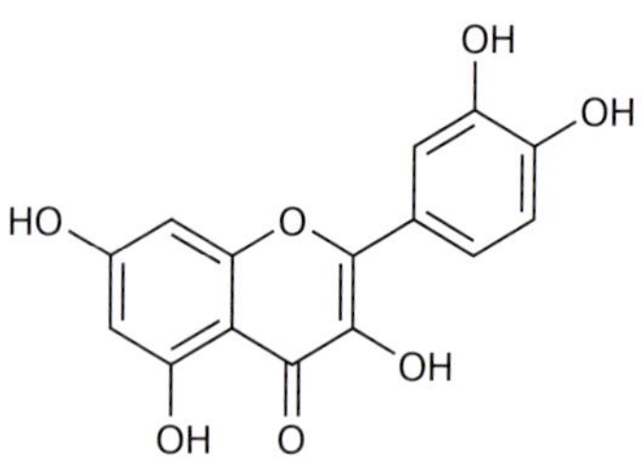

Strukturformel von Quercetin – ein vielfach beworbener Pflanzeninhaltsstoff, der z. B. in Äpfeln, Bohnen und Zwiebeln vorkommt.

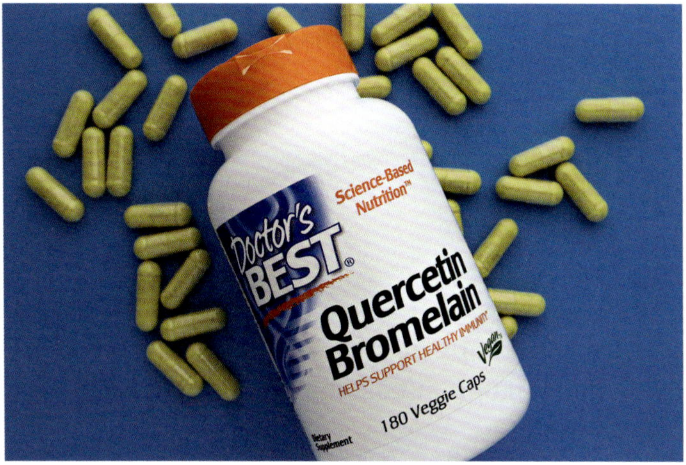

Vitamine

Vitamine gehören, zusammen mit Mineralstoffen (z. B. Calcium, Magnesium) und Spurenelementen (z. B. Eisen, Selen, Zink), zu den Mikronährstoffen. Vitamine sind für Menschen essenziell, das heißt, sie müssen mit der Nahrung zugeführt werden, da sie vom Körper nicht selbst hergestellt werden können. Sie übernehmen Schlüsselrollen in zahlreichen Stoffwechselwegen, die bei einem Mangel über die Ernährung nicht mehr reibungslos ablaufen können.

Als Faustregel gilt, dass wenn durch die Aufnahme einzelner Vitamine gesundheitliche Effekte erzielt werden sollen, dies nur möglich ist, wenn damit ein Mangelzustand ausgeglichen wird. Eine Zufuhr, die über empfohlene Richtwerte hinausgeht, hat meist keinen „Viel hilft viel"-Effekt. Ein Beispiel: Vitamin K, das in der Aroniabeere vorkommt (▸ Kap. Aronia – die „Gesundheitsbeere"), ist unter anderem wichtig für eine normale Wundheilung und einen gesunden Knochenstoffwechsel. Bei einer unzureichenden Aufnahme kann also beispielsweise das Risiko für Blutungen oder Frakturen steigen. Eine Vitamin-K-Überzufuhr wurde aber bisher nicht mit einer „Superwirkung" auf Knochen oder Gefäße in Verbindung gebracht.

GUT ZU WISSEN

In Deutschland herrscht für Vitamin K und einige andere Vitamine (z. B. Vitamin C) nicht das Risiko einer Unterversorgung. Sie werden meist in ausreichenden Mengen verzehrt. Manche Verbindungen (z. B. Vitamin A oder D) können bei einer langfristig erhöhten Zufuhr toxisch wirken.

Wie man ein Superfood erkennt

Exotische Herkunft mit ökologischen Nachteilen

Goji- und Açai-Beeren, Aloe vera, Granatapfel und Avocado – die meisten Superfoods kommen von weit her und sind hierzulande nicht heimisch. Das macht die Exoten interessant. Auf Basis des traditionellen, volksmedizinischen und teilweise jahrtausendelangen Einsatzes einiger Lebensmittel lassen sich außerdem hervorragend Geschichten zu deren besonderen Eigenschaften erzählen. Leider ist es für Verbraucher oft nicht nachvollziehbar, was wirklich tradiert und was erdacht ist.

Maca zum Beispiel ist eine Wurzel, die es hierzulande mittlerweile in Pulverform zu kaufen gibt. Ursprünglich kommt sie aus Peru und wird dort in einer Andenregion seit mehreren tausend Jahren angebaut. Lange Zeit wurde sie auch nur dort verzehrt. Es wird vermutet, dass spanische Truppen im 16. Jahrhundert von den Einheimischen Maca bekamen, um die Fruchtbarkeit ihrer Pferde zu fördern, die in großen Höhen teilweise eingeschränkt war. Zwischenzeitlich war die Maca-Wurzel vom Aussterben bedroht, bis schließlich ab 1970 verschiedene lokale Akteure in der peruanischen Presse von vermeintlich gesundheitlichen Wirkungen berichteten. Maca fand als Zusatz in Heißgetränken Anwendung, denen eine aphrodisierende Wirkung nachgesagt wurde. Ein kleiner Laden, der den Aufguss damals anbot, brüht und verkauft ihn bis heute. Die Theke ist geschmückt mit Postkarten zufriedener Kunden.

GUT ZU WISSEN

Seit einer Studie an Mäusen wird Maca äußerst erfolgreich als „pflanzliches Viagra" vermarktet. Richtige Belege für die Wirkung von Maca-Pulver am Menschen gibt es aber bis heute nicht.

Es stellt sich die Frage, ob ein exotisches Nahrungsmittel, nur weil es schon von Urvölkern verzehrt wurde, automatisch als besonders wirksam oder gesund einzustufen ist. Zumindest kann der Fokus auf solche, teilweise jahrtausendealten Bräuche und Erzählungen dazu führen, dass traditionelle Lebensmittel mithilfe wissenschaftlicher Methoden besser untersucht werden. Veröffentlichungen der Erkenntnisse tragen dazu bei, unseren Wissensdurst zu stillen und einzusehen, dass viele Superfoods keine besondere Wirkung haben. Viel häufiger aber verstärken sie, trotz kontroverser Ergebnisse, die Fixierung auf altherkömmliche, mysteriöse Früchte und die Hoffnung, die in sie gesetzt wird. Wissenschaft und kulturelle Vorstellungen beeinflussen sich also gegenseitig.

Exotische Lebensmittel haben jedoch nicht nur eine lange Geschichte, sondern auch weite Transportwege, die hohe Kosten verursachen und ökologische Nachteile mit sich bringen. Von der Kleinbauern-Idylle, die Verbraucher im Kopf haben, wenn sie an den Anbau traditioneller Früchte denken, ist der kommerzialisierte Anbau vieler Superfoods mittlerweile meilenweit entfernt. Importierte Lebensmittel haben ihren Preis und sind in vielen Fällen nährstofftechnisch gleichauf mit regionaleren Superfoods. Denn auch wenn es häufig nicht so auf-

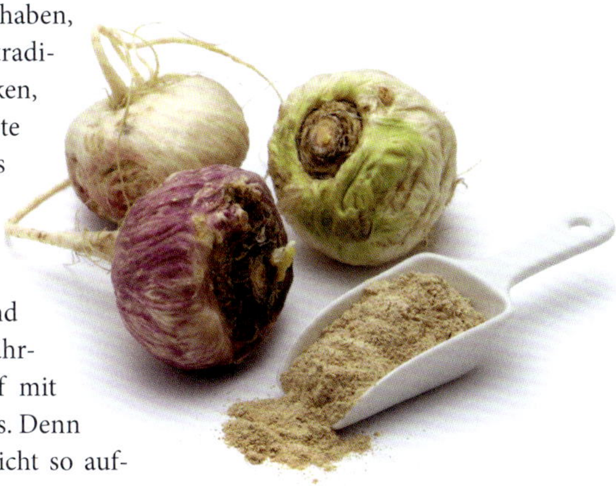

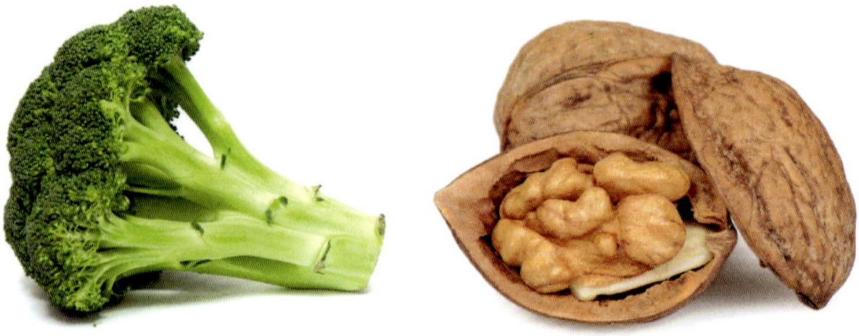

dringlich kommuniziert wird: Auch Brokkoli, Heidelbeeren und Walnüsse haben es in sich (▸ Kap. Hohe Nährstoffdichte – was heißt das?).

Das bedeutet nicht, dass importierte Superfoods grundsätzlich schlecht und zu meiden sind. Vor allem, wenn sie frisch sind, handelt es sich häufig um hochwertige Lebensmittel, die den heimischen Speiseplan ergänzen können. Unverzichtbar für eine ausgewogene und gesunderhaltende Ernährungsweise sind die weit gereisten Exoten jedoch nicht.

Hohe Nährstoffdichte – was heißt das?

Um zu beurteilen, ob ein Lebensmittel einen „hohen" Nährstoffgehalt hat, gibt es keine objektiven Kriterien. Stellt man es geschickt an, kann vielen Lebensmitteln ein hoher Nährstoffgehalt zugesprochen werden. Denn: Jedes Lebensmittel hat ein eigenes Nährstoffprofil, das aus Makronährstoffen (Fetten, Kohlenhydraten, Proteinen) und Mikronährstoffen (sämtlichen Vitaminen, Mineralstoffen und Spurenelementen) besteht. Das bedeutet meist ganz automatisch, dass mindestens einer dieser Nährstoffe, im Vergleich zu den anderen oder aber im Vergleich zu weiteren Lebensmitteln, in großer Menge enthalten ist.

Nun steht ein „hoher Nährstoffgehalt" umgangssprachlich zumeist nicht für den Gehalt eines einzelnen Inhaltsstoffes, sondern vielmehr für die Menge und Vielfältigkeit enthaltener Vitamine und Mineralstoffe. Ist ein Lebensmittel besonders nährstoffreich, so ist für gewöhnlich gemeint, dass es viele verschiedene Mikronährstoffe beinhaltet. Doch das

Problem der Vergleichbarkeit besteht weiterhin, da die meisten pflanzlichen Lebensmittel eine gewisse Vielfalt verschiedenster Mikronährstoffe und sekundärer Pflanzenstoffe haben, die so gern von Herstellern beworben werden. Das ist schließlich der Grund, weswegen Obst und Gemüse ein Hauptbestandteil einer ausgewogenen Ernährung sein sollten.

GUT ZU WISSEN

Die meisten unverarbeiteten und frischen Lebensmittel, unabhängig davon, ob Superfood oder vermeintlich schnödes Gemüse, sind so gesehen nährstoffreich. Sie werden als besonders nährstoffdicht bezeichnet. Der Unterschied wird auch hier wieder durch ein ausgeklügeltes Marketing kreiert. Superfoods werden zu „Nährstoffbomben" gekürt, Gemüse bleibt Gemüse.

Ein gutes Beispiel für die Problematik des Werbens mit einem „hohen Nährstoffgehalt“ ist das aus Moringablättern hergestellte Moringa-Pulver: Moringablätter, bzw. die daraus gewonnenen Pulver, weisen zwar ein breites Nährstoffspektrum auf, dieses reicht jedoch nicht über das eines „normalen“ Lebensmittels hinaus, vor allem, wenn man die empfohlene Verzehrmenge von lediglich 5 bis 10 g Pulver pro Tag berücksichtigt. Um diese ernüchternde Tatsache geschickt als Werbung zu verpacken, nutzen Produzenten häufig beeindruckende Angaben wie: „Viermal so viel Calcium wie ein Glas Milch“.

Solche Vergleiche sollten vom aufmerksamen Verbraucher einmal nachgerechnet und als Alarmsignal gesehen werden, da sie sich in den meisten Fällen auf unrealistisch hohe Mengen des Produkts beziehen. Oft werden solche Vergleiche auch mit dem frischen Produkt (frische Moringablätter) gezogen, das bei uns aber überhaupt nicht erhältlich ist (sondern nur als Moringa-Pulver).

Die Verarbeitung spielt hier eine große Rolle. Einige Vitamine, zum Beispiel das vielbeworbene Vitamin C, sind hitzeempfindlich. Das bedeutet, dass sich ihr Gehalt während der Konservierung oder Herstellung von Pulvern, Kapseln, Pürees und Säften verringern kann. Auch

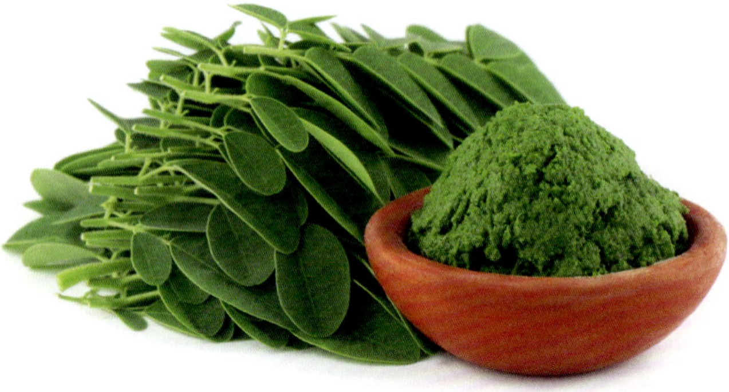

eine lange oder unsachgemäße Lagerung oder schlechte Transportbedingungen können das Vitaminprofil der ursprünglichen Lebensmittel beeinflussen.

Wirksamkeit in Labor- und Tierversuchen

Woher stammen eigentlich die blumigen Gesundheitsversprechen, mit denen Superfoods meist beworben werden? In zahlreichen Werbe- und „Informations"-Texten liest man schließlich von vielversprechenden Ergebnissen aus Studien, die zeigen konnten, dass beschriebene Lebensmittel antikanzerogen, antiinflammatorisch oder antioxidativ wirken. Schaut man sich die zitierten Studien genauer an, stellt man schnell fest, dass es sich bei vielen Untersuchungen lediglich um Laborexperimente (lat. *in vitro*, dt. im Glas) außerhalb des lebenden Organismus (z. B. in einer Petrischale oder einem Reagenzglas) oder Tierexperimente (lat. *in vivo*, dt. im Lebendigen) am oder im lebenden Organismus (z. B. an Nagern, Fruchtfliegen oder Fadenwürmern) handelt. Das heißt strenggenommen: Die Ergebnisse dieser Studien sind für Sie nur dann richtig nützlich, wenn Sie eine Zelle in der Petrischale oder eine Labormaus sind. Auch wenn diese Art von Forschung wissenschaftlich gesehen ihre Berechtigung hat, gilt: Wirklich aussagekräftig für die fragliche Wirkung am Menschen sind nur Humanstudien, sogenannte „Klinische Studien" (▸ Kap. Enttäuschende Humanstudien). In-vitro- und In-vivo-Untersuchungen bilden gemeinsam die präklinische Forschung und helfen, herauszufinden, mit welchen Substanzen und Dosierungen es sich lohnt, Humanstudien durchzuführen. Denn: die Ergebnisse, die im Labor an Zellen oder im Tiermodell generiert werden können, lassen sich nur bedingt bis gar nicht auf mögliche Effekte des untersuchten Nahrungsmittels auf den menschlichen Körper übertragen.

GUT ZU WISSEN

Jede dieser Forschungsmethoden (In-vitro-Experimente, In-vivo-Experimente und Humanstudien) hat ihre Vorteile, aber auch Limitationen. Ihr Zusammenspiel ist für einen Erkenntnisgewinn unverzichtbar.

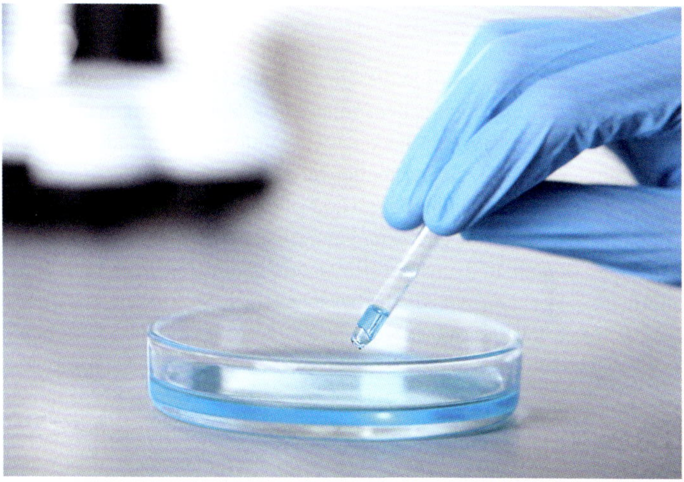

In-vitro-Experimente stellen für gewöhnlich den Ausgangspunkt der Wirkstoffforschung dar, die so gern genutzt wird, um Lebensmittel zu bewerben. Sie werden durchgeführt, um potenziell gesundheitswirksame Stoffe zu identifizieren und bereits zu charakterisieren. So werden beispielsweise Wirkmechanismen, deren Effekte und die dafür notwendigen Dosierungen einer Substanz erforscht. Vor allem sekundäre Pflanzenstoffe stehen hier im Fokus, da sie oft eine hohe Reaktivität aufweisen, also in Experimenten besonders „aktiv" sind und mit vielen verschiedenen (Zell-)Strukturen interagieren.

GUT ZU WISSEN

Bioaktive Pflanzenstoffe sind Substanzen, deren gesundheitliche Wirkung über die einer allgemein ausgewogenen Ernährung hinausgeht. Zu ihnen gehören beispielsweise einige sekundäre Pflanzenstoffe. Sie stecken (in sehr unterschiedlichen Mengen) unter anderem in Lebensmitteln pflanzlichen Ursprungs, also z. B. in Beeren, Gemüse und in allerlei Superfoods.

Sehr häufig beworben wird in diesem Zusammenhang eine „antiinflammatorische Wirkung" von Lebensmitteln bzw. Nahrungsergänzungsmitteln. „Antiinflammatorisch" bedeutet entzündungshemmend. In Labortests können isolierte Substanzen an verschiedenen Stellen des Entzündungsprozesses eingreifen. Beispielsweise können sie die Produktion regulatorischer Proteine (Zytokine) ändern. Solche Änderungen können gemessen werden und dienen oftmals als Parameter einer (anti-)entzündlichen Wirkung. Das bedeutet aber noch lange nicht, dass auch Lebensmittel, die diese Substanzen enthalten, wirklich entzündungshemmend wirken. Häufig werden die verantwortlichen Verbindungen nur in äußerst geringen Mengen vom Körper aufgenommen und durch Enzyme inaktiviert.

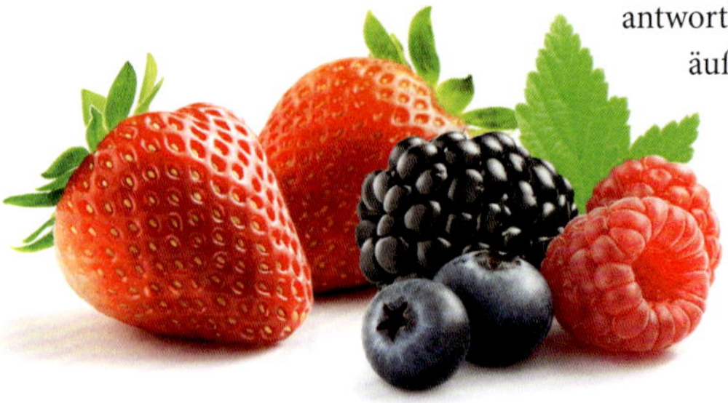

Neben antiinflammatorischen Effekten wird häufig die antioxidative Wirkung vieler Superfoods angepriesen. Dies ist für viele Verbraucher der Inbegriff eines gesundheitsförderlichen Effektes. Antioxidanzien sind in der Lage, reaktive Sauerstoffspezies (ROS) zu inaktivieren und so oxidativen Stress zu reduzieren, der mit der Entstehung von Zivilisationskrankheiten in Verbindung gebracht werden kann. ROS sind Sauerstoffverbindungen, die chemisch hochreaktiv sind. Sie können einerseits durch Umwelteinflüsse wie Zigarettenrauch oder UV-Licht im Körper entstehen, werden aber auch als Nebenprodukt der Zellatmung in Mitochondrien oder im Rahmen der Immunantwort gebildet und spielen eine Rolle bei der Signalübertragung von Neuronen. Umgangssprachlich werden ROS häufig als „freie Radikale" bezeichnet, wobei diese tatsächlich nur eine Untergruppe der ROS darstellen. Freie Radikale sind ebenso reaktive Moleküle, Ionen oder Atome mit einem ungepaarten Elektron.

GUT ZU WISSEN

Die Menge an ROS wird normalerweise vom Körper selbst reguliert (Redox-Gleichgewicht). Durch ungünstige Ernährungsweisen, hohe Umweltbelastungen oder Alterungsprozesse kann der „oxidative Stress" jedoch steigen und mit zur Entstehung von chronisch-entzündlichen Erkrankungen beitragen, indem Zell- und Gewebsstrukturen durch oxidative Prozesse zerstört werden.

Im Laborversuch wird die antioxidative Kapazität von Lebensmittelextrakten oder isolierten Substanzen über die *Oxygen Radical Absorbance Capacity* (ORAC) bestimmt. Der ORAC-Wert gibt an, wie viele ROS sich pro Gramm Lebensmittel neutralisieren lassen. Den ORAC-Wert einzelner Lebensmittel oder Superfoods als Werbung zu verwenden, ist jedoch laut Lebensmittelinformationsverordnung untersagt, da er sich nicht auf die Vorgänge im menschlichen Körper übertragen lässt. Aus dem ORAC-Wert eines Extrakts im Labor lässt sich nämlich überhaupt nicht vorhersagen, wie das entsprechende Lebensmittel im menschlichen Körper reagieren wird.

Ebenfalls häufig anzutreffen ist die Werbung mit „antikanzerogenen Wirkungen". Ein gutes Beispiel dafür ist Camu-Camu (▸ Kap. Camu-

Camu und Acerola – die „Vitamin-C-Bomben"), ein Gewächs, das eine vermeintlich „wissenschaftlich bewiesene" krebshemmende Wirkung besitzt. Diese Versprechungen führen Verbraucher in die Irre. „Wissenschaftlich erwiesen" wäre höchstens die Aussage „In Zellkulturen kann Betulinsäure, die auch in der Camu-Camu-Beere vorkommt, in hohen Dosen das Wachstum ausgewählter Krebszellen hemmen". Ein gewaltiger Unterschied zu „heilt Krebs beim Menschen".

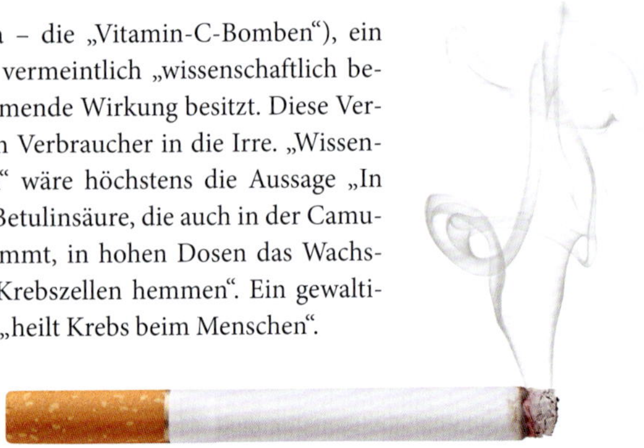

GUT ZU WISSEN

Vorsicht ist nicht nur bei der Einordnung der antikanzerogenen, antiinflammatorischen oder antioxidativen Wirkung von Superfoods geboten, sondern auch, wenn ganz und gar neuartige Begriffe genutzt werden, um den Effekt des angepriesenen Produkts zu beschreiben (z. B. „entschlackend", „entgiftend", „Anti-Aging"). Und: Je mehr Beschwerden aufgelistet werden, die ein Verzehr angeblich lindern kann, umso unwahrscheinlicher ist es, dass das tatsächlich stimmt (▸ Kap. Zeolith – schwammige Versprechen).

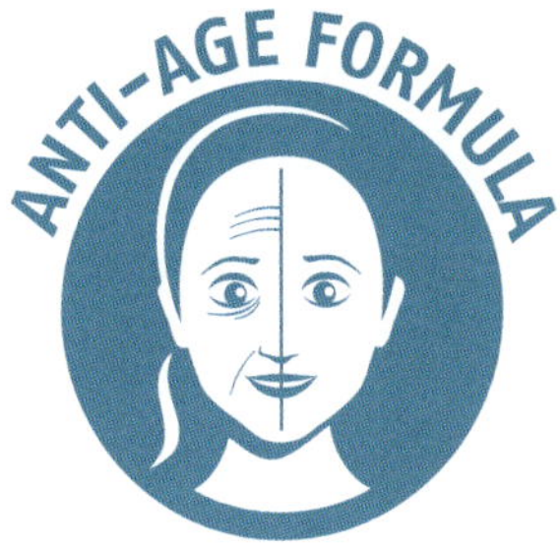

Um herauszufinden, ob eine Substanz zur Behandlung einer Krankheit geeignet ist, werden für gewöhnlich sogenannte *High-Throughput-Screenings* (Hochdurchsatzscreenings) im Labor durchgeführt, mit denen überprüft wird, ob ein Stoff an ausgewählte Zielstrukturen (Targets) bindet. Zielstrukturen können beispielsweise Teile von Proteinen sein, die bei Erkrankungen wie Krebs verändert sind. Werden sie vom Wirkstoff gebunden, kann das eine erste Voraussetzung für die erfolgreiche Behandlung der Krankheit sein. In High-Throughput-Screenings werden jedoch nicht nur ein oder zwei Reaktionen untersucht, sondern teilweise tausende Zielstrukturen.

Curcumin ist eine Substanz, die in diesen Hochdurchsatzscreenings sehr unspezifisch an außergewöhnlich viele Zielstrukturen bindet. Solche Substanzen werden in der Wirkstoffforschung als PAINS bezeichnet: *Pan-Assay Interference Compounds* (PAINS). Unter PAINS (engl. *pains*, dt. Schmerzen) werden sämtliche Moleküle zusammengefasst, die unspezifisch mit vielen anderen chemischen Verbindungen reagieren.

PAINS wirken deshalb auf den ersten Blick als genau das Wundermittel, als das sie so gern beworben werden. Ihre Reaktionen sind so unspezifisch, dass sie im Körper mit allem reagieren, was ihnen in die Quere kommt. Das macht sie für den gezielten Einsatz nicht nur unbrauchbar: Sollte man derartige Substanzen durch technologische Maßnahmen tatsächlich in ausreichender Konzentration in den Körper bringen, hätten sie sehr viele Nebenwirkungen und ein extrem hohes Interaktionspotenzial. Gegen Currygerichte und Curcuma-Latte ist dennoch nichts einzuwenden – nur Wunder sollte man nicht erwarten (▸ Kap. Curcuma – die goldene „Power-Knolle“).

Enttäuschende Humanstudien

An dieser Stelle sollte klar sein: Die Ergebnisse präklinischer Studien können nur teilweise oder gar nicht auf den menschlichen Körper übertragen werden. Ein Grund dafür liegt vor allem darin, dass die in-vitro-wirksamen Konzentrationen bei der Aufnahme mit Lebensmitteln im menschlichen Körper praktisch kaum erreicht werden können. Wie bereits erwähnt, werden isolierte Substanzen, deren Wirkung an Zelllinien getestet wird, in der Regel in hohen Dosen aufgebracht, um messbare Effekte zu erzielen. Solch hohe Dosen befinden sich selten im Ausgangslebensmittel oder wenn, dann nur mit geringer Bioverfügbarkeit. Die Bioverfügbarkeit gibt an, wie viel eines bestimmten Wirkstoffes tatsächlich absorbiert wird und die systemische Zirkulation erreicht. Sie hängt unter anderem von der biologischen Matrix ab, die ihn umgibt, also von der Struktur und der Zusammensetzung des Lebensmittels.

Ein Mechanismus, der im Reagenzglas und bei Versuchstieren ebenfalls nur sehr eingeschränkt berücksichtigt werden kann, ist der Stoffwechsel des Menschen und die Tatsache, dass der menschliche Körper überschüssige Mengen bestimmter Stoffe einfach ausscheidet, wie es beispielsweise bei einer hohen Vitamin-C-Zufuhr der Fall ist (▸ Kap. Camu-Camu und Acerola – die „Vitamin-C-Bomben"). Viele Stoffwechselwege sind präzise auf molekularer Ebene reguliert, sodass selbst ein Überschuss einer einzelnen Substanz nicht zwangsläufig den erwünschten Effekt auf eine gesamte Stoffwechselkaskade haben muss. Solche Prozesse lassen sich im Labor isoliert meist gut charakterisieren. Im menschlichen Körper sind sie allerdings nur ein Bruchteil des gesamten Metabolismus.

Randomisiert-kontrollierte Studien sind der „methodische Goldstandard", wenn es um die Erforschung der Wirkung von chemischen Substanzen geht. Ohne eindeutige und unbedenkliche Resultate in solcherlei Studien können beispielsweise Medikamente nicht zugelassen werden. In Rahmen einer randomisiert-kontrollierten Studie wird in der Regel ein einziger Wirkstoff in definierter Dosierung getestet und dessen Effekt mit einer Placebo-Kontrolle verglichen. Viele pharmakologische und medizinische Fragestellungen lassen sich mit diesem Forschungsdesign beantworten. Die Linderung von Symptomen oder die Änderung deutlich messbarer Parameter können zumeist eindeutig auf die Medikamenteneinnahme zurückgeführt werden.

In einer perfekten Welt könnte man mit diesem Vorgehen auch die im Labor beobachteten Effekte von Superfoods und daraus hergestellten Nahrungsergänzungsmitteln bestätigen oder klar widerlegen. Für die Erforschung von Lebensmitteln sind Interventionsstudien allerdings kaum umsetzbar. Das hat folgende Gründe:

- Es ist praktisch unmöglich, ein Placebo-Lebensmittel aufzutreiben, mit dem man den Konsum des Testlebensmittels vergleichen könnte. Placebo-Curcuma? Placebo-Aloe? Placebo-Buchweizen? Praktisch unmöglich.
- Lebensmittel lassen sich schlecht standardisieren. Die Zusammensetzung eines Produkts hängt von Sorte, Anbaugebiet und Zubereitung ab. Superfoods sind keine Arzneimittel, die streng kontrolliert und stets gleich „dosiert" sind.
- Die Festlegung eines angemessenen Zeitrahmens ist ebenso wenig möglich. Oft treten die Effekte verschiedener Ernährungsgewohnheiten erst nach Jahrzehnten auf. Vor allem bei Erkrankungen wie Krebs, Demenz oder Arthrose, die fleißig für das Superfood-Marketing genutzt werden.
- Alltägliche Ernährungsgewohnheiten wirken sich auf die Ergebnisse und die Zufuhrmengen des untersuchten Produkts aus. Soll beispielsweise eine Wirkung von Ingwer getestet werden, dann wäre eine Voraussetzung dafür, dass Probanden eine definierte Menge Ingwer verzehren und sonst strikt darauf verzichten. Darüber hinaus befinden sich die bedeutsamen sekundären Pflanzenstoffe, auf die Wirkungen oft zurückzuführen sind, auch in anderen Lebensmitteln, die Teil einer ausgewogenen Ernährung sind. Die zugeführte Menge wird durch ihren Konsum verfälscht.
- Die Dokumentation von Ernährungsgewohnheiten, vor allem über lange Zeiträume hinweg, ist zwar möglich, hat aber ihre Schwächen und ist nicht hundertprozentig zuverlässig. Studienteilnehmende tendieren zum Beispiel grundsätzlich eher dazu, verstärkt den Verzehr von gesunden Lebensmitteln und einen verminderten Verzehr weniger gesunder Lebensmittel anzugeben.
- Für aussagekräftige Studienergebnisse ist es optimal, wenn die Ernährung, aber auch der sonstige Lebensstil (Arbeitsplatz, körperliche Tätigkeiten, Genussmittelkonsum u. a.), möglichst konstant gehalten werden. Bereits für eine einzige Person kann das eine Herausforderung sein. Werden mehrere Probanden untersucht, ist eine solche Konstanz über einen langen Zeitraum kaum erreichbar.

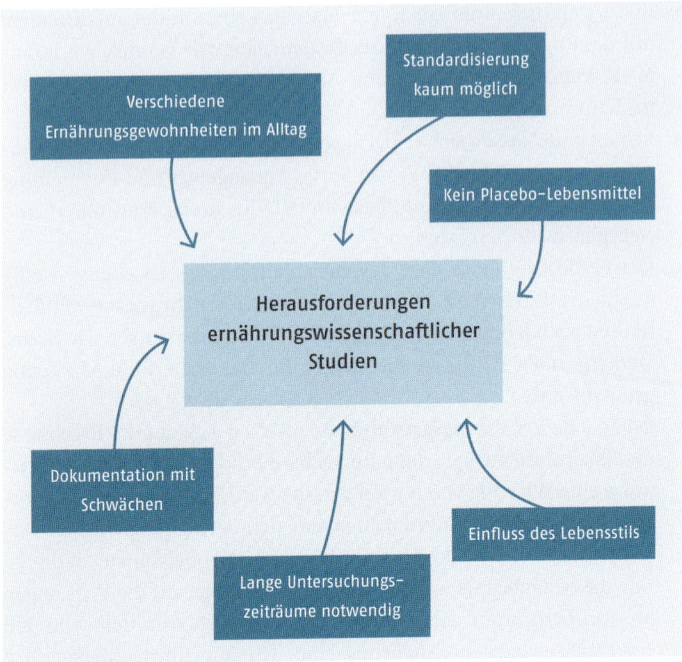

GUT ZU WISSEN

Es gibt durchaus Wege, um Lebensmittel, und damit auch Superfoods, zu bewerten. So berufen sich auch die Ernährungsempfehlungen, wie die der Deutschen Gesellschaft für Ernährung (DGE) oder des Bundeszentrums für Ernährung (BZfE), auf die Wissenschaft und aktuelle Erkenntnisse, weshalb sie sich übrigens ab und an auch ändern.

In den Ernährungswissenschaften wird oft auf epidemiologische Studien zurückgegriffen. Epidemiologische Studien sind Untersuchungen an großen Bevölkerungsgruppen, wie der Bevölkerung eines Landes. Es handelt sich hierbei meistens um Beobachtungsstudien. Das heißt, die Menschen der Gruppe werden unter „realen" Bedingungen untersucht, ohne dass sie bestimmte Vorgaben oder Medikamente erhalten. So können Daten zu Erkrankungen innerhalb der Bevölkerungsgruppe, zum Beispiel in Abhängigkeit der dortigen Ernährungsweise, gesammelt werden.

Ein Sachverhalt, den man so beobachten konnte, war beispielsweise, dass ein höherer Kaffeekonsum mit einer reduzierten Leberkrebsprävalenz korreliert. Da für die wenigsten Superfoods aussagekräftige epidemiologische Daten vorliegen, wird hier zur Veranschaulichung das Kaffee-Beispiel genutzt, wobei genug Artikel kursieren, die Kaffee als Superfood bezeichnen. Eine tatsächlich nachgewiesene Wirkung ist schließlich immerhin, dass er wach macht.

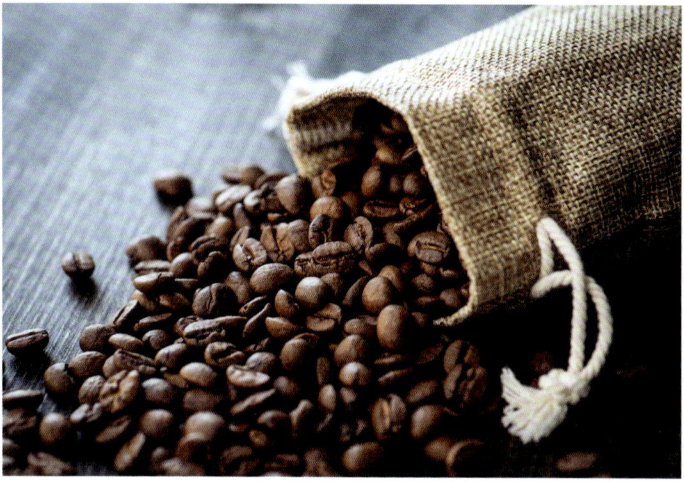

Wenn mehrere Variablen (hier: Kaffee und Leberkrebs) in Zusammenhang stehen, spricht man von Korrelation. Ein kausaler Zusammenhang liegt nur vor, wenn zwischen zwei Variablen ein Ursache-Wirkungs-Verhältnis besteht. Für das Kaffee-Beispiel wäre ein solches Verhältnis: Kaffee verhindert Leberkrebs. Diese Tatsache kann aber aus einer epidemiologischen Untersuchung nicht abgeleitet werden. Sie besagt lediglich, dass Leute, die mehr Kaffee trinken, seltener an Leberkrebs erkranken; ein kleiner, aber ganz bedeutender Unterschied.

Letztere Variante berücksichtigt den Fakt, dass Menschen, die sich öfter eine Tasse Kaffee genehmigen, vielleicht grundsätzlich eine andere Ernährungs- und Lebensweise haben, als Menschen, die auf Kaffee verzichten. Eine provokante (und keinesfalls bestätigte) These wäre beispielsweise, dass sie Kaffee Alkohol vorziehen und deshalb weniger gesundheitliche Schäden durch Alkoholkonsum, wie Leberkrebs, erleiden.

GUT ZU WISSEN

Es passiert oft, dass Korrelationen (Zusammenhang mehrerer Variablen wie z. B. Kaffee und Leberkrebs) durch die Medien zu Kausalitäten aufgebauscht werden. Es ist also sinnvoll, diesen Sachverhalt im Hinterkopf zu behalten, wenn man entsprechende Schlagzeilen liest.

Epidemiologische Untersuchungen werden gern überinterpretiert oder von Herstellern geschickt genutzt, um Grundnahrungsmittel bestimmter Bevölkerungsgruppen in den Olymp der Superfoods zu heben. Ein Beispiel hierfür ist das Superfood Grüner Tee. Eine Studie aus dem Jahr 1997 konnte zeigen, dass bei japanischen Frauen der Grüntee-Konsum mit einem geringeren Brustkrebs-Erkrankungsrisiko korrelierte. Auch weitere Untersuchungen konnten diesen Zusammenhang bestätigen. Ob die Intervention (Zusichnahme) mit grünem Tee an Menschen, die vorher keine Teetrinker waren, tatsächlich vor Brustkrebs schützt, konnte noch nicht endgültig geklärt werden. Diese Tatsache hält Hersteller allerdings nicht davon ab, ihren Tee als effektiv präventives Wundermittel zu verkaufen.

GUT ZU WISSEN

Der Krebsinformationsdienst des Deutschen Krebsforschungszentrums (DKFZ) fasst zusammen: „Es ist nicht ausgeschlossen, dass Grüner Tee vor Krebs schützt. Es ist aber auch nicht erwiesen."

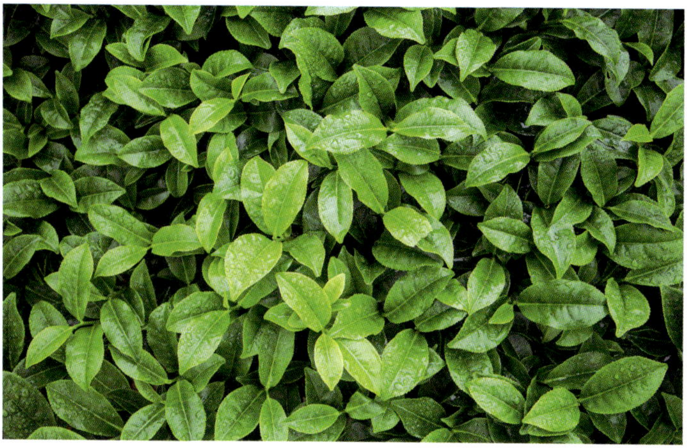

AUF EINEN BLICK

Obwohl es keine lebensmittelrechtliche Definition von „Superfood" gibt, kann man doch vier typische Faktoren erkennen, die alle als „Superfood" beworbenen Lebensmittel gemeinsam haben:

- exotische Herkunft,
- hohe Nährstoffdichte,
- vielversprechende Resultate in Labor- und/oder Tierversuchen,
- fehlende Bestätigung der Labor-/Tierversuche in Humanstudien.

Keine Untersuchungen am Menschen – was nun?

In den letzten Kapiteln wurden einige Gründe genannt, die Wissenschaftler von der Durchführung von Superfood-Humanstudien abhalten könnten oder die dazu führen, dass durchgeführte Studien keine ausreichende Qualität haben. Wenn es für das Lebensmittel von Interesse keine aussagekräftigen Untersuchungen an Menschen gibt, dann hat das zwei Konsequenzen:

1. Aussagen bezüglich der Gesundheitswirkung sind unzulässig. Eine entsprechende Wirkung kann ohne qualitativ hochwertige Humanstudien nicht bewiesen werden.
2. Positive Auswirkungen können dennoch nicht ausgeschlossen werden. Bei allem Vertrauen in die Wissenschaft ist es durchaus möglich, dass Auswirkungen auf die Gesundheit durch einzelne Lebensmittel existieren, diese aber, auch aufgrund genannter Störfaktoren, noch nicht gemessen werden konnten. Die Wahrscheinlichkeit, dass ein „pflanzliches Wundermittel" bisher nicht entdeckt wurde, geht allerdings gegen Null.

GUT ZU WISSEN

Nur weil ein Superfood Bestandteil diverser Humanstudien war, muss das nicht bedeuten, dass es besonders gesund ist. Es kommt auf die Qualität der Studie an (Teilnehmerzahl, Dauer, Intervention, Auswertung der Daten).

Übrigens: Auch in der Wissenschaft selbst herrscht ein stetiger Durst nach Studien, die besondere Effekte zeigen oder bestätigen können. Das hat zur Folge, dass Untersuchungen, die keine Wirkung zeigen konnten, teilweise nicht veröffentlicht werden, obwohl sie dennoch zu einem Erkenntnisgewinn beitragen könnten.

Betrachtet man die Ernährungsempfehlungen der Fachgesellschaften, dann fällt auf, dass sie, mit Ausnahmen, keine konkreten Lebensmittel erwähnen, sondern sich vielmehr auf Lebensmittelgruppen und eine generell ausgewogene und vielfältige Ernährung beziehen. Denn wenn eines aus epidemiologischen Daten, Beobachtungs- und Interventionsstudien hervorgeht, dann ist es, dass es auf die gesamte Ernährungsweise ankommt und die Gesundheit nicht durch einzelne Lebensmittel à la Superfood auf wundersame Art und Weise gerettet werden kann. So kann ein hoher Obst- und Gemüsekonsum das Risiko, an Krebs zu erkranken, tatsächlich senken. Jedoch ist kein Superfood allein in der Lage, gesundheitliche Defizite oder eine einseitige Ernährungsweise auszugleichen.

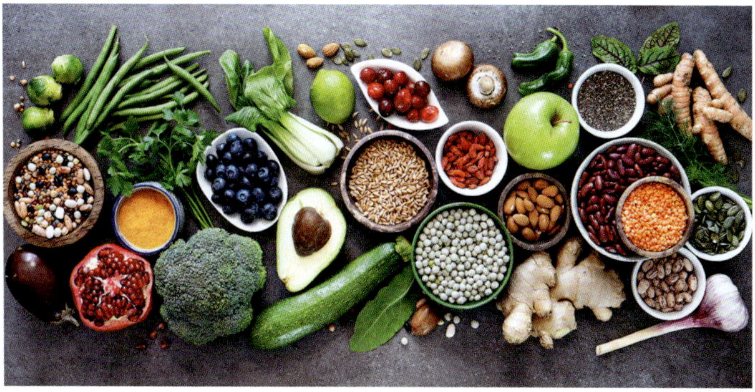

Literatur

Aune D, Giovannucci E, Boffetta P, Fadnes LT, Keum N, Norat T, Greenwood DC, Riboli E, Vatten LJ, Tonstad S. Fruit and vegetable intake and the risk of cardiovascular disease, total cancer and all-cause mortality-a systematic review and dose-response meta-analysis of prospective studies. Int J Epidemiol, 46(3): 1029–1056, 2017

Bertz H, Zürcher G. Ernährung in der Onkologie: Grundlagen und klinische Praxis. Schattauer Verlag Stuttgart, 1. Aufl., 2014

Hermann M, Bernet T. The transition of maca from neglect to market prominence: Lessons for improving use strategies and market chains of minor crops [on-line]. Agricultural Biodiversity and Livelihoods Discussion Papers. Bioversity International, 1. Aufl., 2009

Imai K, Suga K, Nakachi K. Cancer-preventive effects of drinking green tea among a Japanese population. Prev Med, 26(6): 769–775, 1997

Jiao L, Wang S, Zheng Y, Wang N, Yang B, Wang D, Yang D, Mei W, Zhao Z, Wang Z. Betulinic acid suppresses breast cancer aerobic glycolysis via caveolin-1/NF-κB/c-Myc pathway. Biochem Pharmacol, 161: 149–162, 2019

Röchter S, Clausen A. Detox Trend: Fragwürdige Detox-Lebensmittel für Schönheit und Gesundheit. Ernährungs Umschau, 5: 276–286, 2019

Romero ME, Toro MT, Noriega F, Lopez MD. Wellness ingredients and functional foods. The Role of Alternative and Innovative Food Ingredients and Products in Consumer Wellness, Academic Press, 1. Aufl., 2020

Smollich M, Podlogar J. Vitamine, Mineralstoffe, Spurenelemente: Beratungswissen für die Apothekenpraxis. Deutscher Apotheker Verlag Stuttgart, 1. Aufl., 2019

Smollich M, Podlogar J. Wechselwirkungen zwischen Arzneimitteln und Lebensmitteln. Wissenschaftliche Verlagsgesellschaft Stuttgart, 2. Aufl., 2020

Smollich M, Schmidt F, Haury K. Ernährungsstudien: Steiniger Weg zur Evidenz. MMP, 44(11): 427–435, 2021

Rechtlicher Hintergrund

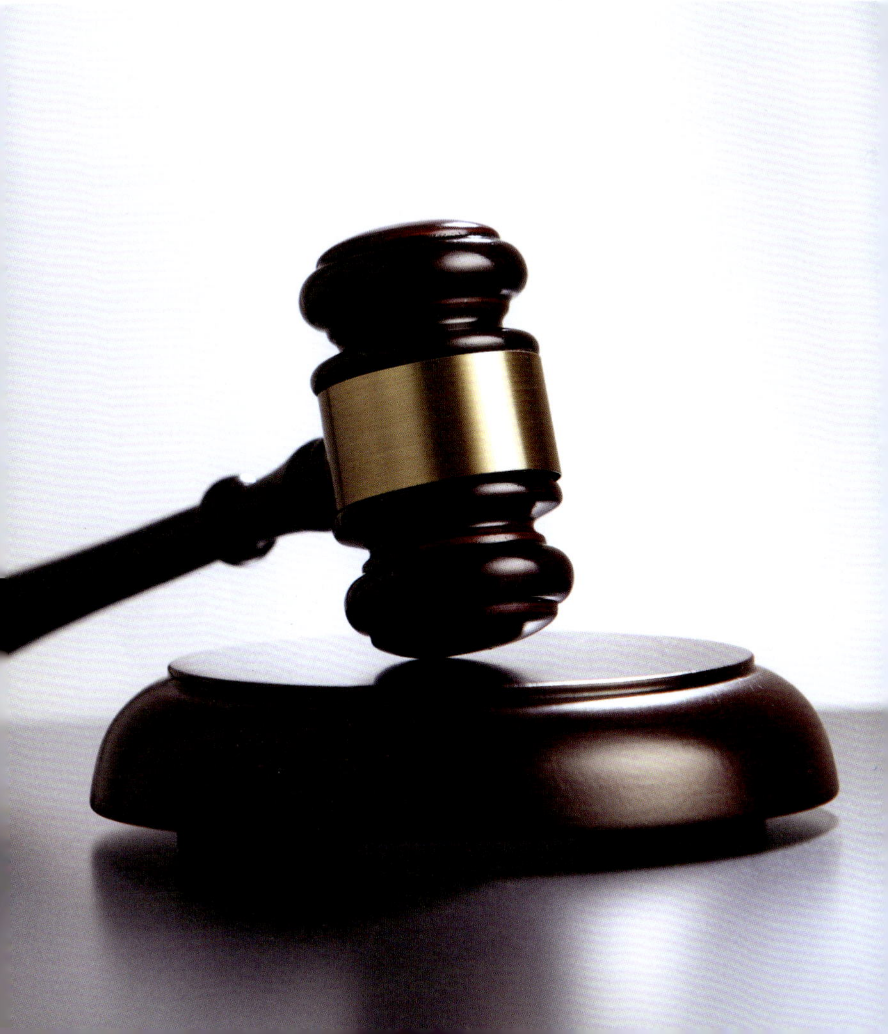

Jeder Verbraucher steht selbst in der Verantwortung, Marketingversprechen kritisch zu hinterfragen. Es gibt jedoch auch einige gesetzliche Vorgaben, mit denen das Risiko von Verbrauchertäuschung im Lebensmittelbereich reduziert werden soll. Folgende Aspekte, die Superfoods betreffen, sind in diesem Zusammenhang besonders relevant:

- Regulation von nährwert- und gesundheitsbezogenen Angaben (sogenannte „Health Claims"),
- Regulation von neuartigen Lebensmitteln (sogenannte „Novel Foods"),
- Unterscheidung zwischen Arzneimitteln, Medizinprodukten und Nahrungsergänzungsmitteln,
- Vermarktung als Kosmetikprodukte, Medizinprodukte und Futtermittelzusatzstoffe.

Da all diese Vorschriften nicht in einem einzigen „Lebensmittelgesetz" zusammengefasst, sondern in zahlreichen europäischen und deutschen Gesetzen und Verordnungen verstreut sind, ist das Lebensmittelrecht außerordentlich komplex.

GUT ZU WISSEN

Die Europäische Behörde für Lebensmittelsicherheit (European Food Safety Authority, EFSA) ist eine Behörde der Europäischen Union. Sie berät und informiert über lebensmittelbezogene Risiken. Die Arbeit der EFSA deckt alle Themenbereiche mit Bezug zur Lebens- und Futtermittelsicherheit ab. Unter anderem erfolgen die Genehmigung von gesundheitsbezogenen Aussagen und die Zulassung neuartiger Lebensmittel in der Europäischen Union zentral durch die EFSA.

Health Claims – was steckt dahinter?

Die Health-Claims-Verordnung (engl. *claim,* dt. Behauptung/Anspruch; EU-Verordnung 1924/2006) ist eine Verordnung der Europäischen Union und regelt die Verwendung von nährwert- und gesundheitsbezogenen Angaben.

Nährwertbezogene Angaben beschreiben besondere Nährwerteigenschaften von Lebensmitteln, also z. B. „fettarm“, „Ballaststoffquelle“ oder „zuckerfrei“. Hierfür ist gesetzlich geregelt, welche Bedingungen erfüllt sein müssen, um eine entsprechende nährwertbezogene Angabe nutzen zu dürfen. Beispielsweise darf die Angabe „Reich an Vitamin C“ nur dann verwendet werden, wenn eine Tagesportion mindestens 15 Prozent der empfohlenen Vitamin-C-Zufuhr (RDI-Wert) liefert.

Gesundheitsbezogene Angaben dagegen stellen einen Zusammenhang zwischen dem Lebensmittel oder seinen Bestandteilen und der Gesundheit her. Solche Angaben sind nur zulässig, sofern sie vorher von der EFSA genehmigt wurden. Bei der Genehmigung handelt es sich nicht um eine einfache Kenntnisnahme, sondern um einen Prozess, in dem geprüft wird, ob der beantragte Claim wissenschaftlich nachweisbar ist.

Das kann man sich bei der Überprüfung von Produkten zunutze machen: Alle zulässigen Health Claims werden von der EU in der sogenannten „Gemeinschaftsliste“ veröffentlicht (https://ec.europa.eu/food/safety/labelling_nutrition/claims/register/public/?event=search). Dort kann man einerseits überprüfen, ob für ein konkretes Produkt die vorhandenen Health Claims zulässig sind; anderseits kann man in der Liste einsehen, welche Health Claims für ein bestimmtes Lebensmittel (z. B. Weizenkleie, Joghurt usw.) verwendet werden dürfen.

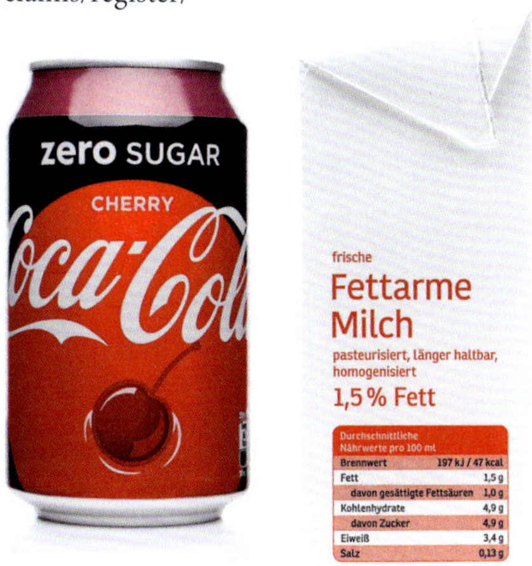

Auch die Hersteller von Nahrungsergänzungsmitteln dürfen auf Health Claims zurückgreifen, wenn ihr Produkt die entsprechenden Anforderungen erfüllt. Um den Ansprüchen gerecht zu werden, fügen sie deshalb gern bestimmte Mikronährstoffe hinzu, um deren Health Claims für das Gesamtprodukt nutzen zu können. Übrigens: Wird explizit mit einem Nährstoff geworben, so ist dessen Gehaltsangabe auf der Packung vorgeschrieben. Eine Vertreterin aus der Kategorie Superfoods des EU-Registers für gesundheitsbezogene Angaben ist z. B. Quinoa (▸ Kap. Quinoa und Amaranth – glutenfreie „Wunderkörner“).

GUT ZU WISSEN

Für die EFSA galt es, die Aussage zu prüfen, dass der Verzehr des Pseudogetreides Quinoa die Haarwurzel stimuliere und damit zum Wachstum der Haare beitrage. Fazit der EFSA: Für diese Behauptung gibt es keinerlei wissenschaftliche Grundlage.

Die Konsequenz ist beispielsweise der Vertrieb von Nahrungsergänzungsmitteln aus Quinoa-Keimlingspulver mit zugesetzten Vitaminen in Verbindung mit der (für diese Mikronährstoffe!) zugelassenen Aussage: „Biotin, Selen und Zink tragen zur Erhaltung normaler Haare bei“.

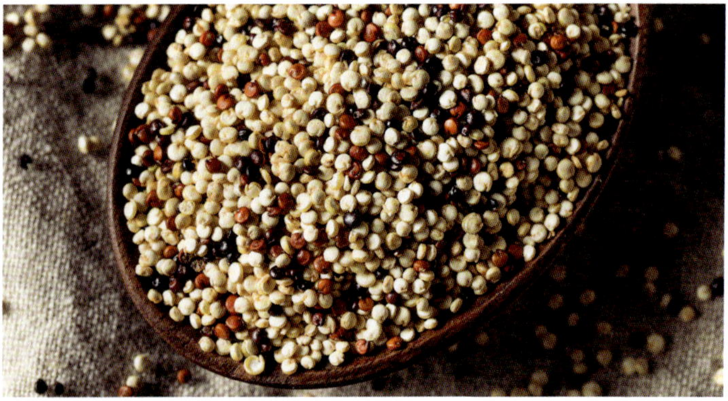

Beispiele aus dem EU-Register für nährwert- und gesundheitsbezogene Angaben

Nährstoff, Lebensmittel	Claim	Status	Bedingung für die Nutzung
Biotin	Biotin trägt zur Erhaltung von normalem Haar bei.	Autorisiert/zugelassen	Verwendung nur für Lebensmittel, die als Biotinquellen definiert sind
Olivenöl-Polyphenole	Olivenöl-Polyphenole tragen dazu bei, Blutfette vor oxidativem Stress zu schützen.	Autorisiert/zugelassen	Verwendung nur für Olivenöl, dass mind. 5 mg Hydroxytyrosol-Verbindungen pro 20 g Öl aufweist; Hinweis für Verbraucher verpflichtend, dass der Effekt durch eine Tagesdosis von 20 g Olivenöl erzielt wird
Quinoa	Quinoa stimuliert die Haarwurzel und kann so das Haarwachstum anregen.	Nicht autorisiert/nicht zugelassen	–

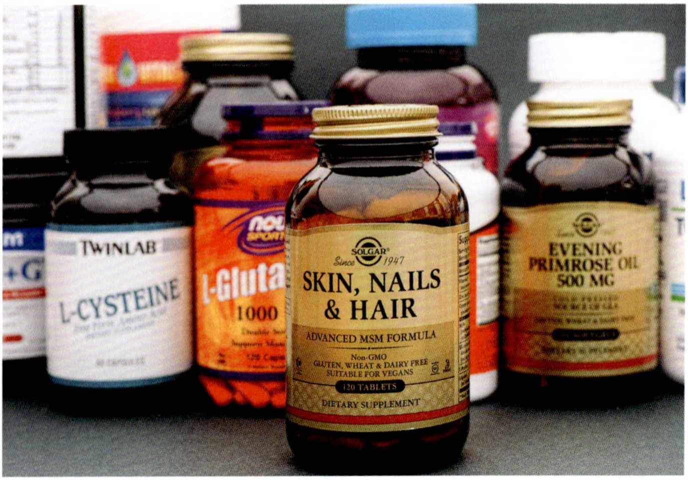

Die Health-Claims-Verordnung regelt die Angaben für viele Inhaltsstoffe und spielt damit eine wichtige Rolle im Verbraucherschutz. Allerdings berücksichtigt sie kaum die Bewertung sogenannter „Botanicals". Hierbei handelt es sich um aus Pflanzen, Algen, Pilzen oder Flechten gewonnene pflanzliche Stoffe und Zubereitungen, die in Form von Nahrungsergänzungsmitteln vermarktet werden können. Zu ihnen gehören beispielsweise Extrakte aus Knoblauch, Ginkgo und anderen Superfoods.

Anders als für Vitamine und Mineralstoffe in Nahrungsergänzungsmitteln findet für Botanicals keine Prüfung der verwendeten Health Claims statt (sogenannte „On-Hold-Claims"). Das ist aus Sicht des Verbraucherschutzes ein großes Problem. Dazu kommt: Es gibt keine verbindlichen Höchstmengen, die in dem Nahrungsergänzungsmittel enthalten sein dürfen. Auch viele Hersteller von Phytopharmaka sehen sich durch die Botanicals benachteiligt.

Bei unpräzisen Formulierungen lohnt es sich, über das Gelesene nachzudenken. So heißt es zum Beispiel:

- „Aus aktivierenden Superfoods" – Was, wie und vor allem wofür „aktiviert" werden soll, bleibt ein Rätsel und lässt Raum für die Fantasie des Verbrauchers.
- „Für das innere Strahlen" – Klingt romantisch, aber was genau soll das sein?

GUT ZU WISSEN

Angaben, die sich nicht explizit auf die Gesundheit, sondern auf das Wohlbefinden beziehen (Gute-Laune-Müsli, Entspannungstee etc.), fallen nicht unter die Health-Claims-Verordnung.

Da nur die wenigsten vermeintlichen Superfoods das Genehmigungsverfahren für einen Health Claim erfolgreich durchlaufen, ist für ihre Vermarktung eine geschickte und fantasiereiche Kommunikation gefragt, die konkrete Aussagen umgeht. Nicht zulässig wären beispielsweise Behauptungen wie „Açai-Verzehr kann dazu beitragen, Ihr Hautbild zu verbessern" oder „Der regelmäßige Verzehr von Chia-Samen hilft dabei, sich im Alltag besser zu konzentrieren". Hier lohnt es sich, die Ver-

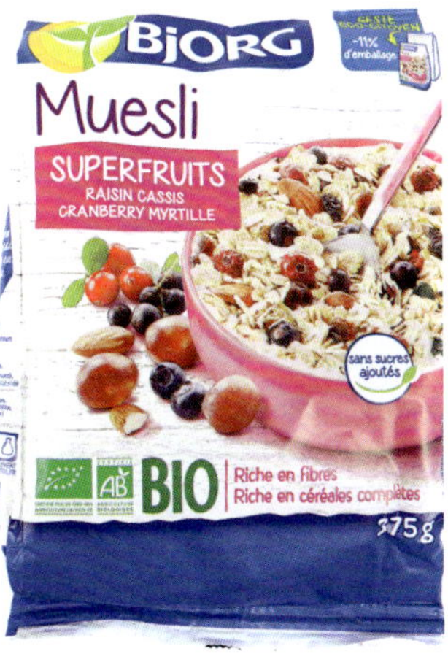

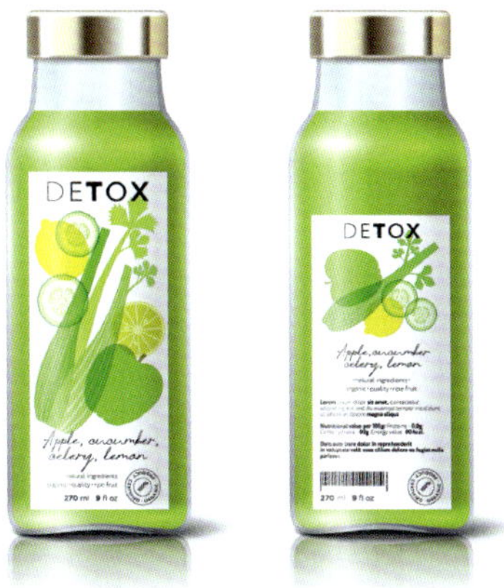

sprechungen auf der Packung und im Internet ganz genau auf ihre Formulierung zu überprüfen. Schnell wird man feststellen, dass diese entsprechend vage gehalten sind.

Folgende Tricks werden angewendet, um den Verbraucher in die Irre zu führen:

- Präsentation positiver Kundenrezensionen und Erfahrungsberichte, die in ihrer Gesamtheit einen ähnlichen, vielleicht sogar stärkeren, Effekt als genehmigte Health Claims haben: „Abwechslung zu Obstsaft – Ich trinke davon täglich. Es unterstützt die Verdauung.", „Ich fühle mich wieder fit." oder etwa „Sehr zufrieden – Ich nehme die Tropfen mittlerweile etwa ein Jahr und konnte feststellen, dass sie enorm zu einem ausgeglichenen Hormonhaushalt beitragen.",
- Zitieren von Berichten aus Gesundheitsmagazinen (egal ob online oder print) – in ihren Artikeln wird häufig sehr oberflächlich recherchiert und undifferenziert berichtet; kostenlose Werbung, die gesundheitsbewusste Verbraucher anspricht. Da heißt es zum Beispiel: „Gesundheit: Granatapfel – Schützt vor Krebs und hält uns jung!", „Ernährung: Warum Goji und Curcuma uns gut tun" oder „Zeolith – das neue Trend Beauty-Superfood",
- Vergleiche mit anderen Obst- und Gemüsesorten oder Lebensmitteln hinsichtlich ihres Nährstoffprofils, in denen das Superfood deutlich besser abschneidet, wobei beispielsweise die verzehrte Menge der Produkte nicht berücksichtigt wird,
- Erwecken des Eindrucks, die Deutsche Gesellschaft für Ernährung (DGE) spräche sich für das jeweilige Superfood aus: Hersteller kommunizieren Empfehlungen der DGE zur Zufuhrmenge von Mikronährstoffen gern in Verbindung mit der Menge ihres Produkts, die es braucht, um die empfohlene Dosis zu erreichen,
- Vertrauen erwecken durch verschiedene Siegel auf der Produktverpackung: Neben Eigenschaften wie „laktosefrei", „glutenfrei" und „Gentechnik-frei" (die im Übrigen wenig über den Gesundheitswert des Produkts aussagen) und Siegeln mit klaren Kriterien (EU-Bio-Logo oder Bio-Siegel), wird bei einigen Produkten gern mit Fantasiestempeln gearbeitet.

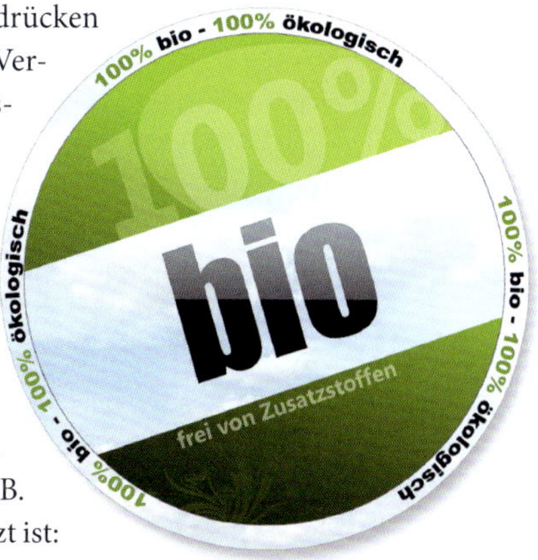

- Werbung mit schwammigen Ausdrücken wie „Natürliche Inhaltsstoffe“: Verbraucher verknüpfen derartige Ausdrücke mit gesunden und hochwertigen Lebensmitteln, obwohl es auch Zutaten natürlicher Herkunft gibt, die keineswegs förderlich für die Gesundheit sind (z. B. zugesetzte Fructose zum Süßen).
- Verkauf von Superfood-Produkten mit mehreren Inhaltsstoffen wie z. B. Ölen, denen das Superfood zugesetzt ist: Ein Trick von Herstellern ist es, mit zugelassenen Claims für weitere Zutaten des Produkts (in diesem Falle das Öl) zu werben. Für den Verbraucher wirkt es so, als wären die nachgewiesenen Wirkungen zutreffend für das enthaltene Superfood.

Novel Foods – Superfoods als neuartige Lebensmittel?

Auf den Packungen von Chia-Samen findet man den Hinweis, dass die tägliche Verzehrmenge von 15 g nicht überschritten werden sollte. Grund dafür ist, dass Chia-Samen zu den sogenannten „Novel Foods“, also zu den „Neuartigen Lebensmitteln“ gehören. Unter „Novel Foods“ werden alle Lebensmittel zusammengefasst, die in der EU vor dem 15. Mai 1997 nicht in nennenswertem Umfang verzehrt wurden und die mindestens in eine Kategorie der Novel-Food-Verordnung fallen. Im Rahmen der Novel-Food-Zulassung wird auch festgesetzt, was eine gesundheitlich unbedenkliche Verzehrmenge ist.

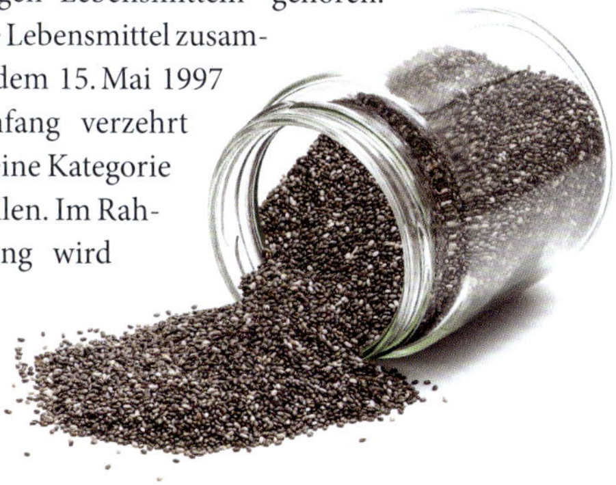

Zu den verschiedenen Kategorien von Novel Foods gehören unter anderem:

- Lebensmittel aus Pflanzen oder Pflanzenteilen,
- Lebensmittel aus Mikroorganismen, Pilzen oder Algen,
- Vitamine, Mineralstoffe und andere Stoffe,
- Lebensmittel, die ausschließlich in Nahrungsergänzungsmitteln als nicht neuartig gelten und nun in anderen Lebensmitteln verwendet werden sollen.

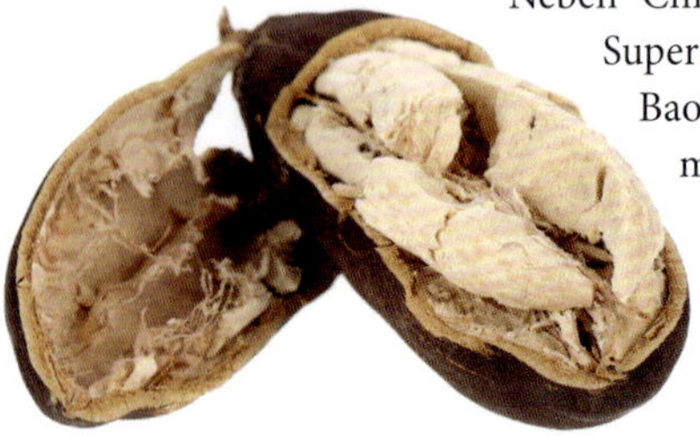

Neben Chia-Samen gehören aus der Kategorie Superfood beispielsweise die Physalis, die Baobab-Frucht (Frucht des Affenbrotbaumes), Quinoa und algenbasierte Lebensmittel oder Insekten-Zubereitungen zu den neuartigen Lebensmitteln.

Normalerweise können Lebensmittel im Rahmen der lebensmittelrechtlichen Bestimmungen in Verkehr gebracht werden, ohne dass eine vorherige Genehmigung notwendig ist. Novel Foods unterliegen hingegen besonderen Zulassungsvoraussetzungen, um potenzielle Risiken, die mit ihrem Verzehr einhergehen könnten, zu vermeiden. Diese sind in der Novel Food-Verordnung (EU-Verordnung 2015/2283) geregelt.

Die Bedingungen für die Zulassung als Novel Food lauten:

- Basierend auf aktuellen wissenschaftlichen Erkenntnissen, birgt der Verzehr des Lebensmittels kein Risiko für die menschliche Gesundheit.
- Verbraucher werden durch das Angebot des Lebensmittels auf dem Markt nicht in die Irre geführt; das ist vor allem dann zu beachten, wenn das Produkt als Ersatz eines anderen Lebensmittels gedacht ist, aber eine deutlich andere Nährstoffzusammensetzung aufweist.

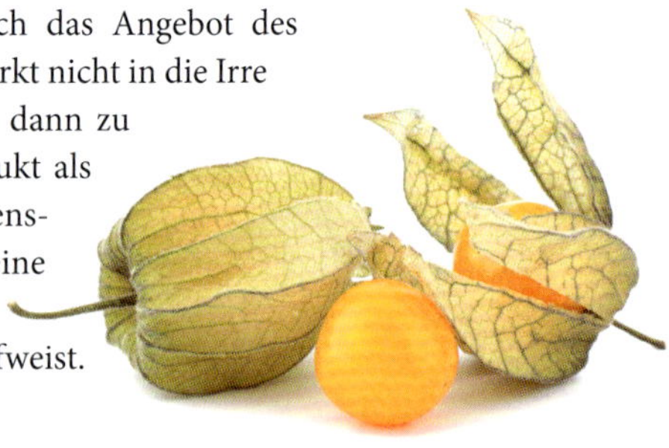

- Ist das Lebensmittel als Ersatz eines anderen gedacht, so dürfen dem Verbraucher durch seinen Verzehr keinerlei ernährungsphysiologische Nachteile entstehen.

Die Inverkehrbringer von Lebensmitteln müssen selbst prüfen, ob ihre Produkte von der Verordnung betroffen sind und die Zulassung als Novel Food beantragen. Bei traditionellen Lebensmitteln aus einem Drittland, zu denen auch oben genannte Superfoods gehören, kann das Procedere verkürzt werden.

GUT ZU WISSEN

Zugelassen ≠ gesund: Wenn Lebensmittel als Novel Food zugelassen werden, bedeutet das nicht, dass sie automatisch auch besonders gesund sind. Die Zulassung bedeutet lediglich, dass ihr moderater Verzehr gesundheitlich unbedenklich ist.

Nahrungsergänzungsmittel sind keine Arzneimittel

Auch wenn sie auf den ersten Blick häufig gar nicht voneinander zu unterscheiden sind: Nahrungsergänzungsmittel, die zu den Lebensmitteln gehören, sind keineswegs gleichzusetzen mit Arzneimitteln.

Unterschiede zwischen Nahrungsergänzungs- und Arzneimitteln:

Nahrungsergänzungsmittel	Arzneimittel
Sie gehören zu den Lebensmitteln und dienen der Ergänzung der Ernährung von gesunden Personen.	Sie sind dazu bestimmt, Krankheiten, Leiden, Körperschäden oder krankhafte Beschwerden zu heilen, zu lindern, zu verhüten oder zu erkennen oder auch die Beschaffenheit, den Zustand oder die Funktionen des Körpers oder seelische Zustände zu beeinflussen.
Für sie gilt das Lebensmittelrecht (Lebens- und Futtermittelgesetzbuch – LFGB und Nahrungsergänzungsmittelverordnung – NemV).	Für sie gilt das Arzneimittelrecht (Arzneimittelgesetz – AMG; Arzneibücher etc.).
Sie müssen beim Bundesamt für Verbraucherschutz und Lebensmittelsicherheit angezeigt werden.	Sie werden durch das Bundesinstitut für Arzneimittel und Medizinprodukte (BfArM) oder bei der Europäischen Zentralbehörde in einem Prüfverfahren zugelassen.
Es ist kein Nachweis der Wirksamkeit oder Sicherheit gegenüber einer Behörde erforderlich – für die Sicherheit ist der Hersteller verantwortlich.	Hersteller müssen im Zulassungsverfahren klinische Studien vorlegen und die Wirksamkeit und Sicherheit der Arzneimittel belegen.
Mengenangaben auf der Verpackung können bis zu 50 Prozent von der tatsächlichen Menge im Produkt abweichen.	Mengenangaben auf der Verpackung dürfen höchstens um 5 Prozent von der tatsächlichen Dosierung der Wirkstoffe abweichen.
Für Inhaltsstoffe existieren keine festgelegten Höchstmengen.	Dosierungen aller Inhaltsstoffe werden im Rahmen des Zulassungsverfahrens geprüft und exakt festgelegt.

Quelle: Bundesamt für Verbraucherschutz und Lebensmittelsicherheit

GUT ZU WISSEN

Der Einsatz von Nahrungsergänzungs- und Arzneimitteln ist ein grundlegend verschiedener. Während Nahrungsergänzungsmittel keine pharmakologische Wirkung besitzen dürfen, sondern lediglich als Ergänzung der Nahrung und zur Aufrechterhaltung normaler körperlicher Funktionen dienen, müssen Arzneimittel im Rahmen der Zulassung ihre Sicherheit, Wirksamkeit und Unbedenklichkeit nachweisen.

Für die Sicherheit von Nahrungsergänzungsmitteln sind die Hersteller verantwortlich. Ob rechtliche Vorgaben eingehalten werden, wird lediglich stichprobenartig durch die Lebensmittelüberwachungsbehörden der Länder überprüft. Hinzu kommt, dass nicht europaweit geregelt ist, welche Pflanzenextrakte in welchen Mengen in Nahrungsergänzungsmitteln enthalten sein dürfen.

Die Verbraucherzentralen kritisieren außerdem, dass Abgrenzungsfragen zwischen beiden Produktkategorien häufig erst per Gerichtsurteil geklärt werden müssen. Während der Dauer der Verfahren (teilweise Jahre) sind die entsprechenden Präparate teilweise unrechtmäßig erhältlich.

Die Strategien der Hersteller

Um die teilweise sehr strengen Vorgaben des Lebensmittelrechts zu umgehen, nutzen einige Hersteller ausgetüftelte Strategien, ihre Superfood-Gele, -Pulver und -Öle unter anderen Produktkategorien zu verkaufen. So kommen Kosmetik-, Medizin- oder Tiermedizinprodukte in den Handel, die dann in Online-Foren zum Verzehr empfohlen werden.

GUT ZU WISSEN

Beim Kauf superfoodhaltiger Produkte sollten Verbraucher generell die Verpackung genau unter die Lupe nehmen, um zu sehen, welcher Kategorie diese angehören. So kann eingeschätzt werden, unter welchen Standards sie produziert und angeboten werden, und vor allem, ob man tatsächlich eine gesundheitliche Wirkung erwarten kann.

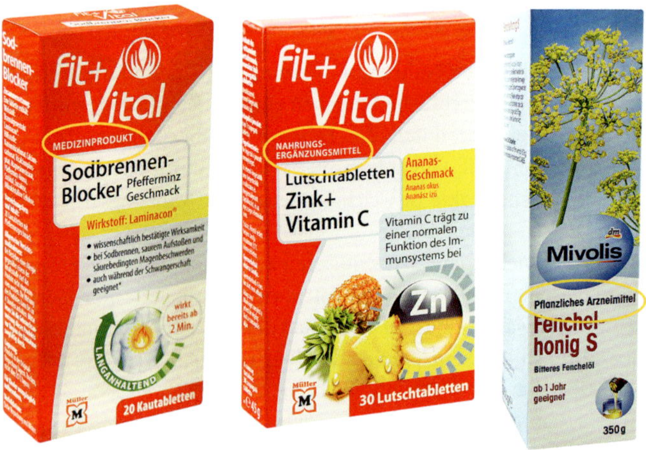

Superfoods als Kosmetikprodukte

Viele Lebensmittelbestandteile gibt es inzwischen auch als Bestandteil von Kosmetikprodukten – beispielsweise Kaffee, Grüner Tee, Olivenöl, Açai oder Aloe vera (▸Kap. Aloe vera – das „Wüstenwunder“). Auch, wenn es selbstverständlich zu sein scheint: Da sich Kosmetik-Gele und solche, die für den menschlichen Verzehr bestimmt sind, manchmal zum Verwechseln ähnlich sehen, sollten Verbraucher sichergehen, auch wirklich nur ein verzehrbares Produkt zu sich zu nehmen. Aloe-vera-Kosmetikprodukte sind keine Lebensmittel!

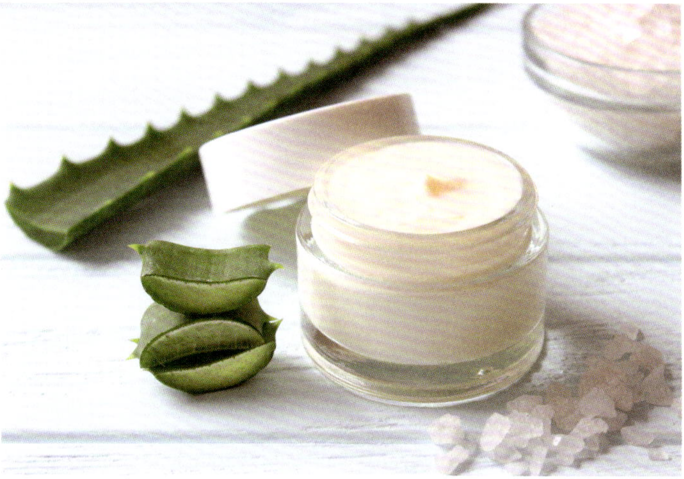

Superfoods als Medizinprodukte

Am Beispiel von CBD-Öl wird deutlich, wie schwierig die rechtliche Einordnung eines Superfoods sein kann. CBD (Cannabidiol) wird aus den Blüten und Blättern von Hanf isoliert und besitzt, anders als Tetrahydrocannabinol (THC), keine berauschende Wirkung – deshalb ist es auch kein Betäubungsmittel. CBD-haltige Produkte, die auf Basis von Cannabis-Extrakten hergestellt wurden, können jedoch relevante Mengen des psychoaktiven THCs enthalten. Als Lebensmittel sind solche Produkte nicht verkehrsfähig, da sie bisher nicht als neuartige Lebensmittel zugelassen wurden – so lautet jedenfalls die Einschätzung des Bundesamts für Verbraucherschutz und Lebensmittelsicherheit (BVL). Hinzu kommt, dass CBD im Tiermodell und in ersten klinischen Humanstudien eine pharmakologische Wirkung gezeigt hat. Das bedeutet, dass es möglicherweise als Arzneimittel zugelassen werden müsste (▸ Kap. Nahrungsergänzungsmittel sind keine Arzneimittel).

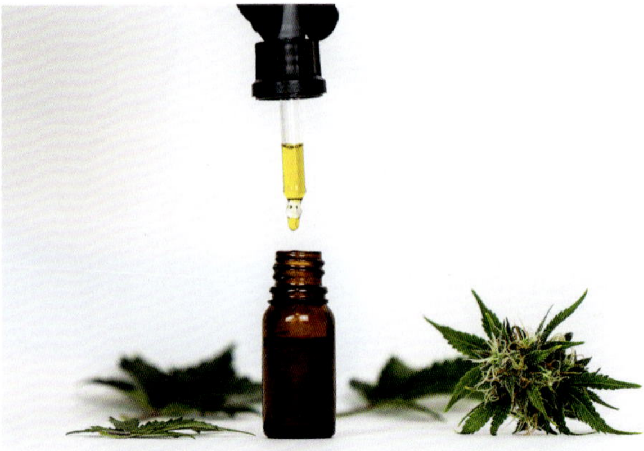

Aus diesen Gründen werden CBD-haltige Präparate häufig als Medizinprodukt vertrieben. Manche Hersteller erklären die Wirkung ihrer CBD-Produkte dazu wenig überzeugend mit Quantenphysik und schließen damit eine pharmakologische Wirkung aus.

Auch als Kosmetikprodukt kann man CBD-Öle erwerben. Theoretisch müssen Inverkehrbringer von Kosmetika mit verarbeitetem Nutzhanf nachweisen, dass ein Missbrauch zu Rauschzwecken ausgeschlossen werden kann. Wie gut das in der Praxis überprüft wird, ist schwer nachvollziehbar. Trotz aller Hürden für Hersteller befinden sich aktuell zahlreiche CBD-Produkte auf dem Markt.

Die Verbraucherzentrale Niedersachsen bezeichnet den Verzehr von CBD-haltigen Lebensmitteln deshalb als „Trend am Rande der Legalität" und fordert ein bundesweit abgestimmtes Vorgehen der zuständigen Behörden, um den Verkauf gesundheitlich unsicherer Produkte weiter einzuschränken.

Superfoods als Futtermittelzusatzstoffe

Richtig gelesen: Tatsächlich werden einige Produkte sogar als Futtermittelzusatzstoffe für Tierfutter auf den Markt gebracht und dann von vermeintlichen „Insidern" als Lebensmittel konsumiert. Ein gutes Beispiel dafür ist Zeolith (▸ Kap. Zeolith – schwammige Versprechen). Zeolithe

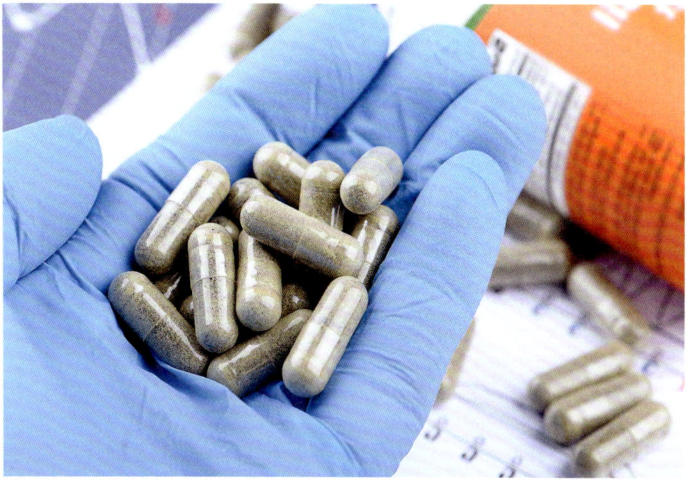

(silikathaltige Mineralien, z. B. Klinoptilolith) werden damit beworben, bei der „Entgiftung“ des Körpers helfen und „Schwermetalle ausleiten“ zu können.

Als Nahrungsergänzungsmittel darf Zeolith in Deutschland nicht verkauft werden, denn eine Zulassung als neuartiges Lebensmittel fehlt. Stattdessen wird es oft als Futtermittelzusatzstoff bzw. Mineralergänzungsfutter für Pferde und Hunde angeboten. Der Verzehr von Zeolith kann für Menschen gesundheitsschädlich sein.

Fearmongering – wenn Angst die Kasse klingeln lässt

Der Begriff „Fearmongering“ bezeichnet das bewusste Schüren von Ängsten. Eine Taktik, die gern im Marketing für Superfoods genutzt wird. Zivilisationskrankheiten wie Krebs, Herz-Kreislauf-Erkrankungen oder Diabetes betreffen große Teile der westlichen Bevölkerung und mit Produkten, die angeblich vor ihnen schützen oder bei ihrer Behandlung helfen, lässt sich viel Geld verdienen. In Schlagzeilen und Produktwerbungen wird geschickt mit der Angst vor diesen Erkrankungen gespielt – natürlich nicht, ohne direkt das passende Mittel dagegen zu liefern.

Internetquellen

Bayrisches Landesamt für Gesundheit und Lebensmittelsicherheit, www.lgl.bayern.de

Bundesamt für Verbraucherschutz und Lebensmittelsicherheit, www.bvl.bund.de

Bundesinstitut für Arzneimittel und Medizinprodukte, www.bfarm.de

Bundesinstitut für Risikobewertung, www.bfr.bund.de

Bundesministerium für Ernährung und Landwirtschaft, www.bmel.de

Bundesministerium für Gesundheit, www.bundesgesundheitsministerium.de

Bundeszentrum für Ernährung, www.bzfe.de

Chemisches und Veterinäruntersuchungsamt Stuttgart, www.cvuas.de

Deutsche Apotheker Zeitung (DAZ.online): CBD als Medizinprodukt – die Lösung der Statusprobleme? www.deutsche-apotheker-zeitung.de/news/artikel/2020/02/19/cbd-als-medizinprodukt-die-loesung-der-statusprobleme/chapter:1

Deutsche Gesellschaft für Ernährung, www.dge.de

EU-Register für nährwert- und gesundheitsbezogene Angaben der Europäischen Kommission vom 25.10.2018

EUR-Lex, www.eur-lex.europa.eu

Europäische Behörde für Lebensmittelsicherheit, www.efsa.europa.eu

Europäische Kommission, www.ec.europa.eu

Krebsinformationsdienst, Deutsches Krebsforschungszentrum, www.krebsinformationsdienst.de

Listen für Botanicals in Nahrungsergänzungsmitteln des Deutschen Bundestages, www.bundestag.de/resource/blob/800738/e4adf8f3bc1f59fec18d444193f44894/WD-5-100-20-pdf-data.pdf

Verband der deutschen Fruchtsaft-Industrie e.V., www.fruchtsaft.de

Verbraucherzentrale Niedersachsen, www.verbraucherzentrale-niedersachsen.de

Verbraucherzentrale (Deutschland), www.verbraucherzentrale.de

Verbraucherzentralen (Deutschland), www.klartext-nahrungsergaenzung.de

Seriöse Informationsquellen

In der Praxis steht man oft vor der Herausforderung, konkrete Marketingaussagen bei Superfoods und Nahrungsergänzungsmitteln dahingehend zu überprüfen, ob sie wissenschaftlich fundiert sind. Im Internet ist es meist schwierig, seriöse von unseriösen Informationsquellen zu unterscheiden. Die folgenden Quellen liefern schnell und unabhängig die gesuchten Informationen.

Die EFSA-Höchstaufnahmemengen

Die Europäische Behörde für Lebensmittelsicherheit (EFSA) hat eine Übersicht mit der gesundheitlich unbedenklichen Zufuhr von Mikronährstoffen erstellt. Die hier publizierten Höchstwerte (*Tolerable Upper Intake Levels*, UL) beschreiben die tägliche Vitamin- oder Mineralstoffzufuhr, die nicht überschritten werden sollte (www.efsa.europa.eu/sites/default/files/assets/UL_Summary_tables.pdf). Wenn ein bestimmtes Lebens- bzw. Nahrungsergänzungsmittel bereits dazu beiträgt, in die Nähe des UL-Wertes zu kommen, sollte man misstrauisch werden – schließlich verzehrt man ja noch andere Lebensmittel, die dann in der Summe zu einer Überschreitung der sicheren Zufuhrmenge führen.

Die deutsche Internetseite der EFSA kann darüber hinaus hervorragend als Nachschlagewerk genutzt werden, um schnell herauszufinden, ob es bezüglich der Inhaltsstoffe einiger Superfoods eventuell gesundheitliche Bedenken gibt. Verbraucher können dazu einfach das Lebensmittel in die Suchleiste eingeben. So findet man beispielsweise einen Bericht über Aloe vera, der darauf hinweist, dass es für die vor allem in der Blattrinde enthaltenen Hydroxyanthracenderivate (Anthrachinone) keine sichere Zufuhrmenge gibt, da sie genotoxisch wirken, also die DNA schädigen können. Das sollte beim Verzehr von Aloe-vera-haltigen Lebensmitteln unbedingt beachtet werden (ab ▸ Kap. Aloe vera – das „Wüstenwunder“).

Die Höchstmengen-Vorschläge des BfR

Das Bundesinstitut für Risikobewertung (BfR) forscht unabhängig zum gesundheitlichen Verbraucherschutz. In diesem Rahmen hat es auch Höchstmengenvorschläge für Vitamine und Mineralstoffe in Nahrungsergänzungsmitteln und angereicherten Lebensmitteln erstellt (www.bfr.bund.de/de/presseinformation/2021/11/hoechstmengen_fuer_vitamine_und_mineralstoffe_in_nahrungsergaenzungsmitteln_und_angereicherten_lebensmitteln-269582.html).

Diese Werte geben an, wie viel der jeweiligen Substanz pro Tagesverzehrempfehlung eines Nahrungsergänzungsmittels maximal enthalten sein sollte, um die Gesundheit von Verbrauchern nicht zu gefährden. Anhand dieser Angaben kann man leicht überprüfen, ob die Dosierung eines Nahrungsergänzungsmittels oder eines angereicherten Lebensmittels zu hoch ist.

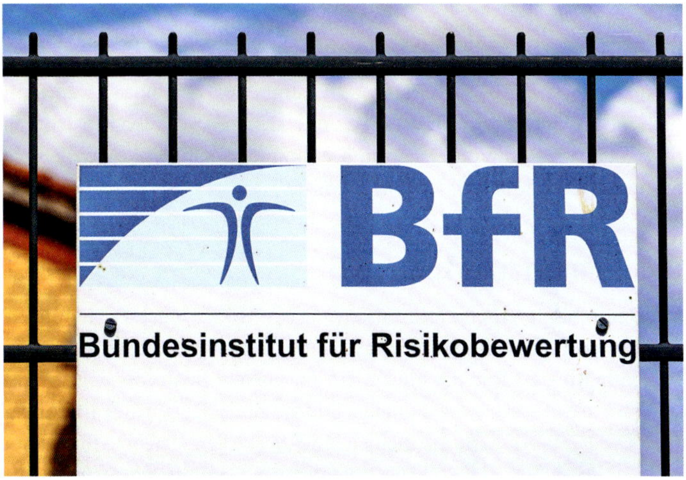

> **GUT ZU WISSEN**
>
> Die vom BfR ermittelten Höchstmengenvorschläge sind zwar wissenschaftlich fundiert und können sehr gut zur Einschätzung von Nahrungsergänzungsmitteln verwendet werden, sie sind aber nicht gesetzlich bindend. Das heißt: Auch eine deutliche Überschreitung dieser Werte ist in Deutschland legal möglich.

Ähnlich wie die EFSA veröffentlicht auch das BfR Stellungnahmen und Berichte zu einzelnen Lebensmitteln und eventuellen Risiken, die mit ihrem Verzehr einhergehen können. Über die Suchfunktion gelangt man zu den relevanten Berichten. So kann man beispielsweise darüber lesen, dass eine abschließende gesundheitliche Bewertung von Goji-Beeren (▸ Kap. Goji-Beeren – das „Risiko-Food") aktuell noch nicht möglich ist, da entsprechende Daten noch nicht vorliegen (Tierstudien, Langzeit-Humanstudien etc.). Die Superfoods Amaranth und Quinoa (▸ Kap. Quinoa und Amaranth – glutenfreie „Wunderkörner") konnten hinsichtlich ihrer Sicherheit für Säuglinge und Kleinkinder noch nicht abschließend bewertet werden.

Die Referenzwerte der DGE

Die Deutsche Gesellschaft für Ernährung e. V. (DGE) befasst sich mit verschiedenen Fragestellungen, welche die Ernährung betreffen und stellt Forschungsbedarf fest. Sie informiert über neue Erkenntnisse, Entwicklungen und gesunde Ernährung im Allgemeinen und Speziellen. Die DGE verfolgt ausschließlich und unmittelbar gemeinnützige Zwecke.

Die DGE veröffentlicht und aktualisiert in Deutschland die sogenannten „Referenzwerte" für die Nährstoffzufuhr (www.dge.de/wissenschaft/referenzwerte). Mit einer

Zufuhr in Höhe der Referenzwerte werden lebenswichtige physische und psychische Funktionen sichergestellt, Mangelkrankheiten ebenso wie eine Überversorgung verhindert, Körperreserven geschaffen und – wo möglich – wird ein Beitrag zur Prävention chronischer ernährungsmitbedingter Krankheiten geleistet. Bei der Beurteilung des Nährstoffgehalts von Lebensmitteln kann man sich gut an diesen Referenzwerten orientieren.

Der Ernährungskreis der Deutschen Gesellschaft für Ernährung e. V. (DGE) ist ein Beispiel für eine vollwertige Ernährung. Er teilt das reichhaltige Lebensmittelangebot in sieben Gruppen ein und erleichtert so die tägliche Lebensmittelauswahl. Je größer ein Segment des Kreises ist, desto größere Mengen sollten aus der Gruppe verzehrt werden. Lebensmittel aus kleinen Segmenten sollten dagegen sparsam verwendet werden. Für eine abwechslungsreiche Ernährung sollte die Lebensmittelvielfalt der einzelnen Gruppen genutzt werden. Hält man sich bei der alltäglichen Ernährung an die Verteilung der Lebensmittelgruppen, werden die Referenzwerte fast von allein erreicht.

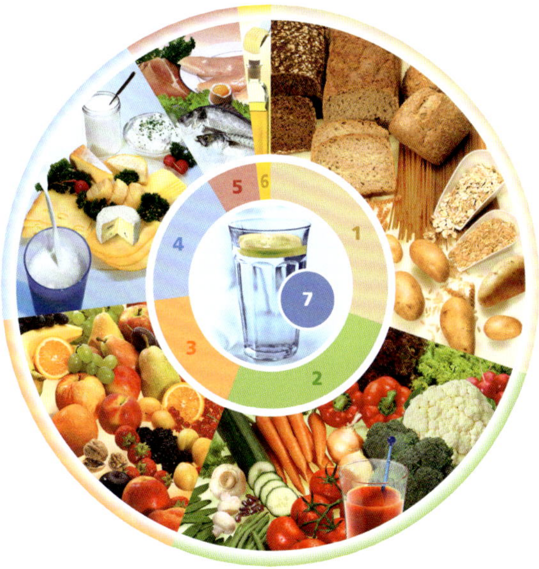

DGE-Ernährungskreis®,
Copyright: Deutsche Gesellschaft für Ernährung e. V.,
Bonn, Stand 2022

Wissenschaftliche Ausarbeitungen (Stellungnahmen, Fachinformationen, Positionspapiere) in deutscher und englischer Sprache über verschiedene Lebensmittel, Superfoods und Nahrungsergänzungsmittel können über die Suchleiste der DGE gefunden werden. Sie liefern „Hintergrundinformationen, Bewertungen und, wo möglich, Handlungsempfehlungen auf Basis einer umfassenden Recherche und Analyse der wissenschaftlichen Literatur". So räumt die DGE in einer ihrer Publikationen beispielsweise mit dem Mythos auf, dass mittelkettige Triglyceride, die Kokosöl so besonders machen, hervorragende Abnehmhilfen seien (▸ Kap. MCT-Öle und Kokosöl).

Verbraucherzentralen und Produktinformationen

Bei den Verbraucherzentralen handelt es sich um unabhängige, überwiegend öffentlich finanzierte und gemeinnützige Organisationen. Im Rahmen ihrer Arbeit sollen Verbraucher in Fragen des privaten Konsums informiert, beraten und unterstützt werden. Dabei decken die Verbraucherzentralen auch die Bereiche Ernährung, Lebensmittel und Gesundheit ab. Verbraucher, die auf der Suche nach wissenschaftlichen und gut zusammengefassten Informationen zu Superfoods und Nahrungsergänzungsmitteln sind, können die Verbraucherzentralen als Anlaufpunkt nutzen.

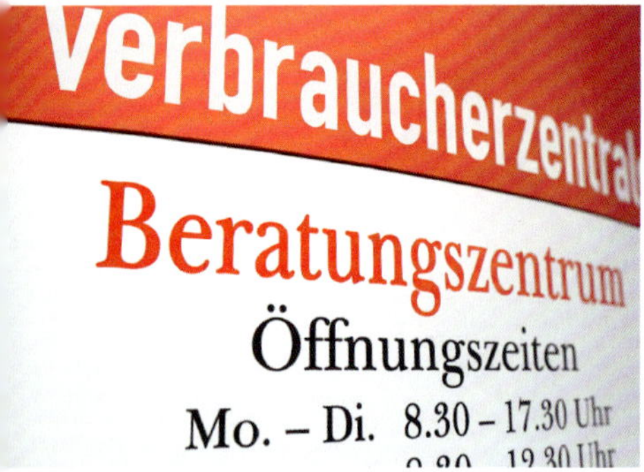

Auf der offiziellen Internetseite der Verbraucherzentrale gelangt man zu einer Übersicht, die zahlreiche Nahrungsergänzungsmittel und Superfoods listet. Darüber hinaus werden der Superfood-Hype und andere Ernährungstrends beleuchtet. (www.verbraucherzentrale.de/wissen/lebensmittel/nahrungsergaenzungsmittel)

Für die Kategorie „Nahrungsergänzungsmittel" hat die Verbraucherzentrale außerdem ein Glossar angelegt, in dem Fachtermini (Aminosäuren, freie Radikale, Medizinprodukt u. a.) nachgeschlagen werden können.

Darüber hinaus können Verbraucher bei Fragen zu Superfoods oder daraus hergestellten Präparaten das Beratungsangebot der Verbraucherzentralen wahrnehmen.

GUT ZU WISSEN

Besonders informativ ist das Verbraucherportal *Klartext Nahrungsergänzung* der Verbraucherzentralen. Verbraucher können sich hier umfangreich und nach Kategorien sortiert (z. B. Immunsystem, Sport, Schönheit) über verschiedene Nahrungsergänzungsmittel und Superfoods sowie rechtliche Fragestellungen informieren – und zwar anbieterunabhängig. (Zu finden unter: www.klartext-nahrungsergaenzung.de)

Medizin-Transparent.at

Das Online-Angebot von Medizin-Transparent.at (www.medizin-transparent.at) ist ein Service des Departments für evidenzbasierte Medizin und Evaluation an der Donau-Universität Krems sowie von Cochrane Österreich. Auf der Website werden kritische, evidenzbasierte Bewertungen von Gesundheitsmythen, Werbebehauptungen und Medienbeiträgen aus dem Gesundheitsbereich veröffentlicht. Das Projekt Medizin-Transparent.at ist unabhängig und orientiert sich strikt an wissenschaftlichen Fakten.

Sehr gut aufbereitete Artikel gibt es hier zu beinahe jedem Superfood. Für besonders interessierte Verbraucher lohnt sich sicher auch ein Blick in andere Themenfelder, die auf der Webseite beleuchtet werden.

Medizin Transparent hat ebenfalls eine **Checkliste** veröffentlicht, mit deren Hilfe Verbraucher selbst Gesundheitsmythen enttarnen können (www.medizin-transparent.at/ueber/gesundheitsmythen-fake-news-erkennen).

FoodData Central

FoodData Central (fdc.nal.usda.gov) ist eine Datenbank des US-amerikanischen Landwirtschaftsministeriums (*US Department of Agriculture*, USDA) für Nährwerte verschiedenster Lebensmittel. Über eine einfache Suchfunktion gelangt man zu den Nährwerten (Makronährstoffe, Vitamine, Spurenelemente, Mineralstoffe) des gewünschten Produkts, wenn Daten dafür vorliegen. Die Webseite ist zwar in englischer Sprache, lässt sich jedoch sehr intuitiv bedienen.

Für Verbraucher bietet sich die Nutzung der Datenbank beispielsweise an, wenn sie Nährwertvergleiche aus dem Superfood-Marketing abgleichen wollen oder um zu prüfen, wie viel Vitamine in den exotischen Früchten im Supermarkt enthalten sind; schließlich sind die Angaben, die man dazu auf anderen Internetseiten findet, nicht immer korrekt.

Lebensmittelwarnung.de

Superfoods und daraus hergestellte Nahrungsergänzungsmittel bleiben trotz angepriesener „Natürlichkeit“ nicht verschont von Rückständen von Pestiziden, Schwermetallen, Bakterien oder anderen gesundheitlich bedenklichen Substanzen.

Bundesamt für
Verbraucherschutz und
Lebensmittelsicherheit

Auf der Internetseite www.lebensmittelwarnung.de werden von Bundesländern oder dem Bundesamt für Verbraucherschutz und Lebensmittelsicherheit (BVL) öffentliche Warnungen und Informationen im Sinne des Lebensmittel- und Futtermittelgesetzbuches (LFGB) veröffentlicht. Zumeist handelt es sich dabei um Warnungen zuständiger Behörden vor bestimmten Lebensmitteln oder Rücknahme- oder Rückrufaktionen durch Lebensmittel-Produzenten. Für gewöhnlich sind unter aktuellen Warnungen auch Superfoods und Nahrungsergänzungsmittel aufgrund potenzieller Verunreinigungen vertreten. Ein prominentes Beispiel sind mit Aflatoxinen belastete Chia-Samen.

GUT ZU WISSEN

Aflatoxine sind Schimmelpilze, die genotoxisch und karzinogen wirken. Ihre Aufnahme über die Nahrung sollte so gering wie möglich sein.

Zum Schutz von Verbrauchern vor gesundheitsschädlichen Produkten gibt es das europäische Schnellwarnsystem für Lebensmittel, Lebensmittelbedarfsgegenstände und Futtermittel (RASFF), ein behördeninternes, EU-weites Informationsnetzwerk. Findet beispielsweise ein Produktrückruf statt, so wird diese Information ans RASFF weitergeleitet, sodass andere (Bundes-)Länder gewarnt werden und entsprechende Maßnahmen ergreifen können.

Auch die Internetseiten des Bundesinstituts für Verbraucherschutz und Lebensmittelsicherheit (BVL; bvl.bund.de) können als seriöse Informationsquelle genutzt werden.

Açai-Beeren – „schlank und schön“ mit dem „Amazonas-Wunder“

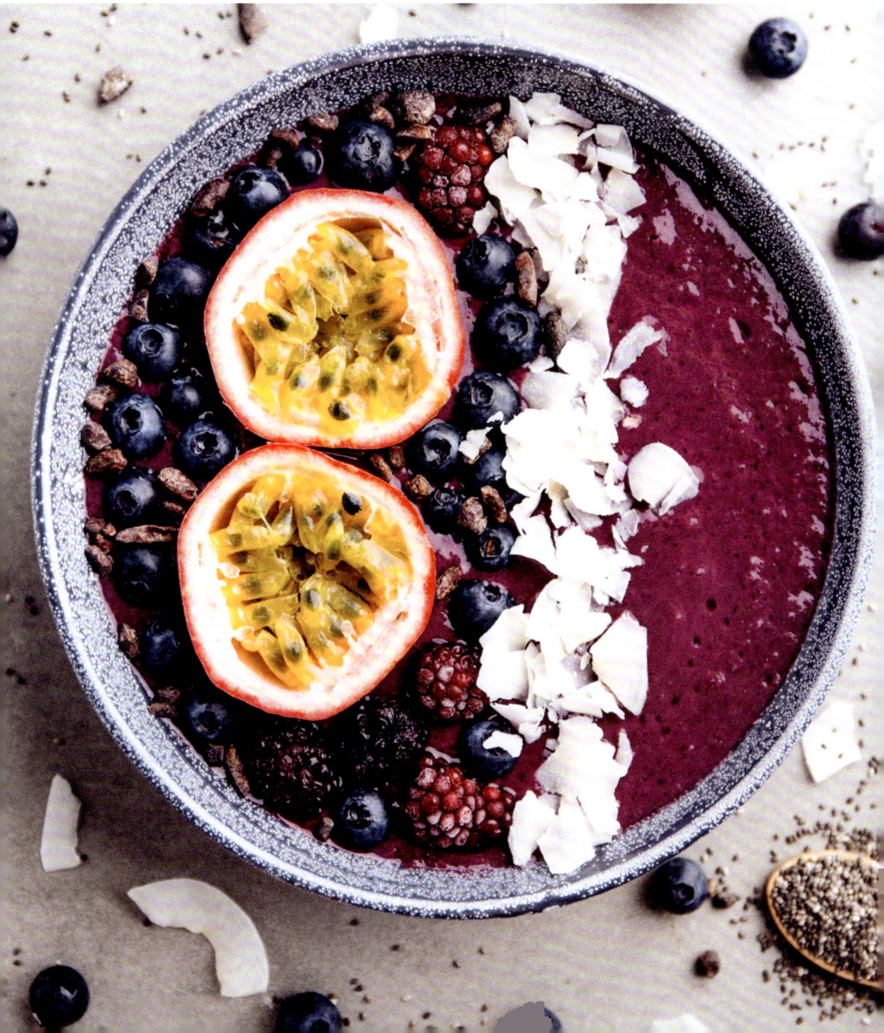

Die Açai-Beere (gesprochen: A-sa-i) bietet sich als Einstieg in die Superfood-Serie an, weil sie eine besonders typische und modellhafte Marketing-Geschichte aufweist: Die eigentlich unscheinbare Frucht einer am Amazonas wachsenden Palme hat – wie viele Superfoods – eine exotische Herkunft, das macht sie besonders trendy und sexy.

GUT ZU WISSEN

Açai-Beeren werden oft als Tiefkühlware oder gefriergetrocknet in Smoothie-Bowls verarbeitet.

Ihren Ruf als Wunderbeere erwarb die Açai-Beere im US-Fernsehen, wo die Fernsehmoderatorin Oprah Winfrey die Früchte aufgrund ihres hohen Gehalts an Antioxidanzien als Verjüngungsmittel gepriesen hat. Seitdem blüht ein Hype, den mehr oder weniger seriöse Händler für ihr Geschäft mit Açai-Pulvern, -Pillen und -Säften nutzen.

Die Fakten

Açai-Beeren sind die Früchte der Kohlpalme (*Euterpe oleracea*), die auch Jucara-, Assai-Palme oder Açaí genannt wird und vor allem am unteren Amazonas wächst. Im Ursprungsland Brasilien werden neben den Früchten auch die Palmherzen verzehrt. Sie spielen für die einheimische Bevölkerung eine wichtige Rolle in der Ernährung.

Die 1–1,4 cm großen, kugelförmigen und glänzenden Beeren haben im richtigen Erntestadium eine feine purpurrote – bei Vollreife fast schwarze – Haut, die von einer dünnen Wachsschicht überzogen ist. Der große, kugelförmige Kern der Beere wird nach der Ernte entfernt, gegessen wird nur das Fruchtfleisch bzw. die Haut der Beere. Reife Açai-Beeren sind ein wenig mit Oliven vergleichbar, denn sie bestehen zu fast 50 Prozent aus Fett, unter anderem Ölsäure und Linolsäure. Der Zuckeranteil ist verhältnismäßig gering.

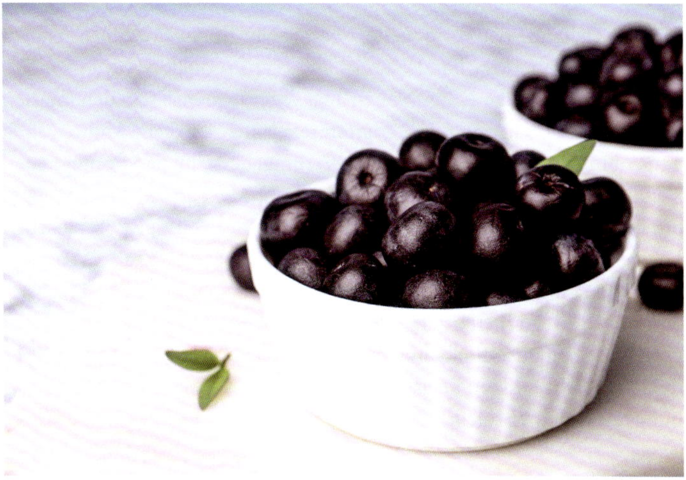

Die „Wunderwirkung" wird dem hohen Anthocyan-Gehalt der reifen Beeren zugeschrieben. Als vorteilhaft gelten auch die in Açai-Beeren enthaltenen fettlöslichen Vitamine (D und E) sowie der Mineralstoff- und vor allem Calciumgehalt. Eher problematisch ist dagegen eine nachweislich hohe Menge an Mangan, die sich im Fruchtmark (Syn.: Pulpe) nachweisen lässt. Der Geschmack der Beeren und des Saftes wird als fettig, erdig und adstringierend beschrieben.

In Südamerika geerntete Beeren überstehen den Transport nach Europa nicht. Deswegen werden sie für den Export zunächst hitzebehandelt, um Keime zu vernichten. In den Handel kommen gefriergetrocknetes Pulver, das auch zu Kapseln weiterverarbeitet wird, sowie Püree oder Saft aus verdünntem Fruchtmark. Roh verzehrte Açai-Beeren gelten in Südamerika als häufige Ursache von Infektionen mit *Trypanosoma cruzi*, dem Erreger einer Parasitose, die mit Gesichtsödemen und Lymphknotenschwellungen einhergeht.

Ernüchternde Bewertung

Die Einschätzung der Verbraucherzentrale Nordrhein-Westfalen zerstört viele Illusionen: Mit handelsüblichen Açai-Produkten wird – unter Berücksichtigung der empfohlenen Tagesverzehrmenge – in den meisten Fällen keine ernährungsphysiologisch relevante Menge an Anthocyanen aufgenommen. Dagegen warnen die Verbraucherschützer vor möglichen Vergiftungserscheinungen durch eine zu hohe Mangan-Zufuhr, vor allem durch Açai-Säfte. Durch deren Verzehr kann der von der Europäischen Lebensmittelsicherheitsbehörde (EFSA) festgelegte Mangan-Grenzwert pro Tag (11 mg für Erwachsene) überschritten werden. Auch Wechselwirkungen mit Arzneimitteln oder allergische Reaktionen sind gerade bei exotischen Lebensmitteln nie auszuschließen. Auch können Açai-Produkte mit Schadstoffen belastet sein, die in den dieselbetriebenen Trocknungsanlagen im Erntegebiet übertragen wurden.

GUT ZU WISSEN

Keine einzige der im Internet beschriebenen Wirkungen der Açai-Produkte auf Gewichtsabnahme, sexuelle Stimulation, Verjüngung, Heilung von Krankheiten etc. ist wissenschaftlich belegt.

Açai-Zubereitungen in Pulver-, Püree- und Kapselform haben ihren Preis: Man kann die vielen verschiedenen Handelspräparate schwer vergleichen. Man findet 100 g Pulver ab 12 Euro, dann wieder 500 g Pulver für 9 Euro oder auch für 30 Euro. Bei Püree variieren Produkte, Preise und Versprechungen ebenso. Es fällt schwer, sich zu orientieren, und man fragt sich, wie die Preise zustande kommen. Açai-Kapseln enthalten als Zusatz Zahlen, die möglicherweise auf eine (hohe) Dosierung hindeuten sollen, auch hier sind wirkliche Inhaltsstoffe, Qualität und Preisbildung schwer zu durchschauen. Wie lassen sich zum Beispiel Hinweise wie „Mit hochwertigem Açai-Extrakt, kein einfaches Açai-Pulver" oder „hochdosierter Original-Beeren-Extrakt" interpretieren?

Lieber Blaubeeren essen ...

Heidel- bzw. Blaubeeren, Rotkohl, Schwarze Johannisbeeren, Holunderbeeren – diese heimischen Produkte stehen der Açai-Beere hinsichtlich ihres Gehalts an gesunden, sekundären Pflanzenstoffen in nichts nach. Sie enthalten reichlich Anthocyane, die im menschlichen Körper antioxidativ wirksam sind und freie Radikale binden können. In ökologischer Hinsicht sind regional produzierte Lebensmittel exotischen Importen unbedingt überlegen. Auch wenn die Herkunft von Açai-Produkten teilweise romantisierend beschrieben wird wie „aus Kleinbauern-Kooperationen stammend“, „hochwertige, kontrollierte Bioqualität“ oder „im Rainforest wild geerntet“, so täuscht doch nichts darüber hinweg, dass sie lange Transportwege hinter sich haben, bis sie in Europa ankommen.

Aus ernährungsphysiologischer Perspektive ist die Einnahme konzentrierter Nahrungsbestandteile in Form von Nahrungsergänzungsmitteln ohnehin sehr umstritten. Wer sich gesund ernähren möchte, hat mehr Gewinn davon, wenn er seinen täglichen Verzehr an Makronährstoffen (Eiweiß, Fett, Kohlenhydrate, Alkohol) weitgehend optimiert. Dann stimmen die meisten Mikronährstoffe automatisch. Das ist zwar mühsamer, auf Dauer aber erfolgreicher.

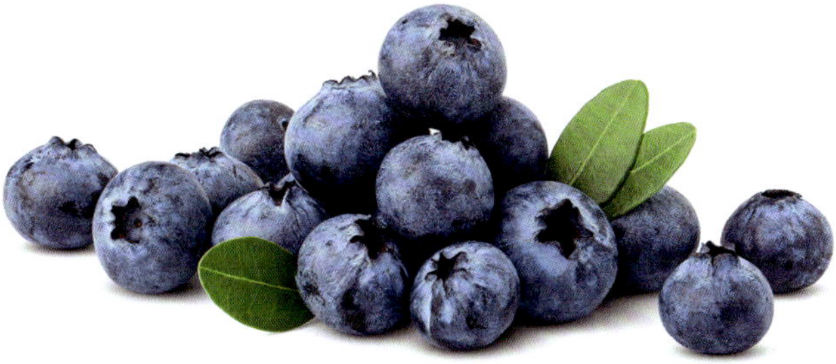

AUF EINEN BLICK

- Die aus dem Amazonasgebiet stammenden Açai-Beeren sind in reifem Zustand ein wenig mit Oliven vergleichbar. Das Fruchtfleisch enthält fast 50 Prozent Fett.
- Açai-Beeren enthalten Anthocyane, die fettlöslichen Vitamine D und E sowie Mineralstoffe, vor allem Calcium. Ihre wissenschaftlich nicht bewiesenen, angeblichen Wirkungen werden ihrem antioxidativen Potenzial zugeschrieben.
- Durch den Verzehr von Açai-Beeren kann der von der Europäischen Lebensmittelsicherheitsbehörde festgelegte Mangan-Grenzwert pro Tag überschritten werden.

Internetquellen

Deutsche Apotheker Zeitung (DAZ.online), www.deutsche-apotheker-zeitung.de/news/artikel/2016/03/31/wie-super-sind-goji-chia-acai-und-co

Verbraucherzentrale (Deutschland), www.verbraucherzentrale.de/wissen/lebensmittel/nahrungsergaenzungsmittel/acai-die-brasilianische-wunderbeere-5621

Algen gegen milliardenfachen Hunger?

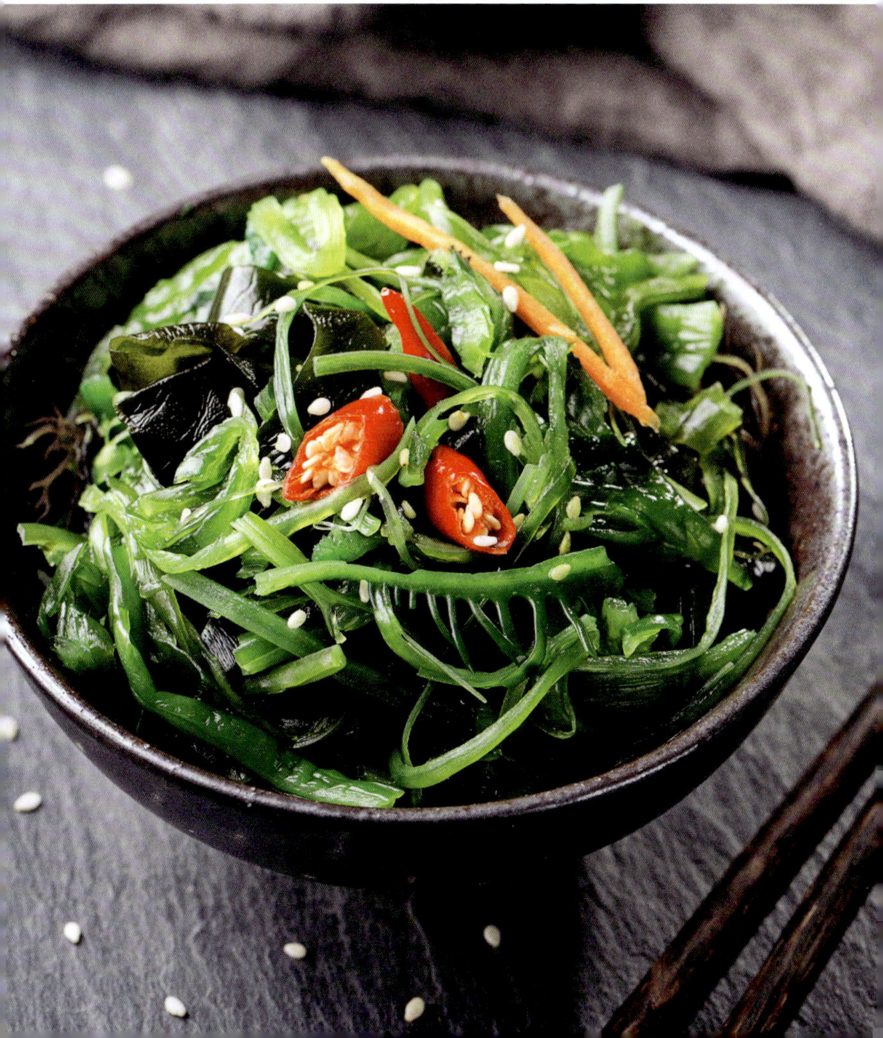

Aufgrund ihrer schnell wachsenden Biomasse gelten Algen als „Lebensmittel der Zukunft“. Als nährstoffreiches Superfood könnten sie dazu beitragen, die bald auf zehn Milliarden Menschen anwachsende Weltbevölkerung zu sättigen. Darüber hinaus versprechen aus Algen gewonnene Nahrungsergänzungsmittel zahlreiche Vorteile für die Gesundheit. Wie viel Superfood steckt tatsächlich in diesem „Meeresgemüse“?

GUT ZU WISSEN

Keine andere Nahrungspflanze erzeugt in so kurzer Zeit so viel Biomasse wie Algen. Ein Nährstoffwunder sind sie jedoch nicht. Aufgrund des hohen Iodgehalts sollten sie mit Bedacht konsumiert werden.

Bei Algen wird tendenziell an eher lästige, unkrautartige Wasserpflanzen auf Gewässern oder in Aquarien gedacht. Im Zusammenhang mit der Nahrungsaufnahme fällt uns das Sushi-typische, schwarze Nori-Blatt ein, das von einer essbaren asiatischen Meeresalge stammt. In der Alternativmedizin behaupten sich seit Jahrzehnten Chlorella- und Spirulina-Präparate, die aus Mikroalgen gewonnen und als Nahrungsergänzungsmittel vertrieben werden (▸ Kap. Spirulina und AFA – die „blauen Wunder“). Weniger bewusst ist uns, dass ca. 70 Prozent der industriell hergestellten Lebensmittel aus Algen extrahierte Emulgatoren oder Alginate enthalten. Viele weitere essbare Algen und Algenprodukte befinden sich auf dem Markt. Wie kann man da den Überblick behalten?

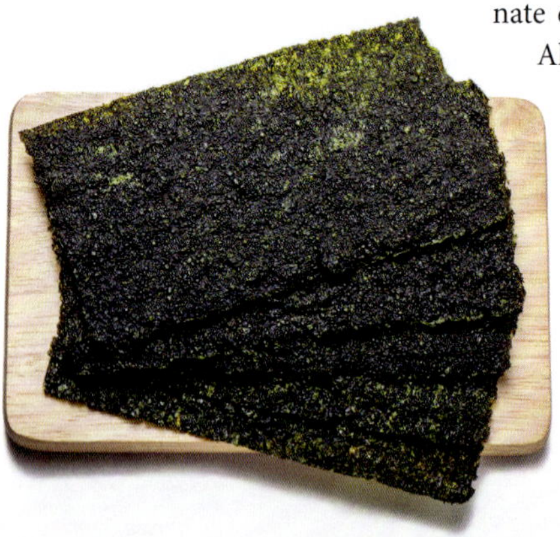

Die Fakten

Als Algen bezeichnet man im Wasser oder in Feuchtigkeit lebende Organismen mit Zellkern, die Photosynthese betreiben. Der Begriff „Alge" ist abgeleitet vom lateinischen *alga* und bedeutet Seegras oder Tang.

Eine Sonderrolle spielen die Blaualgen, bei denen es sich um Cyanobakterien handelt. Diese Bakterienart zeichnet sich durch ihre Fähigkeit zur Photosynthese aus und besitzt äußerlich Ähnlichkeit mit Algen. Deswegen werden Cyanobakterien traditionell den Algen zugeordnet.

Einige Algen haben sich auch trockenen Lebensräumen angepasst, zum Beispiel gibt es Luftalgen und Bodenalgen. Weltweit gibt es 400.000 sehr heterogene Algenarten, doch nur ungefähr ein Zehntel davon ist wissenschaftlich beschrieben. Annähernd 200 Algenarten werden vom Menschen genutzt. Orientierung bietet die Einteilung in zwei Gruppen:

- **Makroalgen** sind mit dem bloßen Auge sichtbar und können meterlang werden,
- **Mikroalgen** sind mikroskopisch klein.

Große Makroalgen, die wie dichte „Wälder" wachsen, bezeichnet man auch als Tang oder Seetang. Eine Gruppe sehr kleiner Algen und Mikroalgen bildet zusammen das im Meer schwebende Phytoplankton.

GUT ZU WISSEN

Die großen Algenteppiche auf den Ozeanen spielen im Ökosystem der Erde eine unverzichtbare Rolle. Ähnlich wie die Regenwälder nämlich bilden sie die grüne Lunge unseres Planeten. Denn während sie mit Hilfe der Photosynthese ihre riesige Biomasse aufbauen, schlucken sie tonnenweise Kohlenstoffdioxid und produzieren einen beträchtlichen Teil des Sauerstoffs der Erdatmosphäre.

Algen und ihre Verwendung im Überblick

Makroalgen

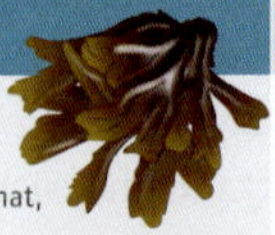

Braunalgen:
Iodgewinnung, Alginat, Nahrungsmittel

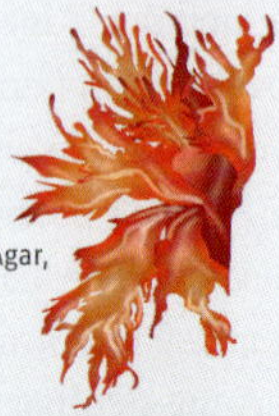

Rotalgen:
Carrageen, Agar-Agar, Nahrungsmittel

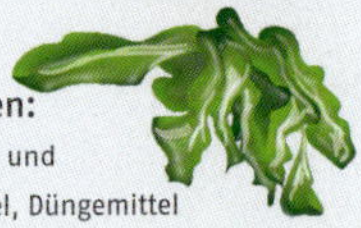

Grünalgen:
Nahrungs- und Futtermittel, Düngemittel

⚠ Alle Meeresalgen können Schadstoffe und Mikroplastik enthalten

⚠ Iodgehalt beachten

Mikroalgen

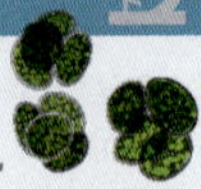

Chlorella:
Lebensmittelfarbstoff, Kosmetik, Nahrungsergänzungsmittel

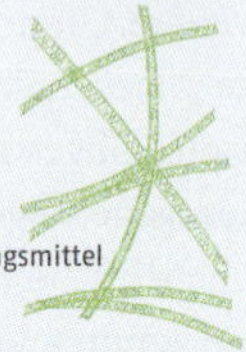

Spirulina:
Nahrungsergänzungsmittel

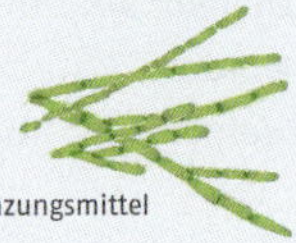

AFA-Algen:
Nahrungsergänzungsmittel

⚠ Verlässliche Qualität nur bei Züchtung in Aquakulturen und Bioreaktoren

⚠ Gesundheitsaussagen wissenschaftlich nicht belegt

Weitere Informationen zu Spirulina und AFA-Algen siehe in den entsprechenden Kapiteln.

Blickpunkt Makroalgen

In Asien werden Algen schon seit Jahrtausenden von den Menschen genutzt. Die wichtigsten Makroalgen, die heutzutage für die Ernährung verwendet oder weiterverarbeitet werden, unterscheidet man nach ihrer braunen, roten oder grünen Farbe. Die unterschiedliche Pigmentierung dient der optimalen Lichtausnutzung in den jeweiligen Gewässern.

Braunalgen (auch Kelp, vom engl. *kelp*, Seetang) sind fädig oder blattartig und stammen aus asiatischen, südamerikanischen und europäischen Meeren. Der Blasentang *Fucus vesicolosus* ist ebenso eine Braunalge wie die in der asiatischen Küche verwendeten Blätter von *Hijiki, Kombu, Wakame* (auf Deutsch Seegras oder Seetang). Industriell extrahiert man aus Braunalgen Iod sowie das Polysaccharid Alginat. Alginsäure bzw. Algin bildet eine Gelmatrix, die den Braunalgenblättern Festigkeit und Flexibilität verleiht. Diese Eigenschaften machen sich die Lebensmittel-, Pharma- und Kosmetikindustrie zunutze, indem sie Alginate als Verdickungs- und Gelierhilfen einsetzen. In der Medizin spielen Alginate vor allem in der Wundversorgung eine Rolle.

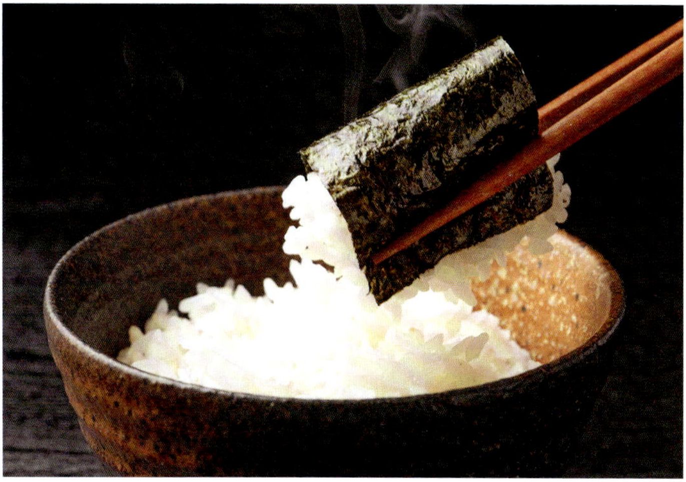

Die Rotalge Nori wird – getrocknet und geröstet – als Hülle für Sushi verwendet, aber auch als Suppeneinlage. Im industriellen Maßstab werden aus Nori das Hydrokolloid Carrageen und das gelbildende Agar-Agar gewonnen, ein üblicher Zusatzstoff zum Andicken von Fleischwaren, Desserts, Milchprodukten oder Fertigsuppen.

Die Grünalge *Ulva* kommt weltweit an Meeresküsten vor und erinnert vom Aussehen her entfernt an ein Salatblatt. Man nennt sie daher auch „Meersalat". Sie wird als Nahrungs-, Futter- und Düngemittel verwendet.

Algen als Gemüse und Salat

In Südostasien werden Makroalgen tonnenweise als Nahrungsmittel verzehrt. Sie schmecken meist intensiv nach Meer, würzig-salzig oder auch leicht süßlich. Manche Algen sind auch so gut wie ohne Geschmack. In der Küche verwendet man Algen roh oder gedünstet als Gemüse, Suppeneinlage, Salat, als Zutat für Sushi oder Wok-Gerichte. Frische Algenblätter enthalten zu 90 Prozent Wasser und sind daher kalorienarm. Die Inhaltsstoffe von Algen sind sehr stark abhängig von der Wasserqualität der Umgebung. Der Anteil an Proteinen liegt bei circa 6 Prozent, an Kohlenhydraten bei circa 2 Prozent, an Fett bei circa 0,5 Prozent. Häufig werden höhere Nährwertanteile genannt, die sich dann jedoch auf getrocknete Algen beziehen. Auch Eisen und Calcium, die Vitamine B_{12} und C sowie das Provitamin A (Betacarotin) sollen enthalten sein.

Achtung, Iod!

Vorsicht ist beim Verzehr von Meeresalgen wegen eines möglicherweise zu hohen Iodgehalts geboten, was vor allem für Menschen mit Schilddrüsenüberfunktion oder sogenannten „heißen Knoten" an der Schilddrüse gefährlich werden kann. Wer Algen in der Küche selbst zubereitet, kann durch gründliches Waschen und Einweichen den Iodgehalt verringern.

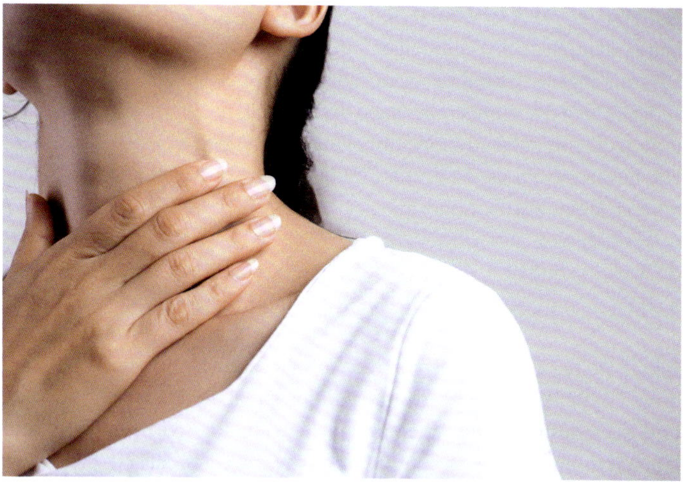

GUT ZU WISSEN

Die Beurteilungen, ob der Verzehr von Meeresalgen gesund ist oder nicht, fallen unterschiedlich aus. Neben einem schwer einzuschätzenden Iodgehalt können Algen durchaus schadstoffbelastet sein und zum Beispiel auch die im Meer heutzutage weit verbreiteten Mikro-Kunststoffpartikel enthalten.

Die Deutsche Gesellschaft für Ernährung e. V. (DGE) empfiehlt Erwachsenen und Jugendlichen, nicht mehr als 0,2 mg Iod pro Tag bzw. 1 g Algen pro Tag zu verzehren. Es gibt in Deutschland keine Verpflichtung, den Iodgehalt von Algenprodukten zu deklarieren. Trotzdem weisen einige Hersteller den durchschnittlichen Iodgehalt ihrer Produkte aus und informieren auch über Grenzwerte. Das Bundesinstitut für Risikobewertung (BfR) fordert für getrocknete Algenprodukte eine Höchstgrenze von 20 mg Iod pro Kilogramm.

Blickpunkt Mikroalgen

Unter dem Begriff „Mikroalgen“ werden mikroskopisch kleine Arten zusammengefasst. Zu ihnen gehören insbesondere einzellige oder mehrzellige Algen-Winzlinge, aber auch die ein- und mehrzelligen Cyanobakterien, die nur aufgrund ihres Aussehens den Algen zugeordnet werden. Die bekanntesten dieser grünen und blaugrünen Algen, die vom Menschen genutzt werden, sind:

- Chlorella,
- Spirulina und
- AFA-Algen (= *Aphanizomenon flos-aquae*).

Inhaltsstoffe von Mikroalgen sind Polysaccharide, Proteine, mehrfach ungesättigte Fettsäuren, Farbstoffe (Chlorophyll, Betacarotin), Vitamine und Mineralstoffe. Die Algenproteine sind biologisch hochwertig und können somit durchaus eine interessante Eiweißquelle für den Menschen darstellen.

GUT ZU WISSEN

Mikroalgen spielen in der Lebensmittel-, Kosmetik und Pharmaindustrie zunehmend eine Rolle, weshalb sie immer häufiger in Aquakulturen und Bioreaktoren gezüchtet werden, auch um eine verlässliche Qualität sicherzustellen.

Chlorella – in Deutschland gezüchtet

Chlorella ist eine weit verbreitete grüne Süßwasseralge. Sie bildet kugelförmige, einzeln vorliegende, sehr kleine Zellen, die Chlorophyll enthalten. Die Chlorella-Alge ist in der Wissenschaft besonders bekannt, weil an ihr in den 1950er-Jahren die Photosynthese erforscht und aufgeklärt wurde.

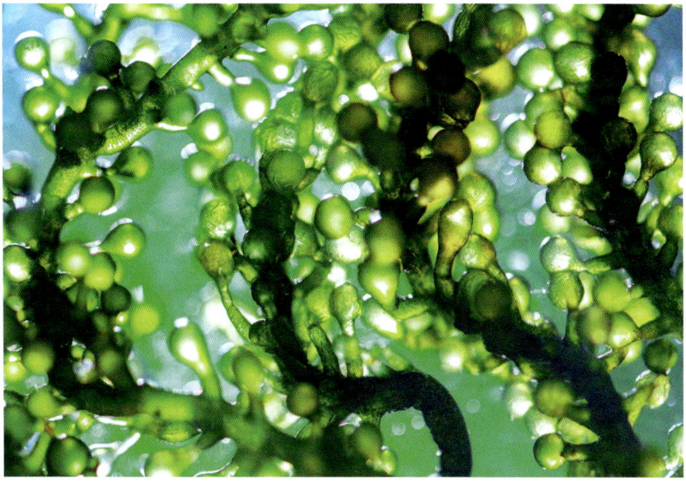

In Deutschland gibt es seit 1999 eine Produktionsanlage, in der die Chlorella-Alge in einem 500 km langen Glasröhrensystem kultiviert wird. So kann von allen Seiten Licht auf die Alge fallen, was die Vermehrung ankurbelt. Alle drei Tage kann ein Drittel der Biomasse geerntet werden.

GUT ZU WISSEN

Verwendung findet Chlorella zur Grünfärbung von Lebensmitteln, als Wirkstoff in Kosmetika und zur Herstellung von Nahrungsergänzungsmitteln.

Die Alternativmedizin verspricht durch die Nahrungsaufnahme von Chlorella-Algen eine Schwermetallausleitung aus dem Körper, vor allem nach der Entfernung von Amalgam aus den Zähnen. Als Begründung wird angeführt, dass die aus Zellulose-Schichten aufgebauten Zellwände der Algen eine hohe Bindungskapazität für toxische Stoffe besitzen. Deshalb filtern Algen auch die Gewässer, in denen sie leben. Das heißt im

Gegenzug: Algen aus natürlicher Umgebung können mit toxischen Stoffen und in den Gewässern befindlichen Mikropartikeln belastet sein. Wissenschaftlich belegt ist ein Entgiftungseffekt von Chlorella im menschlichen Organismus nicht. Wegen ihres Vitamin-B_{12}-Gehalts wird die Chlorella-Alge für Vegetarier und Veganer angepriesen. Doch die Mengen des Vitamins sind äußerst gering und nicht geeignet, einen Vitamin-B_{12}-Mangelstatus zu beheben.

Chlorella – kein Nährstoffwunder

Nahrungsergänzungsmittel mit Chlorella werden im Internet als „wahre Nährstoffwunder“ mit einem „Powerpaket“ an Vitaminen, Mineralien, essenziellen Fett- und Aminosäuren sowie Chlorophyll mit vitalisierender Wirkung auf den ganzen Körper mit Diabetiker-freundlichen Kohlenhydraten und Ballaststoffen für eine gute Verdauung beworben. Bei einer empfohlenen Tagesdosis von 6 g kann man sich allerdings – schon aus rein quantitativer Sicht – schwer vorstellen, dass die Makronährstoffe Protein, Fett, Kohlenhydrate oder gar Ballaststoffe einen Effekt auslösen können. Belastbare wissenschaftliche Belege für Gesundheitsaussagen zu Chlorella oder für die ernährungsphysiologische Bedeutung von Chlorophyll gibt es nicht.

Die Alge als Lebensmittel der Zukunft?

Ist die Alge ein Lebensmittel der Zukunft für zehn Milliarden Menschen auf dem Planeten? Diese Frage lässt sich an dieser Stelle nicht eindeutig beantworten. Fest steht jedoch, dass das Wachstum von Algen erstaunlich schnell stattfindet. Keine andere Nahrungspflanze erzeugt in so kurzer Zeit so viel Biomasse wie Algen. Außerdem ist die Algenzüchtung unabhängig von Ackerflächen und Bodenqualität. Die Idee, proteinhaltige Biomasse allein aus Sonnenenergie, Nährsalzen und Kohlenstoffdioxid zu gewinnen und dabei Sauerstoff zu produzieren, ist verlockend. In Deutschland gibt es einige Algenzucht-Forschungsprojekte, die auch im Zusammenhang mit Klimaschutzinitiativen stehen und zum Teil vom Europäischen Landwirtschaftsfonds (ELER) unterstützt werden. Man darf gespannt auf Ergebnisse warten.

AUF EINEN BLICK

- Die Blätter von Makroalgen sind in vielen Ländern der Welt Bestandteil der menschlichen Ernährung.
- Achtung, Iod! Der Iodgehalt von Meeresalgen ist schwer einzuschätzen und kann für Menschen mit Schilddrüsenüberfunktion oder sogenannten „heißen Knoten" an der Schilddrüse gefährlich werden.
- Ca. 70 Prozent der industriell hergestellten Lebensmittel enthalten aus Algen extrahierte Emulgatoren oder Alginate.
- Die Mikroalge Chlorella kommt zur Grünfärbung von Lebensmitteln, als Wirkstoff in Kosmetik und zur Herstellung von Nahrungsergänzungsmitteln zum Einsatz.
- Die vielfältigen Gesundheitsaussagen zu Chlorella bzw. zu Chlorophyll sind wissenschaftlich nicht belegt.

Internetquelle

Europäische Kommission (CORDIS-Forschungsergebnisse), www.cordis.europa.eu/article/id/415760-lab-grown-algae-the-future-of-food/de

Algenöl – das „vegane Fischöl"

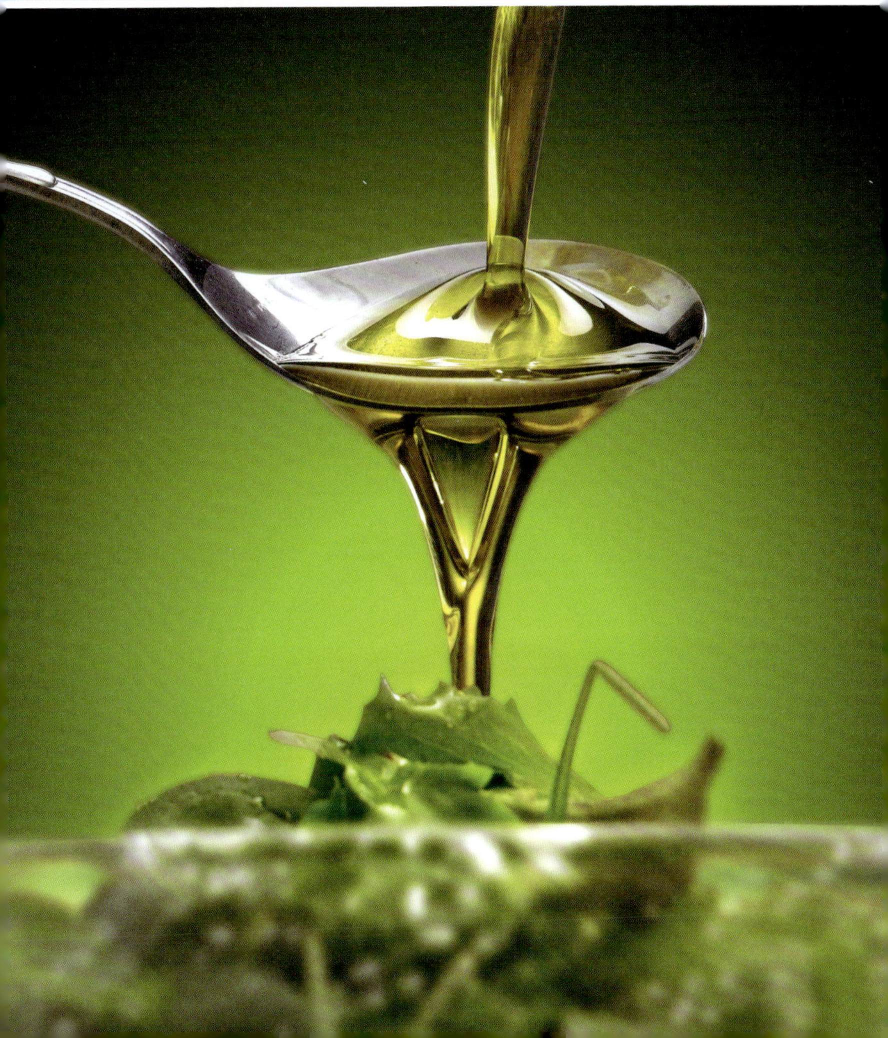

Veganer gelten als gesundheitsbewusste und einkommensstarke Verbraucher. Kein Wunder also, dass sie zur beliebten Zielgruppe für viele Hersteller geworden sind. Seit einigen Jahren befinden sich als „Novel Food“ zugelassene Öle aus Mikroalgen auf dem europäischen Markt, die als „Allroundtalent für die Gesundheit“ beworben werden. Was ist dran?

Fetter Seefisch gilt als wertvoller Lieferant für Omega-3-Fettsäuren, die für den menschlichen Organismus essenziell sind. Vor allem Eicosapentaensäure (EPA) und Docosahexaensäure (DHA) sind reichlich in Fischsorten wie Sardine, Makrele und Hering enthalten. Der Grund dafür: Die Fische nehmen durch den Verzehr bestimmter Algen EPA und DHA zusammen mit ihrer Nahrung auf. Daraus kann geschlossen werden, dass der Mensch den „Umweg“ über den Fisch nicht braucht. Stattdessen kann er sich die wichtigen ungesättigten Fettsäuren auch direkt durch Algenkonsum zuführen. Zumal die Meere überfischt und viele Fischarten mit Umweltgiften belastet sind.

GUT ZU WISSEN

Algenöl ist reich an Omega-3-Fettsäuren und gilt als „vegane Alternative zum Fischöl". Man sollte jedoch unbedingt auf die Zusammensetzung achten, da Algenöl häufig mit anderen Ölen gemischt angeboten wird.

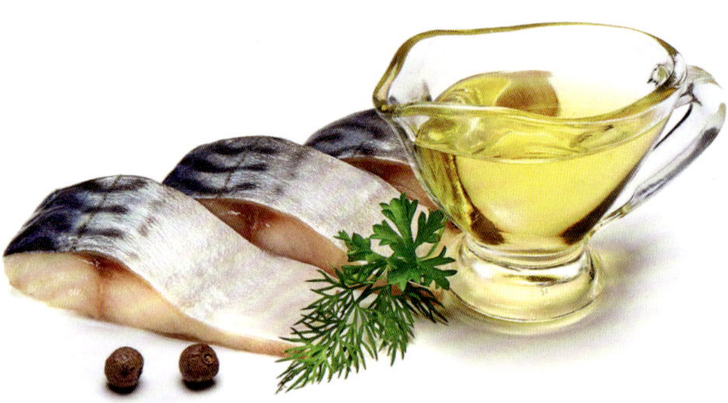

Die Fakten

Als besonders gute Quelle für Omega-3-Fettsäuren gelten die Mikroalgen *Schizochytrium* und *Ulkenia*. Es handelt sich um Einzeller, die jedoch nicht die für Algen typische Photosynthese betreiben, sondern Kohlenhydrate als Nahrung brauchen. Normalerweise leben sie in marinen Küstengewässern und ernähren sich von einfachen, organischen Substanzen wie zum Beispiel abgestorbenen Blättern. Für die Herstellung von Algenöl werden Schizochytrium-Arten und Ulkenia jedoch in Aquakulturen bzw. Bioreaktoren gezüchtet und vermehrt. Auf diese Weise bleiben sie frei von Schadstoffen und Umweltbelastungen. Durch enzymatische Prozesse entstehen während Zucht und Wachstum die begehrten, ungesättigten Fettsäuren. Diese werden aus der entwässerten Biomasse extrahiert, aufgereinigt und als Mikroalgenöl in den Handel gebracht bzw. weiterverarbeitet.

GUT ZU WISSEN

Das Mikroalgenöl aus Schizochytrium wurde im Jahr 2003 als „Novel Food" zugelassen, die Zulassung für das Öl aus Ulkenia folgte im Jahr 2009.

Wichtig: Algenöl fällt damit in die Kategorie Lebensmittel bzw. Lebensmittelzutat.

Gemischt und angereichert

Ulkenia-Algenöl darf in der Europäischen Union in Backwaren, Müsliriegeln und nichtalkoholischen Getränken als Lebensmittelzutat enthalten sein. Das Öl aus Schizochytrium ist außerdem erlaubt als Zutat in Milch- und Milchersatzerzeugnissen, Streich- und Speisefetten, in Salatsoßen, Frühstückscerealien, Nahrungsergänzungsmitteln und Lebensmitteln für besondere medizinische Zwecke sowie in Tagesrationen für eine gewichtskontrollierende Ernährung.

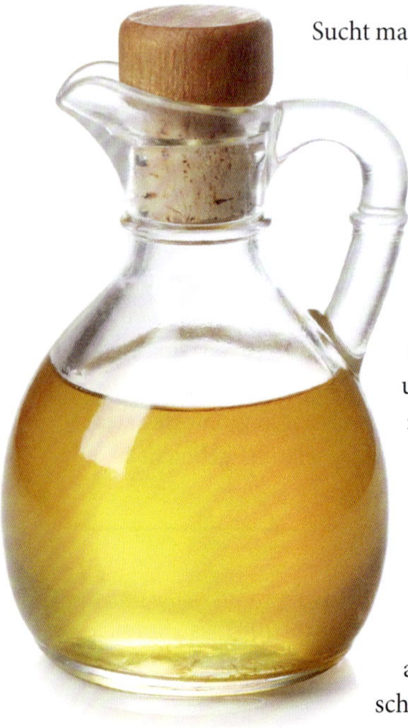

Sucht man „reines" Mikroalgenöl, so findet man es oft vermischt mit Rapsöl, Leinöl, Hanf- oder Walnussöl. Weil Mikroalgenöl leicht oxidiert und ranzig wird, fügen die Hersteller außerdem Antioxidanzien wie Tocopherole und Ascorbinsäure oder Zitrus- und Rosmarinextrakte hinzu, teilweise auch, um den Algengeschmack zu kaschieren. Man sollte die Zutatenliste genau studieren, um sich ein Bild über die Zusammensetzung und Mengenverhältnisse im jeweiligen Produkt zu machen. Zu beachten ist darüber hinaus, dass der Gehalt an DHA und EPA schon in den Ausgangsprodukten, erst recht aber in der verarbeiteten Version, außerordentlich stark schwanken kann. Das betrifft auch die Preise: Diese bewegen sich zwischen 5 und 30 Euro pro 100 ml.

GUT ZU WISSEN

Mikroalgenöle dürfen nur bis zu bestimmten **Höchstmengen** in den verschiedenen Lebensmitteln eingesetzt werden. Als Zutat müssen sie wie folgt deklariert werden: „Enthält DHA-reiches Öl aus der Mikroalge."

Ein **Warnhinweis**, dass die Menge von 5 g EPA und DHA zusammen täglich nicht überschritten werden soll, ist bei Dosierungen ab 2 g täglich für Nahrungsergänzungsmittel sowie angereicherte Lebensmittel vorgeschrieben.

Gesundheitliche Vorteile?

Omega-3-Fettsäuren sind in kleinen Mengen ohne Zweifel lebensnotwendig und gesund. Laut der europäischen Behörde für Lebensmittelsicherheit sind eine Reihe von dosisabhängigen, gesundheitsbezogenen Aussagen zu Omega-3-Fettsäuren, unabhängig von ihrer Quelle, ausdrücklich erlaubt. So dürfen die Hersteller darauf hinweisen, dass Omega-3-Fettsäuren die Fließeigenschaften des Blutes verbessern, die Blutgerinnung hemmen, Blutdruck senkend und entzündungshemmend wirken sowie den Fettstoffwechsel positiv beeinflussen. Schwangere und Stillende können durch Einnahme von DHA zur normalen Entwicklung des Gehirns ihres Fötus bzw. Säuglings beitragen.

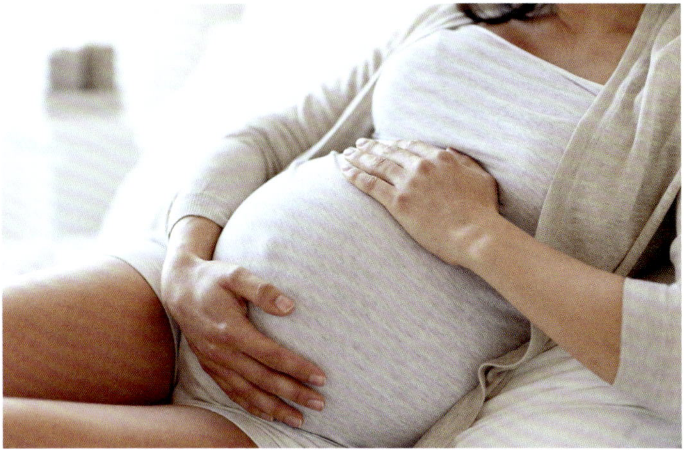

Es gilt als wissenschaftlich gesichert, dass Schwangere von einer Omega-3-Fettsäuren-Supplementierung profitieren.

Marketing-Lyrik

Im Internet findet man immer wieder Gesundheitsversprechen zu Lebensmitteln und Nahrungsergänzungsmitteln, die weit über die vom Gesetzgeber erlaubten Aussagen hinausgehen und ausschließlich der Werbung und Vermarktung dienen. So erfährt man, dass Algenöl angeblich Fettleibigkeit bekämpft sowie als Allround-Heilmittel bei Diabetes und Grippe eingesetzt werden kann oder gegen „Strahlenvergiftungen“ oder allgemeine „Vergiftungen im Körper“ hilft. Außerdem wird Algenöl als „reich an Ballaststoffen“ angepriesen. Großes Fragezeichen: Ein Öl mit Ballaststoffen? Natürlich soll es auch bei allen Arten von Verdauungsproblemen wirken. Selbstverständlich fehlen für alle diese Aussagen ernst zu nehmende Belege.

Viel hilft nicht viel!

Die DGE empfiehlt für Schwangere und Stillende die Aufnahme von durchschnittlich mindestens 200 mg DHA pro Tag. Für andere Bevölkerungsgruppen gibt es nur die Empfehlung, 0,5 Prozent der Energie- bzw. Kalorienzufuhr pro Tag entsprechend 1,5 g an Alpha-Linolensäure aufzunehmen. Diese Menge ist in einem Esslöffel Rapsöl oder einem Teelöffel Leinöl enthalten. Was Nahrungsergänzungsmittel betrifft, so sind laut der europäischen Behörde für Lebensmittelsicherheit (EFSA)

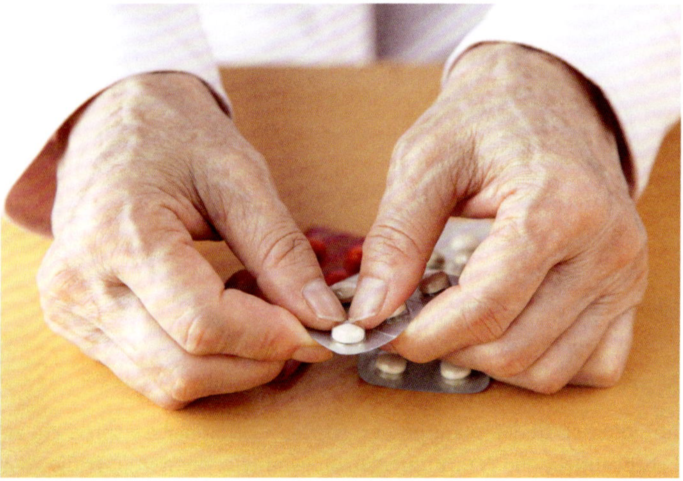

Achtung, Wechselwirkungen: Wer gerinnungshemmende Arzneimittel einnimmt, sollte Omega-3-Fettsäuren vorsichtig dosieren.

Produkte mit einer vom Hersteller empfohlenen Aufnahmemenge von bis zu 5 g EPA und DHA (in Kombination) oder 1,8 g EPA (einzeln) pro Tag für Erwachsene gesundheitlich unbedenklich.

Bei höheren Dosierungen kann es zu Wechselwirkungen mit gerinnungshemmenden Arzneimitteln kommen. In verschiedenen Studien wurde bei älteren Menschen eine erhöhte Blutungsneigung beobachtet. Auch kann sich der LDL-Cholesterinspiegel erhöhen sowie die Immunabwehr beeinträchtigt werden.

Algenöl in Küche und Alltag

Wer Algenöl in der Küche verwenden will, sollte folgendes beachten:

- das Öl keinesfalls erhitzen und nur für kalte Speisen verwenden,
- immer lichtgeschützt und kühl lagern (am besten im Kühlschrank) und
- unbedingt die Dosierungsempfehlung des Herstellers beachten.

Ist Algenöl wirklich notwendig?

Unstrittig ist, dass Omega-3-Fettsäuren für den menschlichen Körper essenzielle Bedeutung haben. Sie sind Bestandteile von Zellmembranen und Ausgangssubstanzen für Hormone bzw. Stoffwechselprodukte, die Entzündungsreaktionen beeinflussen. Pflanzliche Öle wie Raps-, Walnuss- oder Leinöl sind gute Quellen für die Omega-3-Fettsäure Alpha-Linolensäure (ALA). Der menschliche Organismus wandelt ALA allerdings nur in kleiner Menge in EPA und DHA um. Deshalb empfiehlt die DGE den Verzehr von ein bis zwei Portionen fettem Seefisch mit anerkannt nachhaltiger Herkunft pro Woche. Folgerichtig betrachtet die DGE bei Personen, die keinen Fisch essen, Mikroalgenöle bzw. Lebensmittel, die damit angereichert sind, als mögliche Quelle für EPA und DHA.

Ob die Einnahme von Omega-3-Fettsäuren als Nahrungsergänzung präventiv und therapeutisch wirksam ist, wird jedoch nach Auswertung der inzwischen zahlreich vorliegenden Studien zunehmend bezweifelt. Zum Schutz vor Herz-Kreislauf-Erkrankungen wird die vorbeugende

Einnahme von Omega-3-Fettsäuren aufgrund der aktuellen wissenschaftlichen Datenlage nicht mehr empfohlen. Als wissenschaftlich gesichert gilt allerdings, dass Schwangere von einer Omega-3-Fettsäuren-Supplementierung profitieren, wobei die Frage nach der optimalen Dosierung noch offenbleibt.

AUF EINEN BLICK

- Die Mikroalgen Schizochytrium und Ulkenia gelten als pflanzliche Quelle für Omega-3-Fettsäuren.
- Mikroalgenöle aus Schizochytrium und Ulkenia sind in der EU als „Novel Food" zugelassen.
- Sie dürfen in bestimmten Lebensmittelgruppen eingesetzt werden. Es sind genaue Deklarationen, Höchstmengen und gegebenenfalls Warnhinweise vorgeschrieben.
- Mikroalgenöl zur Anwendung in der Küche kommt vermischt mit anderen Ölen sowie dem Zusatz von Antioxidanzien und Geschmackskorrigenzien in den Handel. Zutatenliste beachten!
- Es kann allgemein zu Wechselwirkungen mit gerinnungshemmenden Arzneimitteln und bei älteren Menschen zu erhöhter Blutungsneigung kommen.

Internetquellen

Bundesamt für Verbraucherschutz und Lebensmittelsicherheit, www.bvl.bund.de/DE/Arbeitsbereiche/01_Lebensmittel/04_AntragstellerUnternehmen/05_NovelFood/lm_novelFood_node.html

Deutsche Apotheker Zeitung (DAZ.online), www.deutsche-apotheker-zeitung.de/news/artikel/2020/06/29/omega-3-fettsaeuren-ueberfluessig-und-wenig-geeignet-findet-stiftung-warentest

Frauenhofer-Gesellschaft zur Förderung der angewandten Forschung e.V., www.fraunhofer.de/de/forschung/aktuelles-aus-der-forschung/biooekonomie/ernaehrung/makroalgen-superfood.html

Stiftung Warentest, www.test.de/Algenpraeparate-Die-gruene-Gefahr-4196341-0/

Verbraucherzentrale (Deutschland), www.verbraucherzentrale.de/wissen/lebensmittel/gesund-ernaehren/ist-algenoel-eine-pflanzliche-alternative-fuer-omega3fettsaeuren-51990

Vereine für Unabhängige Gesundheitsberatung, www.ugb.de/lebensmittel-im-test/essbare-algen-naehrstoffpower-aus-wasser/, www.ugb.de/exklusiv/fragen-service/chlorella-algen/?chlorella-algen

Vereine für Unabhängige Gesundheitsberatung, www.ugb.de/lebensmittel-im-test/algenoel/

Aloe vera – das „Wüstenwunder"

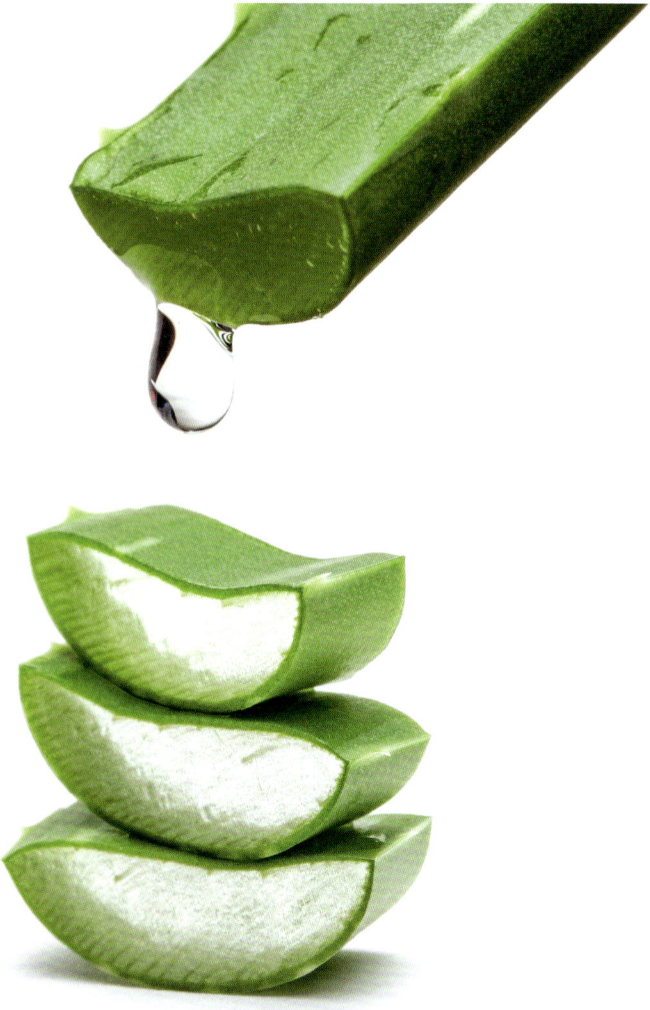

Geradezu faszinierend ist die Marketing-Karriere, die Aloe vera im Bereich der Kosmetik und Medizin hinlegen konnte. Die zahlreichen, aus den dickfleischigen Aloe-vera-Blättern gewonnen Produkte, gelten in weiten Bevölkerungskreisen als pure Wundermittel aus der Natur.

Äußerlich angewandt soll Aloe vera zuverlässig jedes Hautproblem lösen. Als „Superfood" verzehrt, verspricht der aus dem Blattmark gepresste Saft alle denkbaren Wirkungen bis hin zur Vorbeugung gegen Krebs. Der nach Naturheilmitteln lechzende Verbraucher steht vor einer breiten Palette an Kosmetika, Nahrungsergänzungs- und Lebensmitteln, die Aloe vera enthalten. Meist kommen die Verkaufsverpackungen bewusst schlicht daher: grün-weißes Design mit einer mehr oder weniger stilisierten Abbildung der Pflanze bzw. der charakteristischen, lanzettenförmigen Blätter.

Weniger schlicht sind dagegen die blumigen Heilsversprechen und persönlichen Erfahrungsberichte, die im Internet für Aloe-vera-Produkte werben. Es gibt massenweise Online-Shops, die Aloe vera anpreisen und vermarkten. Auf Fuerteventura und Mallorca ansässige Aloe-vera-Farmen bieten „Produkte direkt vom Hersteller", selbstverständlich alle in Topqualität. Selbsternannte Fachleute erstellen Expertisen mit wissenschaftlichem Anstrich und verweisen auf jahrzehntelange medizinische Forschung. Wissenschaftlich anerkannte Belege für die versprochenen Wirkungen liegen jedoch nicht vor.

Die Diskussionen in den Foren rund um das „Allheilmittel Aloe vera" können mitunter sogar einen pseudoreligiösen Eindruck erwecken, wenn zum Beispiel berichtet wird, dass die Einnahme von Aloe vera „das Leben verändert" habe oder die Pflanze zur „besten Freundin" geworden sei.

Die Fakten

Ursprünglich stammt die zu den Liliengewächsen zählende Aloe vera aus Süd- und Ostafrika sowie den arabischen Ländern. In ihren Heimatländern wurde die Wüstenpflanze mit den dicken, fleischigen Blättern seit Jahrhunderten volksmedizinisch genutzt, und zwar äußerlich gegen Verbrennungen und innerlich als Abführmittel und zur Bekämpfung von Würmern. Von den 300 verschiedenen Aloe-Arten werden vor allem

Aloe vera barbadensis MILLER besondere Wirkungen nachgesagt, sodass sich diese Art durchgesetzt hat. Durch weltweite, höchst erfolgreiche Marketingstrategien stieg der Bedarf an Aloe vera so rasant, dass das Dickblattgewächs inzwischen in vielen subtropischen Regionen auf speziellen Farmen und riesigen Plantagen in Monokulturen angebaut wird.

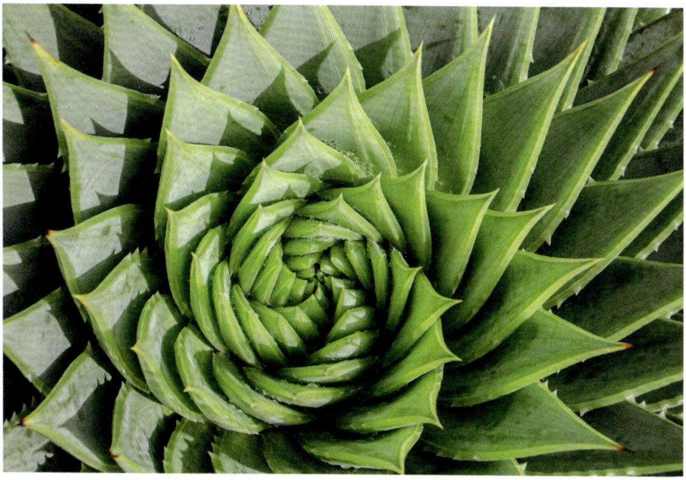

Die Aloe vera verarbeitende Industrie setzt auf zwei Rohstoffe, die aus der Pflanze gewonnen werden, nämlich zum einen das Aloe-Latex und zum anderen das Gel aus dem Blattinneren. Als Aloe-Latex wird der gelbliche Saft bezeichnet, der sich unterhalb der grünen Blattrinde bildet. Aloe-Latex enthält die als Laxanzien bekannten Anthrachinone, deren Einnahme heutzutage als riskant und bei längerer Anwendung als krebserregend gilt. Das Bundesinstitut für Risikobewertung warnt deshalb vor der Verwendung von Aloe-vera-Zubereitungen, die ganze bzw. ungeschälte Aloe-Blätter enthalten.

Acemannan – ein viel beworbenes Mucopolysaccharid

Im Inneren der Aloe-vera-Blätter befindet sich das Wasserspeichergewebe der Pflanze. Es handelt sich um ein gelartiges Mark, das sich herausschälen lässt. Dieses Gel schmeckt zwar unangenehm bitter, doch seine Einnahme ist ungefährlich und verträglich. Es besteht zu 99 Prozent aus Wasser. Mucopolysaccharide, auch als Glykosaminoglykane bezeichnet, sorgen für die Gel-Konsistenz. Weiterhin sind verschiedene Zucker, Aminosäuren, Fette, Mineralien, Enzyme und Vitamine enthalten. Als bedeutsam für die Wirkung von Aloe vera soll das Acemannan (auch als Aloverose bezeichnet) sein, ein Mucopolysaccharid, dessen Gehalt bei vielen Vermarktern als Qualitätsmerkmal gilt. In Zertifikaten, die die Qualität von Aloe-vera-Produkten belegen sollen, wird auf diesen „sagenhaften" Inhaltsstoff abgehoben. Acemannan soll präbiotische Eigenschaften aufweisen, weshalb Aloe vera auch in Lebensmitteln, zum Beispiel in Joghurts, verwendet wird.

Wissenschaftlich belegt ist das ebenso wenig wie der Nutzen einer innerlichen Anwendung generell. Aus dermatologischer Sicht schlüssig sind einzig und allein externe, kühlende und befeuchtende Effekte von Aloe-vera-Gel auf der Haut oder auf Schleimhäuten. Kritiker weisen darauf hin, dass der Acemannan-Gehalt ohnehin äußerst gering sei und pro Liter im Milligramm-Bereich liege. Auch würden Hersteller selbst auf Nachfrage keinerlei Angaben dazu machen.

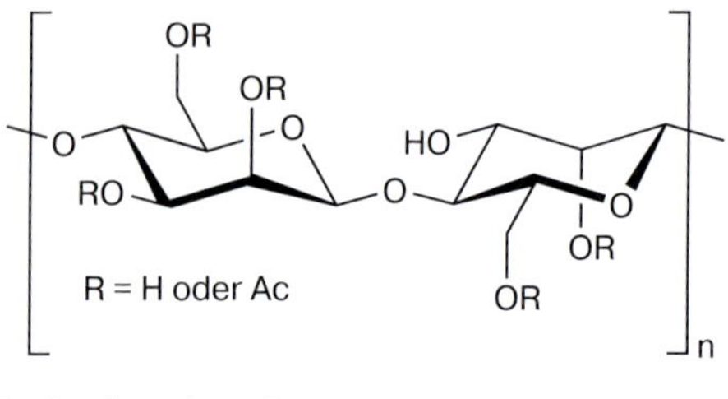

Strukturformel von Acemannan

Aloe-Blätter als Frischgemüse?

Im Internet kursieren Rezepte, bei denen Aloe-Blätter als Gemüse zubereitet werden. Die „saftstrotzenden" Blätter werden als „Vitalgemüse" bezeichnet und es gibt sogar ein Aloe-vera-Gourmet-Kochbuch. Die Verbraucherzentrale warnt dringend davor, ganze Aloe-Blätter als Gemüse zu verwenden, zu pürieren oder in Smoothies einzuarbeiten. Zwangsläufig würden so hohe Mengen an Anthrachinonen verzehrt. Die geringste Nebenwirkung sei dabei noch der Durchfall, der akut ausgelöst wird.

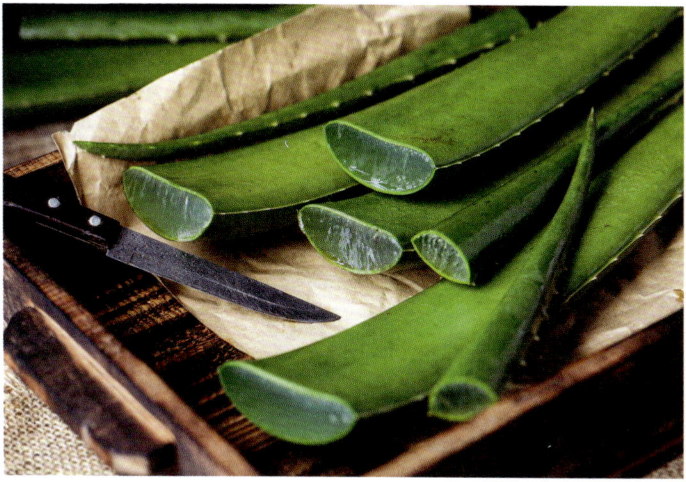

GUT ZU WISSEN

In einer aktuellen Neubewertung kommt die EFSA zu folgendem Schluss: Die Einnahme von Anthrachinonen, wie sie in Aloe-Latex enthalten sind, gilt als krebserregend und erbgutschädigend. Gewarnt wird vor Aloe-vera-Zubereitungen, die ungeschälte Aloeblätter enthalten. Schwangere dürfen auf keinen Fall Aloe-Blätter oder Zubereitungen daraus verzehren.

Wer unbedingt frische Aloe-vera-Blätter im Haushalt selbst verwenden möchte, sollte die Blattrinde sorgfältig abschälen und das Gel aus dem Blattinneren gründlich mit Wasser abspülen.

Aloe-Säfte unter der Lupe

Aloe-vera-Säfte und Nahrungsergänzungsmittel mit Aloe vera dürfen keine Anthrachinone enthalten. Bei Kontrolluntersuchungen entsprechender, handelsüblicher Produkte durch das Chemische und Veterinäruntersuchungsamt (CVUA) Stuttgart im Jahr 2018 entsprachen alle Proben den Vorschriften. Die Verbraucherzentrale Nordrhein-Westfalen weist darauf hin, dass die meisten in Deutschland verkauften Aloe-vera-Zubereitungen aus intensiver Landwirtschaft stammen und durch hohe

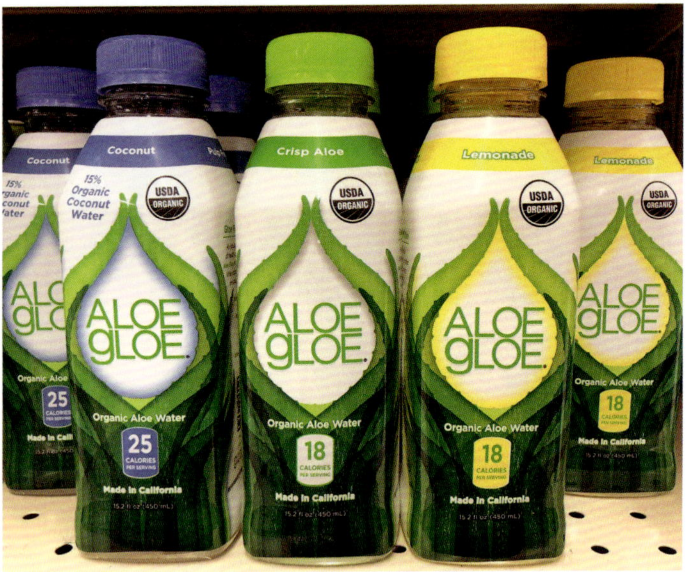

Vor dem Kauf von Aloe-vera-Säften unbedingt die Zutatenliste und Bezeichnung des Produkts studieren: Durch Mischen mit anderen Säften entsteht ein „alkoholfreies Erfrischungsgetränk", das viele Zusatzstoffe enthalten darf.

Düngung einen noch größeren Wassergehalt als ohnehin schon üblich haben. Dadurch würde sich die Konzentration möglicherweise wertgebender Inhaltsstoffe weiter verringern. Außerdem würden, außer im kontrollierten Bio-Anbau, Insektizide und Herbizide eingesetzt.

Beim Kauf von Aloe-vera-Säften sollte man die Zutatenliste und Bezeichnung des Produkts studieren. Frucht- und Gemüsesäfte dürfen zwar keine Konservierungsstoffe enthalten, wenn der Aloe-vera-Saft jedoch durch kleine Honigbeigaben aromatisiert oder durch Mischen mit anderen Säften geschmacklich verbessert wird, wird er als „alkoholfreies Erfrischungsgetränk“ eingestuft. Diese Getränke dürfen Konservierungsstoffe (Natrium-Benzoat, Kaliumsorbat) enthalten. Manchen sind außerdem das Verdickungsmittel Xanthan, Vitamin C und/oder Vitamin E zugesetzt.

Qualitätssiegel

Auf einigen Produkten findet man das Siegel des International Aloe Science Council (IASC). Dabei handelt es sich um eine herstellerdominierte Organisation, die ausschließlich ihre eigenen Qualitätskriterien festlegt und zertifiziert. Sie sagt nichts über die Qualität der Rohstoffe und den Anbau aus. Andere Produkte tragen das Siegel der SGS Institut Fresenius GmbH, das jedoch auch nur die Einhaltung der jeweils firmeneigenen Qualitätssicherung bestätigt. Das EU-Bio-Siegel dürfen Produkte tragen, die den EU-Richtlinien für ökologischen Landbau entsprechen. Auch wenn es im Internet einige Tipps dazu gibt, woran man ein gutes Aloe-vera-Produkt erkennt (zum Beispiel an einem Analysenzertifikat über den Gehalt an Acemannan), dürfte es dem Verbraucher schwerfallen, hier eigene Entscheidungen und Bewertungen treffen zu können.

Die Stiftung Warentest empfiehlt, darauf zu achten, ob die Hersteller Einnahmehinweise geben und den Herstellungsprozess erläutern. Auf alle Fälle sollten nur Produkte verzehrt werden, die Extrakte aus „reinem Blattgel“ oder „reinem Blattmark“ enthalten. Extrakte aus dem ganzen Blatt („whole leaf extracts“) sind wegen ihres Anthrachinon-Gehalts unbedingt zu vermeiden. Die Produkte dürfen zudem keine gesundheitsbezogenen Aussagen enthalten.

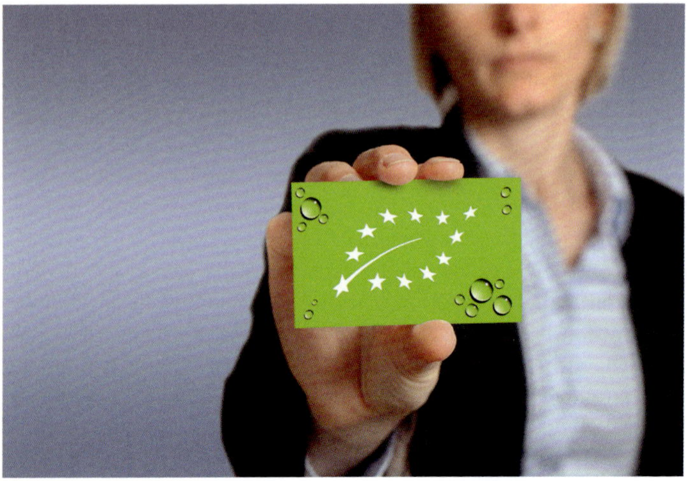

EU-Bio-Siegel: Lebensmittel, deren Verpackung mit diesem Siegel gekennzeichnet ist, stammen aus ökologisch kontrolliertem Anbau.

Preise stark schwankend

Die Preise können sehr unterschiedlich sein. Gele und Säfte gibt es ab 10 Euro pro Liter aufwärts. Manche kosten sogar 100 Euro pro Liter.

Der mündige Verbraucher muss selbst entscheiden, ob er sein Geld für ein Produkt ausgeben möchte, dessen Verkaufserfolg in erster Linie auf einer cleveren Marketingstrategie beruht. Zumindest ist es nicht gesundheitsschädlich, Anthrachinon-freie Aloe-vera-Produkte zu trinken oder zu verzehren.

AUF EINEN BLICK

- Aloe vera enthält unterhalb der grünen Blattrinde das Aloe-Latex, einen gelblichen Saft, in dem sich die als Laxanzien bekannten Anthrachinone befinden.
- Anthrachinone werden heutzutage als krebserregend und erbgutschädigend bewertet. Deshalb warnt das Bundesinstitut für Risikobewertung vor dem Verzehr von Aloe-vera-Zubereitungen, die ganze bzw. ungeschälte Aloe-vera-Blätter enthalten.
- Im Inneren der Aloe-vera-Blätter befindet sich das Wasserspeichergewebe der Pflanze. Es handelt sich um ein gelartiges Mark, das sich herausschälen lässt. Dieses Gel schmeckt zwar unangenehm bitter, doch seine Einnahme ist ungefährlich und verträglich.
- Der angeblich wertbestimmende Inhaltsstoff von Aloe-vera-Gel soll das Polysaccharid Acemannan sein. Wissenschaftliche Belege für die Wirksamkeit bei innerlicher Anwendung liegen nicht vor.

Internetquellen

Bundesinstitut für Risikobewertung, https://mobil.bfr.bund.de/cm/343/nahrungsergaenzungsmittel-mit-anthranoidhaltigen-aloe-ganzblattzubereitungen-bergen-gesundheitliche-risiken.pdf

Deutsches Aloe Vera Zentrum, www.deutsches-aloe-vera-zentrum.de/?gclid=CjwKCAjwsJ6TBhAIEiwAfl4TWES0vRgcpY9vRneht0SYfVArQAQvLunirC6M0xAYaDjTw-p4FFRTjhoC28QQAvD_BwE

Verbraucherzentralen (Deutschland), www.klartext-nahrungsergaenzung.de/wissen/lebensmittel/nahrungsergaenzungsmittel/aloe-vera-die-pflanze-fuer-schoenheit-und-gesundheit-8592

Aronia – die „Gesundheitsbeere“

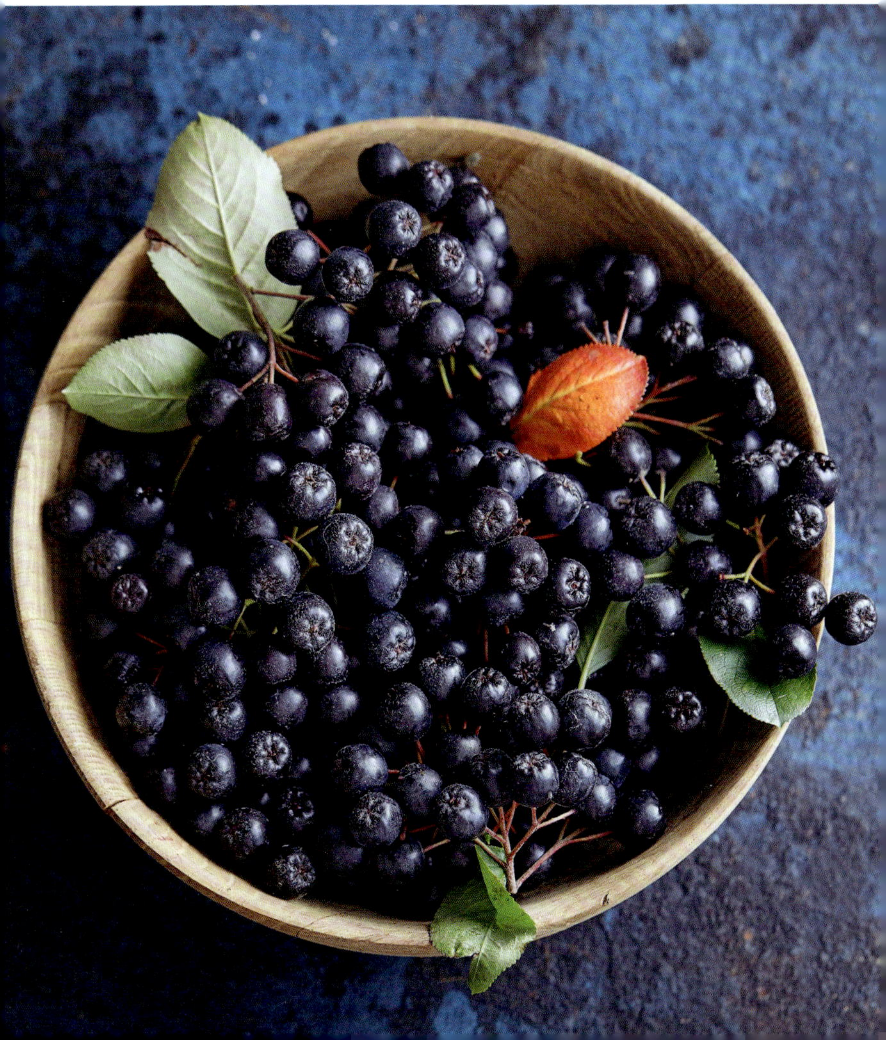

Zu Beginn der 2000er-Jahre führte die Aroniabeere in Deutschland ein Schattendasein. Doch seit einigen Jahren boomt der Aronia-Anbau in der Landschaft. Die Nachfrage seitens der Verbraucher ist mittlerweile so groß, dass es europaweit sogar zu Lieferengpässen kommt. Aroniafrüchte sind auf einmal zur „Modebeere" und zum „heimischen Superfood" geworden. Was ist der Grund?

GUT ZU WISSEN

Aroniabeeren sind reich an Vitaminen, vor allem Folsäure und anderen B-Vitaminen, Vitamin K, Vitamin C, sowie an Mineralstoffen, insbesondere Kalium, Calcium, Magnesium, Zink, Iod, Eisen. Ihr Gehalt an antioxidativ wirkenden Polyphenolen und Anthocyanen ist hoch.

Die wild wachsenden, schwarzen Aroniabeeren sind – wie auch andere dunkle Beeren – beliebte Leckerbissen für Zugvögel. Vogelkundler betrachteten dies als Indiz dafür, dass die Beeren mit Stoffen gefüllt sein müssen, die die Vögel für ihren anstrengenden Weg in südliche Gefilde gesund und fit halten. Immer auf der Suche nach neuen und interessanten pflanzlichen Substanzen, unternahmen Wissenschaftler Laborversuche mit isolierten Stoffen aus Aroniabeeren. Die veröffentlichten Ergeb-

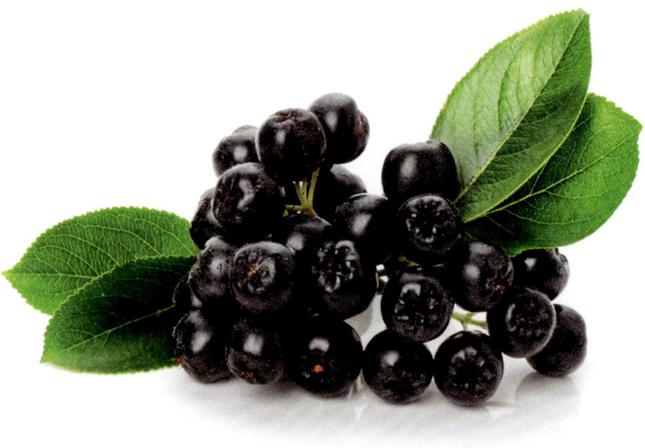

nisse wurden in der Folge von Marketingexperten so umgedeutet, dass die Aroniabeere gleichsam zur Wunderbeere mutierte, deren Verzehr alle nur vorstellbaren gesundheitsfördernden Wirkungen zeigen soll. Seit einigen Jahren ist eine Vielzahl von Nahrungsergänzungsmitteln und Kosmetikprodukten auf dem Markt, die Aroniabeeren enthalten. Zum Kauf angeboten werden die Beeren getrocknet, als Teezubereitung, in Form von Kapseln, Pulver, Direktsaft oder Trinkampullen. Es gibt auch Aronia-Konfitüren, oft in Kombination mit anderen Obstsorten, sowie Aronia-Pasten und -Früchteriegel.

Die Fakten

Aronia ist eine sommergrüne, robuste, bis zu 2 m hochwachsende Strauchpflanze aus der Familie der Rosengewächse (Rosaceae). Ihre späte Blütezeit im Mai schützt vor Spätfrost. Aus den weißblütigen Schirmdolden entwickeln sich die dunkel-violetten, fast schwarzen, mit einer wachsartigen Schicht überzogenen Aroniabeeren. An einer Dolde hängen bis zu 30 kleine Beeren, die ungefähr so groß wie Kulturheidelbeeren sind. Sie können im August geerntet werden. Schneidet man eine Beere auf, zeigen die symmetrisch um die Mitte angeordneten Samenkerne eine Ähnlichkeit mit dem Kerngehäuse eines Apfels – daher rührt wohl die synonyme Bezeichnung „Apfelbeere“. Die bis zu 8 cm langen, ellipsenförmigen Laubblätter färben sich im Herbst leuchtend rot. Im Winter zeigt der Aroniastrauch spitze, auffallend weinrote Winterknospen. Schnee und Frost sind für die Pflanze kein Problem, sie überwintert bei Temperaturen von bis zu −35 °C.

Von der Indianer-Heilkunde in die Moderne

Ursprünglich war Aronia in Nordamerika beheimatet. Seit Anfang des 20. Jahrhunderts wird die Pflanze in Europa, vor allem Osteuropa, kultiviert. Die nordamerikanischen Indianer nutzten Aronia als Heilpflanze, die Osteuropäer knüpften daran an, denn die anspruchslosen Sträucher ließen sich auch in klimatisch wenig begünstigten Regionen anbauen und lieferten Früchte, die sich für den Winter konservieren ließen.

GUT ZU WISSEN

In der ehemaligen DDR wurden Aroniabeeren als natürlicher Pflanzenfarbstoff genutzt. Ab 1990 ging das Interesse an Aronia zurück, weil sich der herb-sauren Frucht geschmacklich nicht viel abgewinnen ließ. Heute entdecken Landwirte Aronia-Plantagen als Nischengeschäft, das mit EU-Geldern gefördert wird.

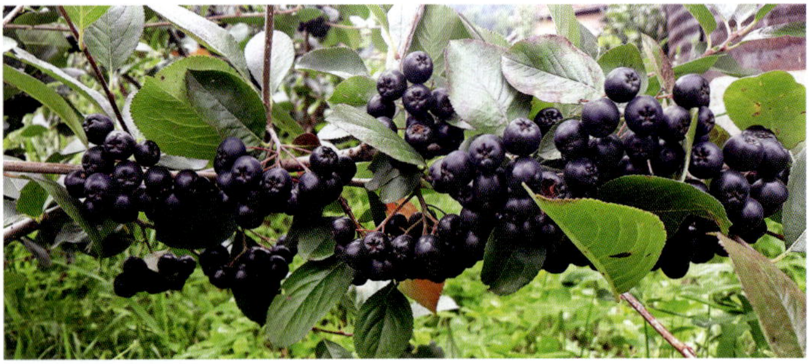

Doch seit rund zehn Jahren erlebt Aronia eine Renaissance als „Gesundheitsbeere". Wiederentdeckt von der einfallsreichen Nahrungsergänzungsmittel-Industrie, unterstützt durch kreatives Marketing, wurden Aronia-Plantagen in der letzten Zeit zu einem lukrativen Nischengeschäft für innovationsfreudige Landwirte. In Online-Seminaren erfahren Interessierte alles rund um den erfolgreichen, mit EU-Fördergeldern belohnten, Aronia-Anbau. Dabei wird auch empfohlen, die geernteten Beeren nicht als Feldfrüchte „einfach so" zu verkaufen. Wirtschaftlich weitaus lohnender sei die Vermarktung der „veredelten", sprich verarbeiteten Aronia-Produkte, im Idealfall unter der eigenen Marke. Das ständig wachsende Gesundheitsbewusstsein der Bevölkerung sei der Garant für guten Umsatz, heißt es in den Werbevideos der Aronia-Botschafter.

Inhaltsstoffe: mehr als nur Farbe

Aroniabeeren sind reich an Vitaminen, vor allem Folsäure und anderen B-Vitaminen, Vitamin K, Vitamin C, sowie an Mineralstoffen, insbesondere Kalium, Calcium, Magnesium, Zink, Iod, Eisen. Ihr Gehalt an antioxidativ wirkenden Polyphenolen und Anthocyanen ist hoch. Der gesundheitsfördernden Wirkung dieser sekundären Pflanzenstoffe steht die nicht immer erwünschte Gerbstoffwirkung entgegen. Die Gerbstoffe bestimmen auch den herb-adstringierenden Geschmack der Aroniabeere. Darüber hinaus findet man in den Kernen der Aroniabeeren Amygdalin, aus dem der Körper Blausäure freisetzt. Die Gefahr einer Blausäurevergiftung ist beim Verzehr üblicher Mengen zu vernachlässigen und nimmt durch Verarbeitung der Beeren ohnehin ab. Ein 70 kg schwerer Erwachsener müsste pro Tag 4 bis 8 kg frische Aroniabeeren essen, um eine kritische Dosis zu überschreiten.

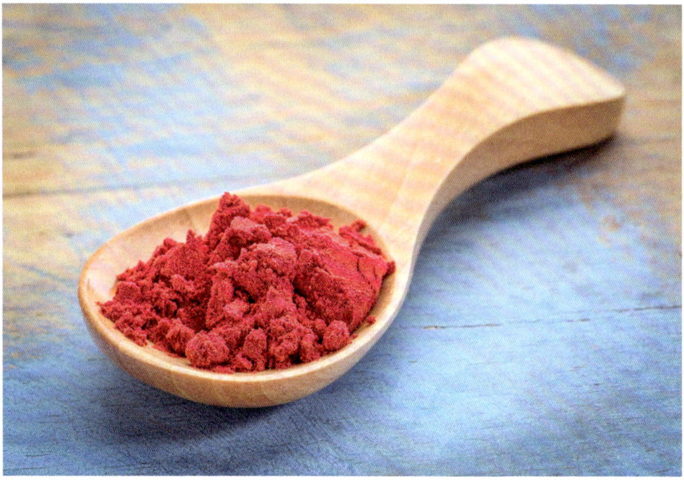

GUT ZU WISSEN

Aroniabeeren enthalten Amygdalin, aus dem Blausäure freigesetzt werden kann. Kleine Portionen von frischen Aroniabeeren sind jedoch gesundheitlich unbedenklich, so das Bundesforschungsinstitut für Ernährung und Lebensmittel (Max Rubner-Institut).

Die „Gesundheitsbeere"

In der Pflanze haben Anthocyane die Aufgabe, das kurzwellige UV-Licht der Sonne zu absorbieren, die Entstehung von freien Radikalen zu verhindern und so die in den Zellen vorhandenen Proteine inklusive der Zellkerne zu schützen. Gerbstoffe verdichten die Zellmembranen und erschweren so das Eindringen von Bakterien und Pilzen ins Gewebe.

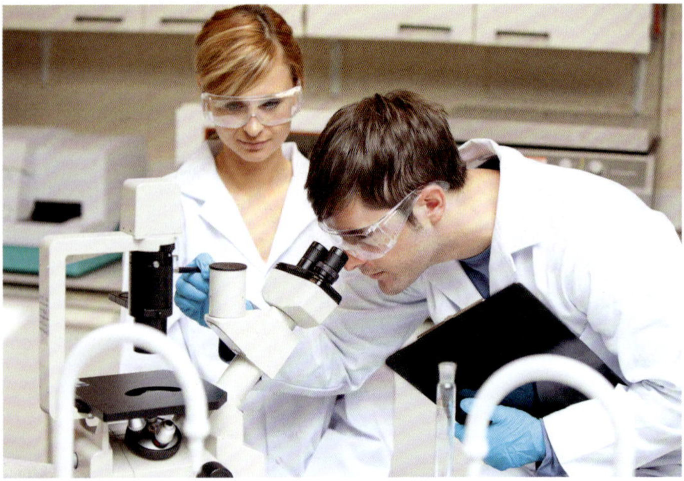

Isolierte Polyphenole aus Aroniabeeren wurden in den letzten Jahren an verschiedenen Forschungsinstituten untersucht, auch am Deutschen Krebsforschungszentrum.

Die Eigenschaften isolierter Polyphenole aus Aroniabeeren wurden in den letzten Jahren an verschiedenen Forschungsinstituten untersucht. Das Deutsche Krebsforschungszentrum (DKFZ) schreibt dazu: „In experimentellen Untersuchungen – an Zelllinien oder in Tierversuchen – wurden antioxidative, antimikrobielle, Immunsystem-stimulierende und leberschützende Eigenschaften der Aroniabeeren-Extrakte gezeigt. Isolierte Polyphenole aus Aroniabeeren zeigten an humanen Leberkrebszellenlinien antioxidative und antiproliferative Wirkung. Auch in Studien mit Darm-, Brust-, Leukämie- und Zervixkrebszelllinien hemmten Aroniabeeren-Extrakte das Zellwachstum. Um zu prüfen, ob Aronia auch bei Menschen vor Krebs schützt, müssen jedoch klinische Untersuchungen durchgeführt werden. Diese stehen bisher aus."

Es gibt Hinweise darauf, dass der Verzehr von Aroniabeeren-Produkten die Fettstoffwechselwerte günstig beeinflussen kann. Weitere Untersuchungen zum Einfluss von Aroniabeeren auf Bluthochdruck oder kardiovaskuläre Erkrankungen laufen zurzeit, heißt es auf der Informationsseite des DKFZ.

Gesundheitsbezogene Werbeaussagen nicht erlaubt, aber ...

Die nüchterne wissenschaftliche Einschätzung hindert selbsternannte Gesundheitsexperten im Internet jedoch nicht daran, Aroniabeeren-Produkte als wirksam gegen Krebs, zur Stärkung von Herz, Hirn und Immunsystem sowie als Schönheitsmittel anzupreisen. Auf Verkaufsverpackungen von Aronia-Produkten sind Werbeaussagen, die sich auf die Vorbeugung, Heilung oder Linderung von Krankheiten beziehen, allerdings verboten. Darauf weisen Verbraucherzentralen ausdrücklich hin.

GUT ZU WISSEN

Gesundheitsbezogene Aussagen wie z. B. „für eine normale Herzfunktion" oder „für eine normale Gehirnfunktion" auf der Verpackung einer Aronia-Zubereitung können sich auch auf andere Produktzutaten (z. B. Omega-3-Fettsäuren) beziehen, für die eine entsprechende Angabe erlaubt ist.

Nebenwirkungen?

Wer Nahrungsergänzungsmittel mit Aronia verwenden möchte, sollte die Verzehrempfehlung des Herstellers nicht überschreiten. Krebspatienten sollten Aronia-Präparate nur nach Rücksprache mit ihrem Arzt einnehmen. Die Verbraucherzentralen weisen außerdem darauf hin, dass die in der Zutatenliste von Nahrungsergänzungsmitteln angegebenen Vitamine und Mineralien meist nicht aus der Aroniabeere stammen, sondern der Rezeptur hinzugefügt wurden. Das ist zwar prinzipiell der Zutatenliste entnehmbar, wird aber vom Verbraucher oft nicht so wahrgenommen.

Wer unter Eisenmangel leidet, sollte vorsichtig sein: Die Gerbstoffanteile der Aroniabeere können die Resorption von Eisen behindern. Auch Wechselwirkungen mit Arzneimitteln sind möglich. Patienten, die Antikoagulanzien einnehmen, müssen den Vitamin-K-Gehalt von Aroniabeeren berücksichtigen.

Man findet auch Hinweise auf Bauchschmerzen und Verstopfung, die nach Verzehr von Aroniabeeren bzw. Aroniasaft auftreten können. Für eine bessere Verträglichkeit wird daher empfohlen, Früchte bzw. Saft nicht auf nüchternen Magen, sondern im Zusammenhang mit einer Mahlzeit zu sich zu nehmen. Frische Beeren können Zunge und Zähne vorübergehend blau färben, was gesundheitlich nicht bedenklich ist.

Achtung, beim Einkaufen beachten!

Vorteilhaft ist, dass Aroniabeeren nicht erst um die halbe Welt reisen müssen, um in Deutschland auf dem Tisch zu landen. Die Aroniabeeren, die zu Saft verarbeitet werden, kommen zum größten Teil aus Osteuropa. Darauf deutet der Hinweis „aus EU-Landwirtschaft" hin. Die meisten deutschen Aronia-Plantagen befinden sich in Brandenburg und Sachsen. Deren Produkte sind mit dem Label „aus deutscher Landwirtschaft" gekennzeichnet.

GUT ZU WISSEN

Aroniabeeren können mit Pestiziden oder Schwermetallen belastet sein. Produkte aus Bio-Qualität tragen verlässliche Bio-Siegel.

Getrocknete Aroniabeeren enthalten pro 100 g Früchten circa 22 g Zucker. Der Kilopreis beträgt in Online-Shops 20 bis 60 Euro. Wer Säfte kauft, sollte – wegen der höheren Qualität – Direktsaft bevorzugen. Säfte kosten pro Liter circa 7 bis 9 Euro.

Grundsätzlich kann der Verzehr von Aronia zu einer gesunden und ausgewogenen Ernährung beitragen. Die als gesundheitsfördernd bewerteten Anthocyane sind jedoch auch in Heidelbeeren, Brombeeren, Fliederbeeren oder Rotkohl enthalten, die meist preisgünstiger angeboten werden.

Extrakte nicht standardisiert

Aroniahaltige Nahrungsergänzungsmittel enthalten Extrakte, die in ihrer Zusammensetzung – anders als bei pflanzlichen Arzneimitteln – weder eindeutig definiert noch standardisiert sind. Meist werden noch Vitamine oder andere Zutaten hinzugefügt. Wie für viele andere Superfoods, die in Arzneimittel-ähnli-

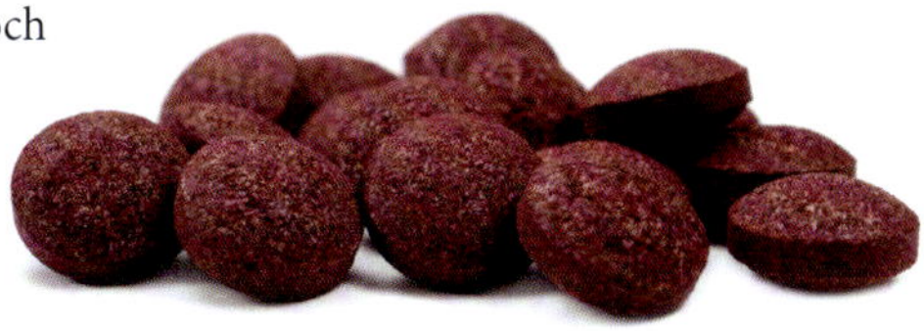

cher Aufmachung angeboten werden, gilt auch hier: Einzelne Pflanzenbestandteile als Nahrungsergänzung einzunehmen, bringt keine gesundheitlichen Vorteile. Wer regelmäßig und abwechslungsreich Gemüse und Obst auf seinen Speiseplan setzt, ist ausreichend mit sekundären Pflanzenstoffen und Antioxidanzien versorgt. Gesunde Ernährung ist als ganzheitliches Konzept zu betrachten, das Makro- und Mikronährstoffe in ausgewogener Menge enthält. Die Zufuhr von Pflanzenextrakten oder Konzentraten in Form von Nahrungsergänzungsmitteln ist aus ernährungswissenschaftlicher Sicht weder nötig noch empfehlenswert.

AUF EINEN BLICK

- Seit rund zehn Jahren erlebt die in Europa angebaute Aronia (Apfelbeere) eine Renaissance als „Gesundheitsbeere". Aroniabeeren enthalten Vitamine und Mineralien, Polyphenole und Anthocyane.
- In experimentellen Untersuchungen an Zelllinien oder in Tierversuchen wurden antioxidative, antimikrobielle, immunsystemstimulierende und leberschützende Eigenschaften der Aroniabeeren-Extrakte gezeigt. Untersuchungen, ob Aronia auch Menschen vor Krebs schützt, gibt es nicht. Gesundheitsbezogene Aussagen zu Aronia-Produkten sind nicht erlaubt.
- Der gesundheitsfördernden Wirkung der sekundären Pflanzenstoffe steht die nicht immer erwünschte Gerbstoffwirkung entgegen. Darüber hinaus findet man in den Kernen der Aroniabeeren Amygdalin, aus dem Blausäure freigesetzt werden kann. Allerdings ist der Verzehr von frischen Aroniabeeren unbedenklich, wenn die Portionen klein sind.
- Die Gerbstoffanteile in der Aroniabeere können die Resorption von Eisen behindern. Patienten, die Antikoagulanzien einnehmen, müssen den Vitamin-K-Gehalt von Aroniabeeren berücksichtigen.
- Grundsätzlich kann der Verzehr von Aronia zu einer gesunden und ausgewogenen Ernährung beitragen. Anthocyane sind jedoch auch in Heidelbeeren, Brombeeren, Fliederbeeren oder Rotkohl enthalten.

Internetquellen

Aronia ORIGINAL Naturprodukte GmbH, www.aronia-original.de/

Aronia Plantage Schwarmstedt, www.aronia-plantage.de/bio-aronia-pflanzen/aronia-anbau/

Bayerische Landesanstalt für Weinbau und Gartenbau, www.lwg.bayern.de/gartenbau/baumschule/086296/index.php

Institut für Lebensmittel- und Bioverfahrenstechnik, www.mri.bund.de/de/institute/lebensmittel-und-bioverfahrenstechnik/forschungsprojekte/bioaktivepflanzenstoffe/aronia/

Verbraucherzentrale (Deutschland), www.verbraucherzentrale.de/wissen/lebensmittel/nahrungsergaenzungsmittel/trendbeere-aronia-7899

Buchweizen – das heimische „Powerfood“

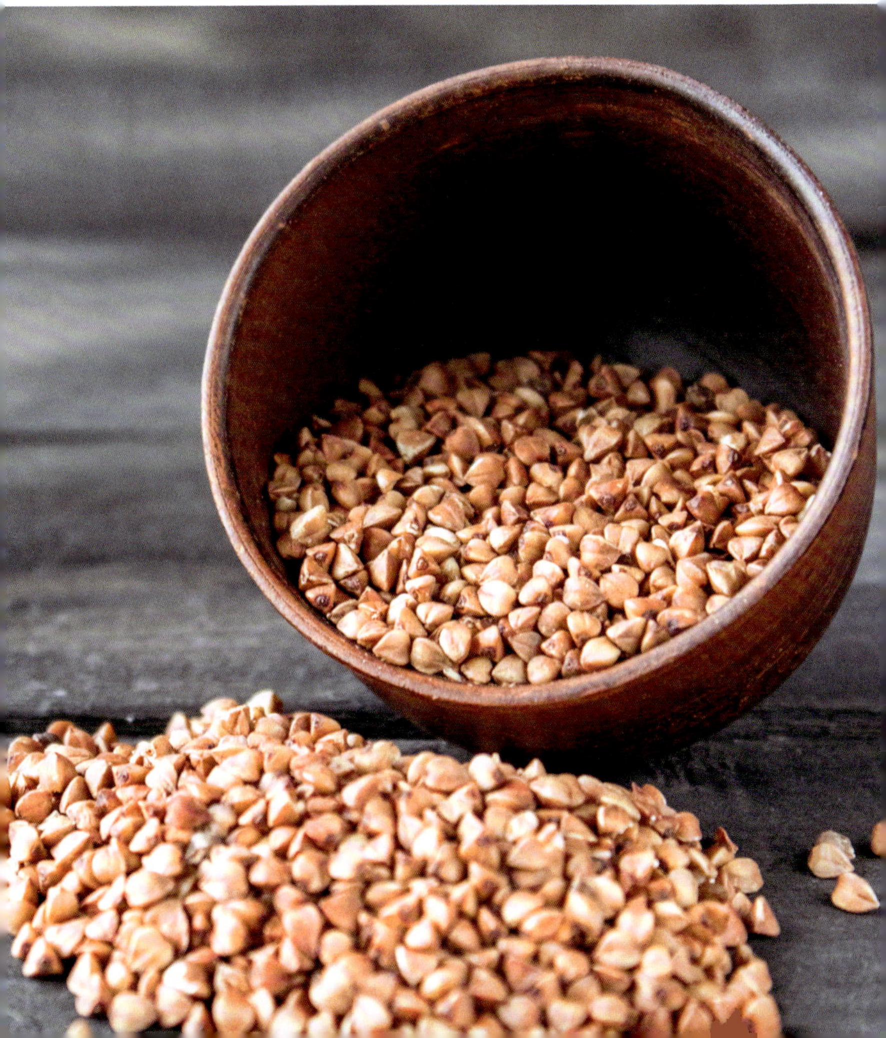

Buchweizen – das klingt nach Öko-Romantik und Landliebe-Kochbuch. Trotz seines deutschen Namens und fehlender Exotik hat das Pseudogetreide aus regionalem Anbau heimlich den Olymp der Superfoods erklommen. Das „glutenfreie Kraftpaket" ist reich an Vitaminen und Mineralien, stellt jedoch kein Wundermittel dar, um die Pfunde purzeln zu lassen.

GUT ZU WISSEN

In den letzten Jahrzehnten entdeckten insbesondere Vegetarier den Buchweizensamen als Proteinquelle. Zusätzlich rückte das Buchweizenkraut als traditionelle Arzneipflanze in den Blickpunkt.

Die Fakten

Von der regionalen Spezialität zum Superfood – das ist eine bemerkenswerte Karriere für eine Nahrungspflanze, die aus ihrer ursprünglichen Heimat in Zentralasien bereits im Mittelalter nach Europa gelangte und den Menschen hier lange Zeit als Grundnahrungsmittel diente. Verdrängt wurde Buchweizen ab dem 18. Jahrhundert vor allem durch den Anbau der nährstoffreicheren Kartoffel. Doch auf den kargen Böden der Lüneburger Heide, einigen Regionen Frankreichs und in Osteuropa überlebte der Buchweizenanbau.

GUT ZU WISSEN

Die globale Buchweizenernte umfasste im Jahr 2019 insgesamt 1,6 Mio. Tonnen. Im Vergleich zu der weltweiten Weizenproduktion von rund 770 Mio. Tonnen ist Buchweizen ein Nischenerzeugnis.

Aus ökologischer Sicht vorteilhaft ist der Kauf von Buchweizen und Buchweizenprodukten aus Deutschland bzw. Europa. Aktuell erlebt der Buchweizen auch in der heimischen Biolandwirtschaft eine Renaissance. Buchweizenfelder sind ideale Bienenweiden und schon deshalb für die Umwelt ein Gewinn.

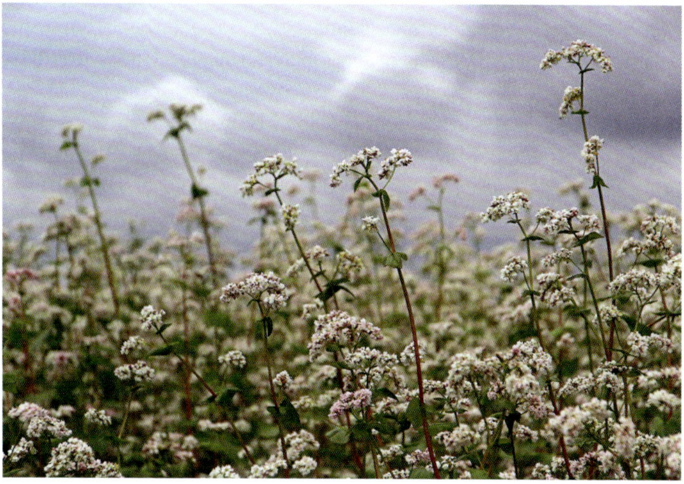

Der echte Buchweizen (*Fagopyrum esculentum*) ist trotz seines Namens kein Getreide, sondern ein einjähriges, aufrecht und schnell wachsendes Kraut aus der Familie der Knöterichgewächse (Polygonaceae) und gilt als Pseudogetreide. Die Stängel werden bis zu 60 cm hoch und tragen herzförmige, weiche Blätter. Die traubigen Blütenstände bestehen aus vielen kleinen weiß-rosafarbenen Blüten, die reichlich Nektar enthalten und von Bienen bestäubt werden. Aus jeder Blüte bildet sich ein dreikantiges Nüsschen als Frucht heraus. Die kleinen Nüsschen erinnern in der Form an Bucheckern und lassen – entsprechend dem traubigen Blütenstand – von der Anordnung her an eine Weizenähre denken. Vom Aussehen abgeleitet entstand der Name „Buchweizen" bzw. „Fagopyrum" (lat. *fagus*, dt. Buche; lat. *pyros*, dt. Weizen).

Gesund – aber kein Wundermittel

In einschlägigen Internetforen werden dem Buchweizen, wie jedem Superfood, gesundheitliche Wirkungen zugeschrieben, wodurch vor allem auf den Verkauf von Nahrungsergänzungsmitteln abgezielt wird. Ernährungswissenschaftlich betrachtet, ist das nahrhafte Buchweizenkorn mit seinem für den Menschen vorteilhaften Proteinmuster gesund und eine Bereicherung des Speiseplans. Doch es ist keinesfalls ein Wundermittel, das den Blutzucker, den Cholesterinspiegel und den Blutdruck senkt, die Gehirnleistung fördert sowie gegen Krampfadern und Hämorrhoiden wirkt, wie es dem Laien in Erfahrungsberichten vermittelt wird. Vor allem eine vermeintliche Wirkung gegen Diabetes wird immer wieder herausgestellt, wofür der Gehalt an Inositol verantwortlich sein soll. Dabei werden in vielen Werbetexten Buchweizenkörner und Buchweizenkraut noch in einen Topf geworfen bzw. in ihren Unterschieden nicht erklärt.

Was steckt drin im Korn?

Das Buchweizennüsschen wird durch eine derbe Schale geschützt, die vor der weiteren Nutzung entfernt werden muss. Sie ist nicht nur unverdaulich, sondern enthält den photodynamisch wirksamen Farbstoff Fagopyrin, der ähnlich wie Hypericin in Johanneskraut zu Hautirritationen führen und die Haut gegen Sonnenlicht empfindlicher machen kann. Die geschälten Buchweizensamen eignen sich sehr gut für den menschlichen Verzehr. 100 g Körner haben einen Energiegehalt von 340 kcal. Sie enthalten circa 70 Prozent Kohlenhydrate in Form von Stärke und circa 13 Prozent Proteine mit einer hohen biologischen Wertigkeit, denn sämtliche für den Menschen

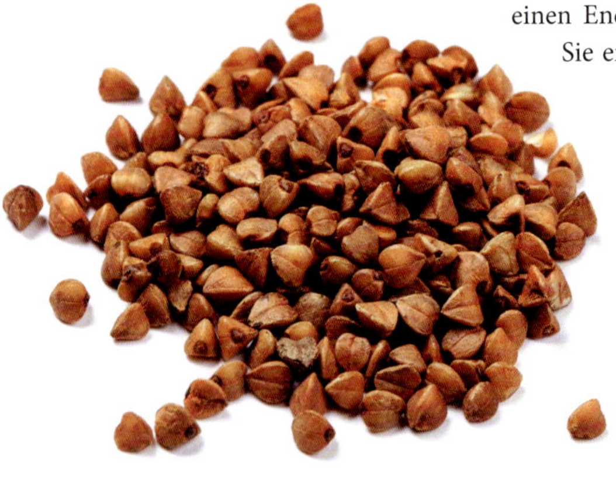

essenzielle Aminosäuren stehen darin bereit. Das Klebereiweiß Gluten ist in Buchweizen nicht enthalten. Der Fettgehalt ist mit circa 3 Prozent sehr gering, Ballaststoffe machen circa 10 Prozent aus. An Mineralstoffen punktet der Buchweizensamen mit Eisen, Zink, Kalium, Calcium, Magnesium und Selen. An Vitaminen vor allem mit denen aus der B-Gruppe, zum Beispiel Folsäure, aber auch die Vitamine A, E und K sind zu finden. Außerdem sind kleine Mengen des Polyphenols Rutin enthalten. Rutin ist ein Farbstoff, den viele Pflanzen zum Schutz vor UV-Strahlung bilden und der hauptsächlich in oberirdischen Pflanzenteilen zu finden ist.

Blickpunkt Buchweizenkraut und Rutin

Entsprechend der Monografie zum „*Fagopyri herba*" im Europäischen Arzneibuch, besteht Buchweizenkraut aus den oberirdischen, ganzen oder zerkleinerten Teilen von *Fagopyrum esculentum*, die während der frühen Blütezeit und vor der Fruchtbildung geerntet und sofort getrocknet wurden. Sie müssen einen bestimmten Mindestgehalt an Rutosid (= Rutin) aufweisen.

Buchweizenkraut-Produkte sind in Form von Tabletten und Tee auf dem Markt. Aus der langen Anwendung in der Volksmedizin und der ärztlichen Erfahrungsheilkunde liegen Hinweise darauf vor, dass eine Wirksamkeit bei der Verbesserung der Mikrozirkulation bei Hämorrhoiden, Schwellungen der Beine, Venenschwäche und Krampfadern gegeben ist. Es gibt dafür aber keine wissenschaftlichen Beweise. Auch die Wirksamkeit des Flavonoids Rutin ist durch klinische Studien nicht belegt.

GUT ZU WISSEN

Buchweizenkraut hat den rechtlichen Status eines traditionellen pflanzlichen Arzneimittels mit dem Anwendungsgebiet „zur Besserung des Befindens bei müden Beinen".

Die Hersteller von Nahrungsergänzungsmitteln vermarkten Rutin aber exakt mit den genannten volksmedizinischen Anwendungsgebieten. In Erfahrungsberichten und Marketing-Stories wird dabei nicht zwischen dem relativ hohen Rutin-Gehalt im Buchweizenkraut und dem eher niedrigen in den Samen unterschieden, die – verborgen in ihrer harten Samenschale – diesen pflanzlichen UV-Schutz auch weniger benötigen.

Blickpunkt Inositol

Im Zusammenhang mit Buchweizenkörnern oder anderen Buchweizenprodukten wird auch immer auf den Gehalt an Inositol (= myo-Inosit) eingegangen. Inositol ist ein Zuckeralkohol, den der menschliche Körper selbst herstellt und dem eine Rolle bei der Übertragung von Botenstoffen im Gehirn, aber auch ganz allgemein bei der Kommunikation der Zellen untereinander, zukommt. Als Strukturelement von Phospholipiden dient Inositol als eine Art Anker für verschiedene Enzyme. Inositol wurde in den vergangenen Jahren unter verschiedenen therapeutischen Aspekten untersucht. So konnte bei einer kleinen Gruppe von Patienten mit Diabetes mellitus durch Einnahme von Inositol eine Verminderung der Insulinresistenz im Vergleich zur Kontrollgruppe gezeigt werden. Auch bei verschiedenen psychischen Erkrankungen wurde die Wirkung der Substanz untersucht. Die vorliegenden Daten rechtfertigen jedoch keine Empfehlung für eine gezielte Supplementierung.

GUT ZU WISSEN

Hersteller von Nahrungsergänzungsmitteln verwandeln gerne jeden noch so kleinen Hinweis in Marketingkampagnen, die unkritische, wundergläubige Verbraucher als Wirksamkeiten interpretieren.

Risotto, Grütze, Mehl – wirklich super

Im Vergleich zu der breiten Palette an Nahrungsergänzungsmitteln, die sich auf Bestandteile aus Buchweizen berufen, sind die geschälten Buchweizenkörner – nicht nur für Vegetarier und Veganer – wirklich ein Superfood. Super nämlich, was den Gehalt an essenziellen Aminosäuren angeht, dazu reich an Ballaststoffen, Vitaminen und Mineralien. Die komplexen Kohlenhydrate und der hohe Proteingehalt sorgen für ein super Sättigungsgefühl. Wer auf Gluten verzichten will oder muss, kann bedenkenlos zu Buchweizen greifen. Auch wenn Buchweizenmehl zum Backen mit glutenhaltigem Mehl gemischt werden muss. Etwa beim Backen dünner Fladen liefert es beste Ergebnisse, wie die vor allem in Frankreich so beliebten Galettes oder die russischen Blinis beweisen. Geschrotet schmecken die Buchweizenkörner als Grütze, herzhaft oder süß. Die ganzen, geschälten Samen lassen sich wie Reis oder Risotto zubereiten und sind fein-nussig im Geschmack.

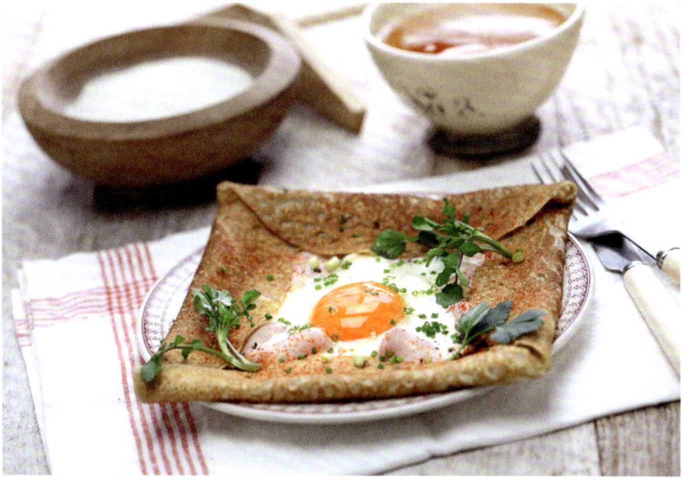

Perfekt für Zöliakie-Patienten: Buchweizen(-mehl) ist von Natur aus glutenfrei und leicht nussig im Geschmack. Daher eignet es sich hervorragend zum Backen von Waffeln oder Fladen.

Abnehmen mit Buchweizen?

Auf einigen Internetportalen wird Buchweizen als „Abnehm-Glück" oder „Russische Diät" dargestellt – „Abnehmen ohne Verzicht" heißt es weiter. Begründet wird der diätetische Einsatz zur Gewichtsreduktion durch den sättigenden Eiweißanteil, durch die ebenfalls gut sättigenden komplexen Kohlenhydrate und den nur gering ansteigenden Insulinspiegel, der zugleich noch durch Inositol unter Kontrolle gehalten werden soll. Außerdem werde ganz allgemein der Hormonhaushalt positiv durch Buchweizen beeinflusst. Mit Sicherheit ist Buchweizen ein qualitativ hochwertiges Lebensmittel, das im Rahmen eines Ernährungskonzepts auch bei der Gewichtskontrolle helfen kann. Garantiert ist es jedoch kein Wundermittel, das allein für sich die Pfunde purzeln lässt.

Achtung, Verunreinigungen!

Das Bundesinstitut für Risikobewertung (BfR) hat vor einigen Jahren Hinweise darauf gefunden, dass Buchweizen mit Samen des Stechapfels verunreinigt sein kann, was zu einer Kontamination von Buchweizenprodukten mit Tropanalkaloiden führen kann. Gesundheitliche Beeinträchtigungen werden als möglich erachtet. Deshalb wird empfohlen, dass bei Buchweizen – genauso wie bei den Pseudogetreiden Quinoa und Amaranth (▸Kap. Quinoa und Amaranth – glutenfreie „Wunderkörner") – grundsätzlich nur Produkte verwendet werden, deren Qualität und Reinheit ausreichend belegt und die nachweislich frei von Gerbstoffen, Saponinen und/oder Fagopyrin sind. Das gilt vor allem für die Ernährung von Säuglingen und Kleinkindern.

Buchweizen ist wie jeder andere Samen auch potenziell allergen. Er gehört aber nicht zu den kennzeichnungspflichtigen Allergenen.

AUF EINEN BLICK

- Buchweizensamen sind aus ernährungswissenschaftlicher Sicht ein wertvolles Nahrungsmittel, mit einem für die menschliche Ernährung hervorragenden Proteinmuster, Ballaststoffen, Mineralien und Vitaminen. Sie enthalten kein Gluten. Im Rahmen eines vollwertigen Ernährungskonzepts eignet sich der Einsatz von Buchweizenprodukten aufgrund ihrer guten Sättigung auch zur Gewichtskontrolle.
- Buchweizen ist als heimische bzw. in Europa angebaute Nahrungspflanze aus ökologischer Sicht sinnvoll. Buchweizenfelder ernähren nützliche Insekten, vor allem Bienen, und leisten damit einen Beitrag zum Umweltschutz.
- Buchweizenkraut gilt als traditionelles pflanzliches Arzneimittel, das zur Besserung des Befindens bei müden Beinen eingesetzt werden kann.
- Das Flavonoid Rutin ist in sehr kleinen Mengen im Buchweizensamen bzw. Keimlingen enthalten, in größerer Menge in den Blättern und Blüten des Buchweizenkrauts. In der ärztlichen Erfahrungsheilkunde und Volksmedizin gibt es Hinweise auf eine Wirksamkeit bei der Verbesserung der Mikrozirkulation bei Hämorrhoiden, Schwellungen der Beine, Venenschwäche und Krampfadern. Es gibt jedoch keine klinischen Studien, welche die Wirksamkeit wissenschaftlich belegen.
- Für den Zuckeralkohol Inositol, der in Buchweizensamen enthalten ist, konnte bei einer kleinen Gruppe von Patienten mit Diabetes mellitus eine Verminderung der Insulinresistenz im Vergleich zur Kontrollgruppe gezeigt werden. Auch bei verschiedenen psychischen Erkrankungen wurde die Wirkung der Substanz untersucht. Die vorliegenden Daten rechtfertigen jedoch keine Empfehlung für eine gezielte Supplementierung.

- Nahrungsergänzungsmittel mit Inhaltsstoffen aus Buchweizen oder aus gemahlenen Buchweizenkeimlingen sollten hinsichtlich ihrer Zusammensetzung und der verarbeiteten Ausgangsstoffe kritisch hinterfragt werden.

Internetquellen

Bundeszentrum für Ernährung, www.bzfe.de/lebensmittel/trendlebensmittel/pseudogetreide/

Cochrane, www.cochrane.org/de/CD012048/PREG_ist-das-einnehmen-von-nahrungserganzungen-mit-myo-inositol-eine-wirksame-behandlung-bei-frauen-die

Deutsche Apotheker Zeitung (DAZ.online), www.deutsche-apotheker-zeitung.de/daz-az/2017/daz-22-2017/nichts-versacken-lassen

Deutsche Gesellschaft für Ernährung e.V., www.dge.de/wissenschaft/weitere-publikationen/fachinformationen/amaranth-quinoa-buchweizen-kinderernaehrung/

DocCheck Community GmbH, https://flexikon.doccheck.com/de/Inosit

Ökolandbau.de; www.oekolandbau.de/bio-im-alltag/einkaufen-und-kochen/produktinfos/lebensmittel/koerner-und-backwaren/buchweizen/
www.cochrane.org

Camu-Camu und Acerola – die „Vitamin-C-Bomben“

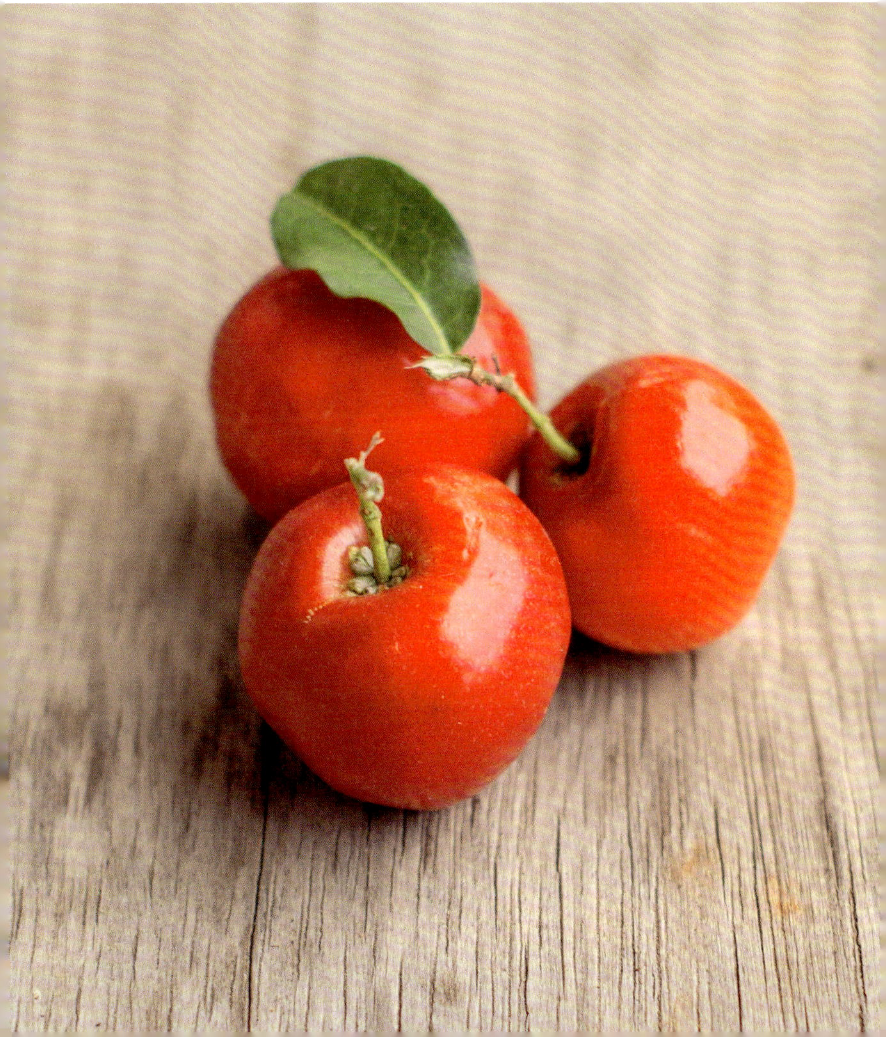

Der Superfoods-Hype produziert Preise, über die man nur staunen kann: Fast 400 Euro verlangt ein Internet-Shop für ein Kilo Camu-Camu-Pulver in Bio-Qualität, rund 150 Euro für ein Kilo Bio-Acerola-Pulver. Die preisgünstigeren Sorten ab 85 Euro pro Kilo erscheinen da schon wie ein Schnäppchen. Doch was steckt hinter den Kaufversprechen?

GUT ZU WISSEN

2 g Vitamin C sollen in 100 g Camu-Camu-Fruchtfleisch enthalten sein. Das ist das Vierzigfache an Vitamin C einer Orange. Acerola punktet mit immerhin 1 bis 2,5 g Vitamin C pro 100 g Presssaft.

Das geheimnisvolle Wissen rund um Camu-Camu entspringt angeblich der heilkundlichen Schatzkiste indigener Völker, die im südamerikanischen Regenwald zu Hause sind. Demnach sollen die Früchte der Camu-Camu-Pflanze gesunden Menschen jede Menge Power geben, Krankheiten und Entzündungen vorbeugen, das Immunsystem stärken, selbstverständlich auch Krebs abwehren und den Alterungsprozess verzögern. Weiterhin sollen sie das Bindegewebe straffen, die Haut festigen, Erkältungsviren und Bakterien aller Art in Schach halten, Kopfschmerzen oder gar Migräne verhindern, Herz-Kreislauf-Erkrankungen unterbinden, indem sie den Blutdruck senken und die Blutgerinnung günstig beeinflussen. Die Amazonas-Völker nutzen Camu-Camu auch als Aphrodisiakum. Betont wird darüber hinaus die antidepressive Wirkung.

Der Bevölkerung westlicher Industrienationen muss die Wunderbeere zusätzlich noch beim Abnehmen helfen, sonst wäre der Kaufanreiz nicht perfekt. Angeblich haben mit Camu-Camu gefütterte Mäuse nämlich bei reichlichem Futterangebot weniger zugenommen als ihre Artgenossen aus der „Placebogruppe". Geballtes Vitamin C, Eisen und vor allem Bioflavonoide mit höchstem antioxidativen Potenzial sind die Inhaltsstoffe, auf die die propagierten Wirkungen zurückgeführt werden.

Acerola verspricht in erster Linie die Vorbeugung von Erkältungen. Darüber hinaus soll der Verzehr der Acerola-Kirsche verjüngen und alle Organe schützen.

Die Fakten

Camu-Camu gehört zur Familie der Myrtengewächse. Der immergrüne Strauch oder 3 bis 8 Meter hohe Baum ist in der Amazonasregion beheimatet. Aus den duftenden, gelblich-weißen Blüten entwickeln sich glatte, fleischige, rundliche Beeren von rötlicher bis schwärzlicher Farbe. Sie können 2 bis 5 cm groß werden. Das weiche, sehr saure Fruchtfleisch ist hellrosa. Die bitter-schmeckende Beere enthält bis zu vier nierenförmige braune Samen.

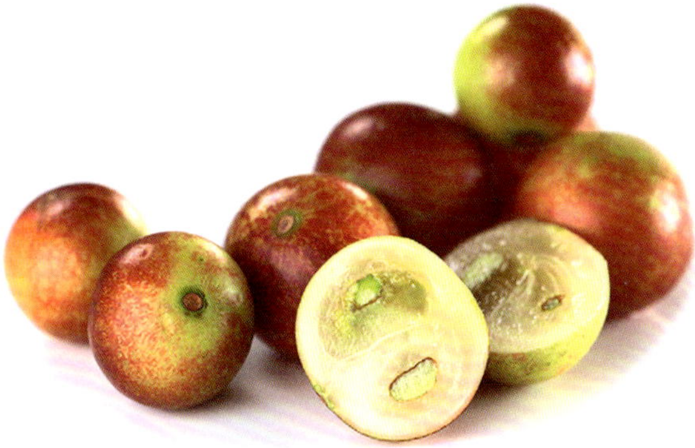

Acerola-Kirschen wachsen an Sträuchern und Bäumen, die zur Familie der Malpighiengewächse zählen. Sie sind in Mittel- und Südamerika zu Hause. Die fast kugeligen, roten und dünnschaligen Steinfrüchte sind ein bis zweieinhalb Zentimeter groß, meist glatt und kahl. Sie enthalten einen harten Samen.

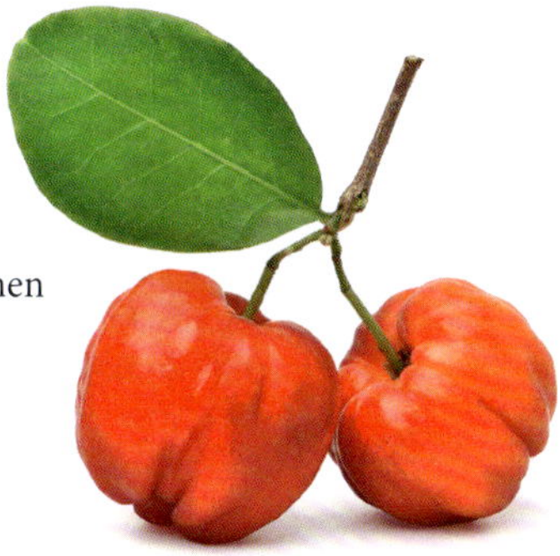

Kein „frischer" Import möglich

Weder Camu-Camu-Beeren noch Acerola-Kirschen sind in Europa frisch erhältlich. Sie würden die lange Transportzeit von Südamerika nicht überstehen. Daher werden die Früchte nach der Ernte für den Export in speziellen Gefriertrocknungsverfahren zu Pulver verarbeitet. In Deutschland sind Camu-Camu und Acerola als Nahrungsergänzungsmittel in geschmacksneutralen Kapseln im Handel oder als Pulver, das in Joghurt, Müslis und Smoothies eingerührt werden soll, erhältlich. Es gibt auch Kapseln, die beide Vitamin-C-„Bomben" kombiniert enthalten. Acerola wird gerne zur Vitaminanreicherung oder zur Verstärkung des Eigenaromas anderer Fruchtsäfte verwendet. Als exotische Note findet man Acerola in Fruchteis, Konfitüren und anderen Süßigkeiten wie etwa Kaubonbons.

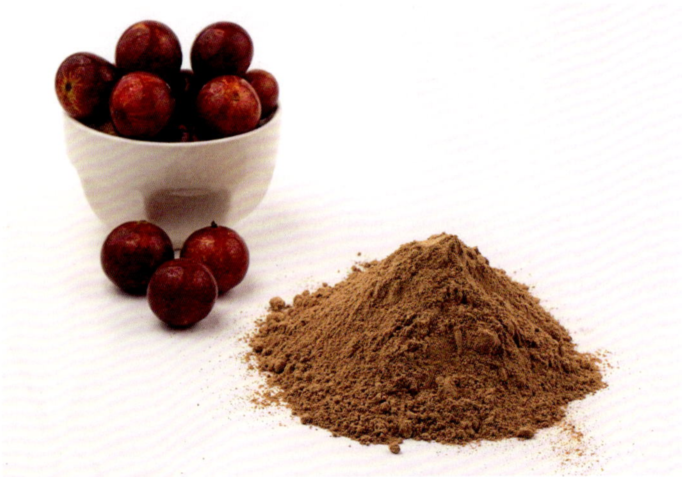

In Deutschland sind Camu-Camu und Acerola als Nahrungsergänzungsmittel in geschmacksneutralen Kapseln oder auch als Pulver erhältlich.

Was ist drin?

2 g Vitamin C sollen in 100 g Camu-Camu-Fruchtfleisch enthalten sein. Das ist das Vierzigfache an Vitamin C, das Orangen zu bieten haben. Außerdem werben die Hersteller entsprechender Nahrungsergänzungsmittel mit dem Gehalt an Vitaminen B_1, B_2 und B_3, Eisen, Zink, Calcium, Kalium und reichlich Bioflavonoiden. Manche Produkte werden damit angepriesen, dass sie gemahlene Fruchtsamen mit zusätzlichen Polyphenolen und Betulinsäure enthalten, für die man im Internet wiederum Hinweise auf eine krebshemmende Wirkung findet. Wissenschaftliche Belege gibt es dafür nicht.

Um der Camu-Camu-Werbung einen seriösen Anstrich zu geben, werden auf Gesundheitsportalen zum Beispiel die Deutsche Gesellschaft für Ernährung e. V. (DGE) und deren Empfehlung zitiert, dass Erwachsene täglich 100 mg Vitamin C verzehren sollen. Ein Teelöffel Camu-Camu-Pulver würde ausreichen, um den Tagesbedarf an Vitamin C zu decken, heißt es dann, was suggerieren könnte, dieser Tipp komme von der DGE.

Acerola punktet mit 1000 bis 2500 mg Vitamin C pro 100 g Presssaft und ebenfalls Bioflavonoiden.

Bioflavonoide – ja, aber …

Sekundäre Pflanzenstoffe finden sich in Gemüse, Obst, Kartoffeln, Nüssen und Getreide und sind damit Bestandteile der täglichen Ernährung. Sie beeinflussen den menschlichen Stoffwechsel und es werden ihnen verschiedene gesundheitsfördernde Wirkungen zugeschrieben. Viele wissenschaftliche Studien beschäftigen sich mit sekundären Pflanzenstoffen und versuchen, deren präventives Potenzial zu bewerten. Immer wieder gibt es neue Erkenntnisse, die in der Fachliteratur veröffentlicht werden und in der Wissenschaft Anerkennung finden. Meistens handelt es sich jedoch um Tier- oder In-vitro-Versuche. Doch es gibt durchaus epidemiologische Studien am Menschen, die dazu geführt haben, dass Flavonoide heute mit einem verringerten Risiko für Herz-Kreislauf-Erkrankungen und bestimmte Krebserkrankungen assoziiert werden. Dennoch lassen sich aus keiner seriösen wissenschaftlichen Studie Empfehlungen für die Zufuhr einzelner oder gar isolierter sekundärer Pflanzenstoffe ableiten. Vielmehr wird die Ansicht vertreten, dass für eine potenzielle Wirkung die Einnahme von verschiedenen Pflanzenstoffen im Verbund eines Lebensmittels notwendig ist. Deshalb empfiehlt die Deutsche Gesellschaft für Ernährung e. V. (DGE) ganz allgemein einen hohen Verzehr an Gemüse und Obst einschließlich Hülsenfrüchten und Nüssen sowie Vollkornprodukten, um eine optimale Versorgung mit sekundären Pflanzenstoffen in ihrer ganzen Vielfalt sicherzustellen.

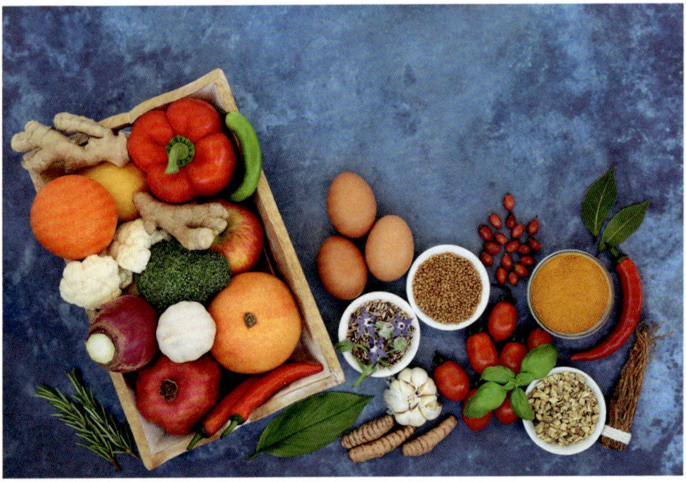

Vitamin C aus exotischen Früchten?

Brauchen Menschen zusätzliches Vitamin C aus exotischen Früchten, deren Konzentrat um die halbe Welt geflogen wird und für deren Anbau im Regenwald Flächen gerodet und Ökosysteme noch mehr aus dem Gleichgewicht gebracht werden müssen? Diese Frage kann man sich im Zusammenhang mit Camu-Camu und Acerola stellen. Die Antwort ist einfach: Nein. Eine ausreichende Vitamin-C-Zufuhr lässt sich problemlos mit heimischen bzw. europäischen Früchten erreichen. Vor allem lässt sich auf diese Weise reichlich Geld sparen. Gesunde Ernährung muss nicht teuer sein, auch wenn das häufig vermutet wird. Wer sich die geschmackliche Vielfalt allerdings etwas kosten lassen möchte, darf bei Camu-Camu und Acerola zugreifen, ohne Gefahren für seine Gesundheit zu befürchten. Als Verbraucher sollte man sich allerdings von den romantischen Vorstellungen lösen, dass die Amazonas-Früchte aus „Wildwuchs“ stammen, von indigenen Völkern per Hand liebevoll aus dem Gebüsch gesammelt und ausgelesen werden oder man mit seinem Einkauf einen sozialen Beitrag für die einkommensschwachen Gebiete des Regenwaldes leistet. Auch wenn manche Hersteller das auf ihren Internetseiten so darstellen, dürfen Zweifel angebracht sein.

AUF EINEN BLICK

- Camu-Camu-Beeren und Acerola-Kirschen gehören zu den Vitamin-C-reichsten Früchten der Welt.
- Sie werden nach der Ernte in Süd- oder Mittelamerika für den Export zu Konzentraten und Pulvern verarbeitet.
- Der Vitamin-C-Bedarf lässt sich problemlos mit in Europa heimischen Früchten decken. Wer seine Ernährung trotzdem mit Camu-Camu und Acerola bereichern möchte, muss keine gesundheitlichen Gefahren befürchten.

Internetquellen

EDEKA ZENTRALE Stiftung & Co. KG, www.edeka.de/ernaehrung/bewusste-ernaehrung/camu-camu.jsp

Eva-Marbach-Verlag, Heilkräuter-Lexikon, https://heilkraeuter.de/lexikon/camu-camu.htm

Luitpold-Apotheke, www.medikamente-per-klick.de/apotheke/ernaehrungslexikon/camu-camu/

Pascoe pharmazeutische Präparate GmbH, www.pascoe.de/wirkstoffe/inhaltsstoffe/acerola.html

Verbraucherzentrale (Deutschland), www.verbraucherzentrale.de/wissen/lebensmittel/nahrungsergaenzungsmittel/sind-gemuese-und-obstextrakte-wirklich-so-gesund-13388

WALA Heilmittel GmbH, www.drhauschka.de/heilpflanzenlexikon/acerola/

Chia-Samen – nur fette Vorteile?

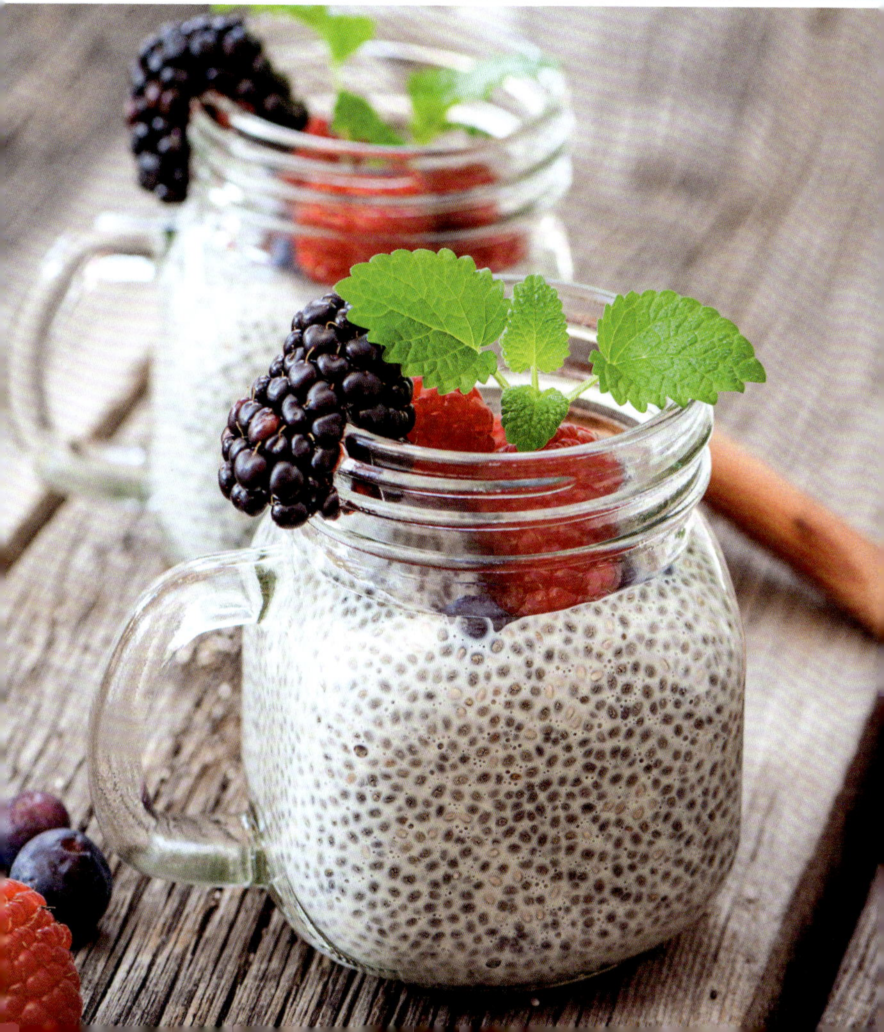

„Wunderwaffe", „Gesundheitsallrounder" oder „Nährstoffwunder" – mit diesen Bezeichnungen werden Chia-Samen oft beworben. Werbung mit Gesundheitsversprechen ist zwar nicht erlaubt, dennoch wimmelt es an Erfahrungsberichten über die schier unglaubliche Wirksamkeit von Chia.

Die Samen tragen nicht nur das verkaufsträchtige Label „Superfood". Sie haben innerhalb der EU auch einen rechtlichen Status, denn sie sind, wie bereits eingangs erwähnt, unter bestimmten Auflagen als „Novel Food" bzw. „Neuartiges Lebensmittel" zugelassen.

Mit ihrem hohen Anteil an Omega-3-Fettsäuren können sie auch tatsächlich einen Beitrag zu einer ausgewogenen Ernährung und damit zur Energiezufuhr und einer langfristigen Gesundheit leisten. Doch so gesund die Inhaltsstoffe auch sein mögen, sollten vor allem ökologisch orientierte Verbraucher die Verwendung von Chia-Samen genau überdenken.

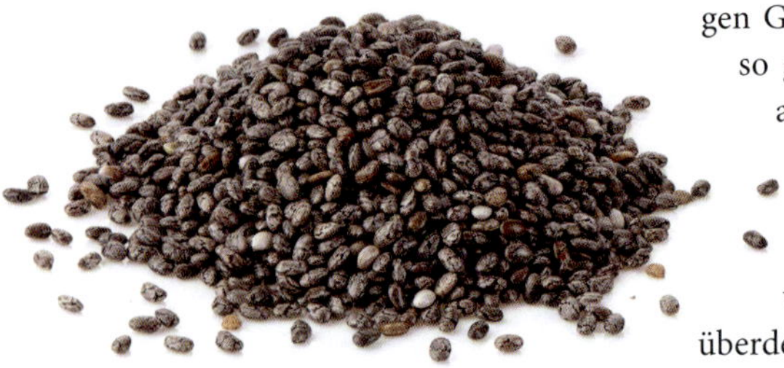

GUT ZU WISSEN

In der veganen Ernährung dient Chia als Ersatz für Eiklar und Formgeber von Speisen.

Die Fakten

Chia-Samen stammen vom Mexikanischen Salbei, *Salvia hispanica* LINNÉ, einer krautigen, einjährigen Sommerpflanze aus der Lippenblütler-Familie. Bereits zu Zeiten der Maya waren Chia-Samen ein Grundnahrungsmittel und wurden als „Heilmittel", das Energie, Ausdauer und Kraft versprach, verwendet.

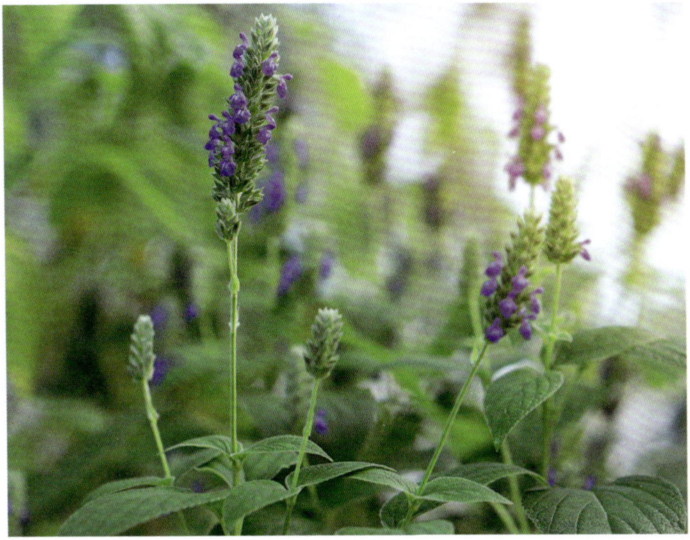

Das Pseudogetreide wird traditionell in vielen Ländern Lateinamerikas angebaut. Bei den mittelamerikanischen Ureinwohnern waren die ca. 2 mm kleinen, geschmacklich neutralen Samenkörner der Chia-Pflanze jahrhundertelang ein beliebter „Sattmacher", der sich roh und getrocknet verzehren ließ. Die Spanier brachten Chia im 15. Jahrhundert nach Europa, wo es sich gegenüber anderen Nahrungspflanzen jedoch nicht behaupten konnte. Als dann vor gut zwei Jahrzehnten in den USA der große Chia-Boom einsetzte, bekam die Pflanze in Europa ihre zweite Chance: Die Europäische Behörde für Lebensmittelsicherheit (EFSA) betrachtete die Chia-Pflanze mit amtstypischen Argusaugen und erteilte ihr ab 2009 stufenweise verschiedene Zulassungen, die den Verkauf in der EU erlaubten und das Importgeschäft vorantrieben.

Müslimischung, Öl und Nahrungsergänzung

Seit 2009 dürfen zum Beispiel Backwaren und Müslimischungen hierzulande Chia-Samen als „neuartige Lebensmittelzutat" enthalten – inzwischen in einem Anteil von bis zu zehn Prozent. Seit 2013 dürfen auch ganze Chia-Samen als verpacktes Lebensmittel in den Handel gebracht werden.

Chia-Samen und Chia-Öl sind in der EU als Bestandteil von Ölen und Fetten in einer Menge bis zu zehn Prozent und in Nahrungsergänzungsmitteln mit einer Tageshöchstdosierung von 2 g zugelassen.

Heute werden Chia-Samen nicht nur in Mittel- und Südamerika angebaut und nach Europa exportiert, sondern sie kommen auch aus Südostasien und zunehmend aus Afrika, wo zwei Ernten pro Jahr möglich sind.

GUT ZU WISSEN

Als verpacktes Lebensmittel müssen Chia-Samen einen Hinweis enthalten, dass eine tägliche Aufnahme von 15 g nicht überschritten werden darf. Begründet wird die Limitierung mit fehlenden Langzeituntersuchungen in Europa. In den USA sind die Behörden großzügiger: Sie halten einen Chia-Verzehr von 48 g pro Tag für ungefährlich.

Für Sportler und Azteken

Am Anfang waren es Sportler, die Chia als magischen Energiespender für sich entdeckten. Im Jahr 1997 gewann ein Nordmexikaner vom indigenen Stamm der Tarahumara einen 100-Meilen-Lauf in den USA – offenbar dank Chia. Ein amerikanischer Autor rührte mit einem Buch die Werbetrommel für die bereits bei den Azteken beliebte, dann aber in Vergessenheit geratene Nahrungspflanze und löste einen nachhaltigen Chia-Boom aus. Durch ihr starkes Quellvermögen gelten Chia-Samen als „Geheimwaffe" beim Abnehmen. Ihr Gehalt an wertvollen, ungesättigten Fettsäuren soll den Blutdruck senken, den Lipidstoffwechsel normalisieren, für ein gesundes Herz-Kreislauf-System sorgen und Diabetes vorbeugen. Versprochen werden auch gesunde Haut und schöne Haare sowie eine erhöhte Leistungsfähigkeit im Sport durch starke Muskeln und Knochen.

Was steckt wirklich drin?

Das Wort „Chia“ soll sich vom aztekischen Begriff für „fettig“ ableiten. Chia-Samen bestehen zu fast einem Drittel aus Fett, was auch die hohe Kalorienzahl von 580 kcal pro 100 g erklärt. Vorteilhaft ist der hohe Anteil an Alpha-Linolensäure, einer für die menschliche Ernährung essenziellen Omega-3-Fettsäure. Kohlenhydrate sind zu 40 Prozent enthalten, drei Viertel davon sind Ballaststoffe, die eine hohe Quellfähigkeit aufweisen und das Zwölffache ihres Eigengewichts an Flüssigkeit aufnehmen können. Proteine machen rund 17 Prozent der Zusammensetzung aus, darunter befinden sich vier essenzielle Aminosäuren: Isoleucin, Lysin, Methionin, Phenylalanin. Im Bereich der Mikronährstoffe punkten Chia-Samen mit 631 mg Calcium, 335 mg Magnesium, 7,7 mg Eisen und 4,6 mg Zink auf 100 g. Nennenswert ist auch der Gehalt an Vitamin A sowie den B-Vitaminen Niacin, Thiamin, Riboflavin und Folsäure (Angaben aus der US-Nahrungsmitteldatenbank). Wer jetzt ausrechnet, wie viele Mikronährstoffe sich damit im Alltag zuführen lassen, sollte dabei nicht die Tageshöchstdosis aus dem Blick verlieren: 15 g Chia-Samen würden also 95 mg Calcium liefern oder 1,15 mg Eisen.

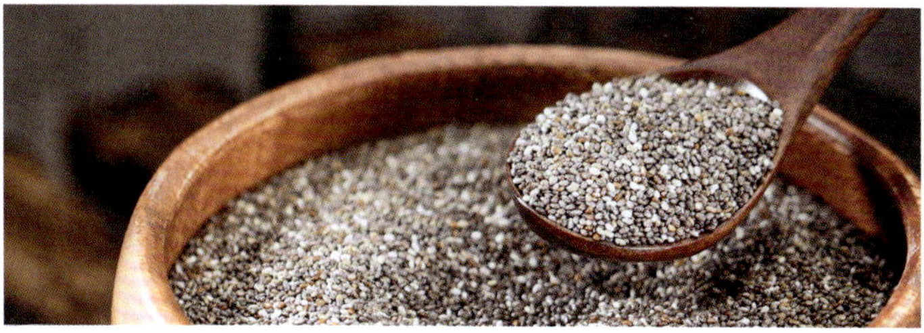

Inhaltsstoffe von Chia- und Leinsamen im Vergleich

Inhaltsstoffe (Gehalt je 100 g laut Produktinformation)	Chia-Samen	Leinsamen
Fett	33 g	31 g
davon mehrfach ungesättigte Fettsäuren	23 g	21 g
Ballaststoffe	40 g	39 g

Quelle (Verbraucherzentrale Hamburg): www.vzhh.de/sites/default/files/medien/136/dokumente/20-06_vzhh_Flyer_Superfoods_Web_S.pdf

Hoher Ballast

In verkaufsfördernden Artikeln und Erfahrungsberichten wird hauptsächlich auf die Vorteile des Ballaststoffgehalts sowie den hohen Anteil an wertvollen ungesättigten Omega-3-Fettsäuren in Chia-Samen hingewiesen.

Ballaststoffe fördern das Sättigungsgefühl und wirken günstig auf Verdauung und Darmflora. Für Diabetiker vorteilhaft ist, dass sich durch ballaststoffreiche Mahlzeiten Blutzuckerspitzen in Schach halten lassen. Auch der Cholesterinspiegel kann positiv beeinflusst werden: Wasserlösliche Ballaststoffe binden im Dünndarm freie Gallensäuren, die mit dem Stuhl ausgeschieden werden. Für die Neusynthese von Gallensäuren in der Leber greift der Körper auf seine Cholesterin-Vorräte zurück, wodurch der Gesamtcholesterinspiegel sinkt.

Diese Vorteile, die nicht speziell auf Chia, sondern auf Ballaststoffe generell zurückzuführen sind, werden im blumigen Chia-Marketing mit Vokabeln wie „Wunderwaffe", „Gesundheitsallrounder" oder „Nährstoffwunder" hochgepuscht. Auch wenn gesundheitsbezogene Aussagen in der Werbung verboten sind, ausdrücklich erlaubt ist es, mit dem hohen Ballaststoff-Gehalt (34 g pro 100 g) von Chia-Samen zu werben. Dabei muss auf der Verpackung jedoch der Hinweis stehen, dass die tägliche Verzehrmenge auf 15 g begrenzt ist. Die Deutsche Gesellschaft für Ernährung e. V. (DGE) empfiehlt eine tägliche Zufuhr von 30 g Ballaststoffen. Mit Hilfe von 15 g Chia-Samen werden nur 17 Prozent dieser Menge abgedeckt.

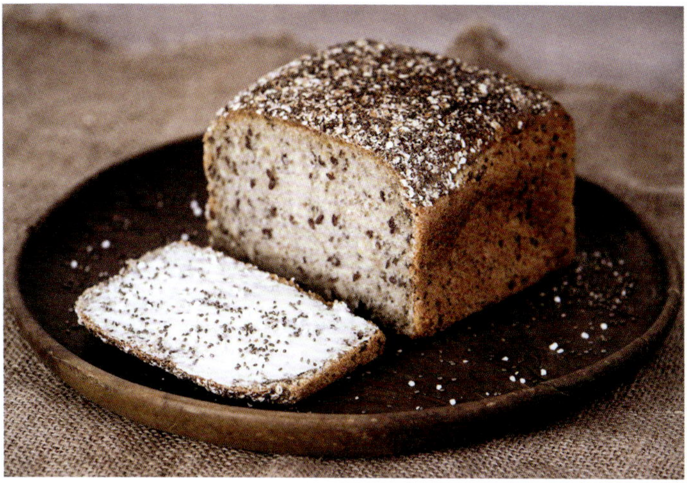

Vorsicht bei Reizdarm!

Es gibt im Internet aber nicht nur Jubelberichte, sondern auch Warnungen: Empfindliche Därme können auf das reichliche Ballaststoff-Angebot in Chia-Samen mit schmerzhaften Blähungen reagieren. In diesem Fall wird ein langsames Eingewöhnen mit allmählicher Dosissteigerung empfohlen.

Ein Extra-Warnhinweis ergeht an Reizdarm-Patienten: Bereits geringe Mengen der in Chia-Samen enthaltenen Saponine sowie Lektine können die Darmwand reizen. Wer zu Darmerkrankungen neigt oder gar vom Reizdarmsyndrom betroffen ist, sollte daher vorsichtig sein. Auf alle Fälle sind die Samen vor dem Verzehr einzuweichen, das macht sie verträglicher.

Fette Versprechen

Omega-3-Fettsäuren stehen seit vielen Jahren im Blickpunkt und gleichzeitig auch auf dem Prüfstand der Ernährungswissenschaft. Ihre in wohldosierter Menge positiven Wirkungen im Körper haben dazu geführt,

Chiasamen und Ballaststoffe

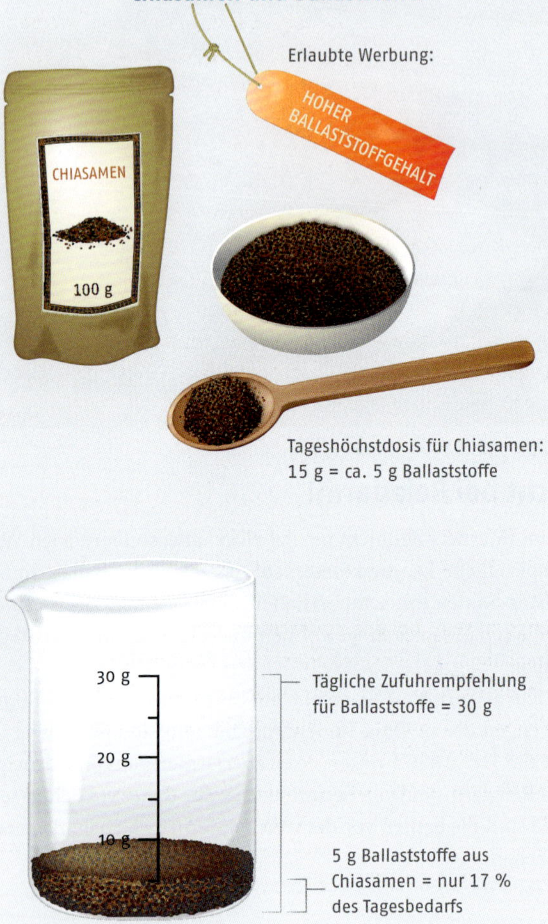
Erlaubte Werbung:
HOHER BALLASTSTOFFGEHALT
CHIASAMEN
100 g
Tageshöchstdosis für Chiasamen:
15 g = ca. 5 g Ballaststoffe
30 g
20 g
10 g
Tägliche Zufuhrempfehlung
für Ballaststoffe = 30 g
5 g Ballaststoffe aus
Chiasamen = nur 17 %
des Tagesbedarfs

dass verstärkt Nahrungsergänzungsmittel auf den Markt kamen, deren einst fette Versprechen für die Gesundheit zunehmend kritisch gesehen werden. Denn es kommt nicht auf die Menge der zugeführten Omega-3-Fettsäuren an, sondern insgesamt auf eine fein austarierte Balance von Fettsäuren im Körper. Wichtig ist vor allem ein ausgewogenes Verhältnis zwischen den aufgenommenen Omega-3- und Omega-6-Fettsäuren. Das ist leider in den meisten Fällen dadurch gestört, da unsere Alltagsnahrung unverhältnismäßig viele Omega-6-Fettsäuren enthält.

Im Idealfall können Omega-3-Fettsäuren die Fließeigenschaften des Blutes verbessern, die Blutgerinnung hemmen, den Blutdruck senken, entzündungshemmend wirken und den Triglycerid-Stoffwechsel positiv beeinflussen. Alle diese Wirkungen nehmen Chia-Samen in lautstarken Marketing-Artikeln für sich in Anspruch. Im Zusammenhang mit dem Verzehr von Chia-Samen ist jedoch keine davon wissenschaftlich belegt.

Chia-Vielfalt in der Küche

Es gibt weiße und schwarze Chia-Samen, die sich nur durch die Farbe unterscheiden. Im Handel angeboten werden ganze Samen, Müslis, Brotbackmischungen mit Chia, Müsliriegel, ja sogar Hundekekse mit Chia. Vegetarier und Veganer scheinen eine beliebte Zielgruppe des Chia-Marketings zu sein. Bei der Zubereitung veganer Speisen kann der sich bildende Schleim aus eingeweichten Chia-Samen das beim Kochen und Backen stabilisierend wirkende Eiklar ersetzen. Säfte, Smoothies und Suppen lassen sich durch gequollene Chia-Samen andicken, bis hin zur Herstellung fester Puddinge.

Wer Chia „pur" essen will, sollte unbedingt an eine reichliche Flüssigkeitszufuhr denken oder vorzugsweise bereits geschrotete Samen vorher einweichen, ähnlich wie bei Leinsamen. Ohne ausreichende Flüssigkeitszufuhr kann es zu bedrohlichen Verstopfungen kommen.

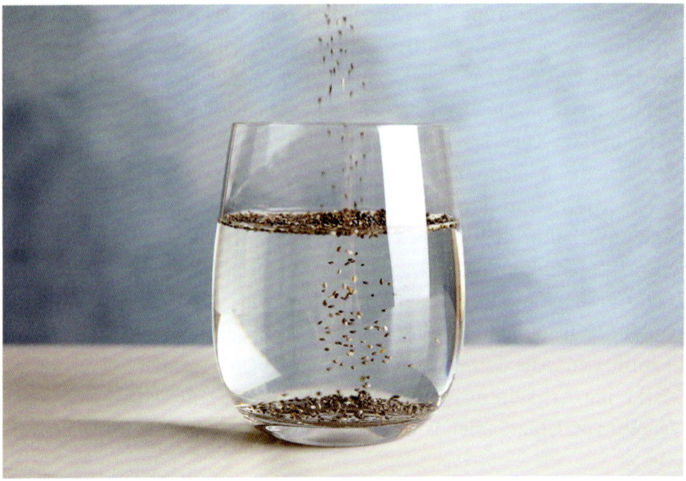

Wer Chia-Samen zu sich nimmt, sollte auf eine ausreichende Zufuhr von Flüssigkeit achten. Dadurch quellen die Samen auf und sind besser verdaulich.

GUT ZU WISSEN

Man kann Chia-Samenkörner auch keimen lassen und nach wenigen Tagen die grünen Sprossen ernten. Sie schmecken würzig auf Butterbrot oder Salat.

Richtige Zubereitung

Die Deutsche Gesellschaft für Ernährung e. V. (DGE) rät zur Aufnahme von 0,5 Prozent Omega-3-Fettsäuren bezogen auf die tägliche Kalorienzufuhr. Das entspricht bei einem Erwachsenen mit einem Bedarf von 2400 kcal etwa 1,3 g Alpha-Linolensäure, das beispielsweise in einem Esslöffel Rapsöl enthalten ist. Nahrungsergänzungsmittel sind laut DGE nicht erforderlich, um den Bedarf an Omega-3-Fettsäuren zu decken.

Was Chia-Samen betrifft, so kann die darin enthaltene Alpha-Linolensäure nur dann vom Körper verwertet werden, wenn der Samen geschrotet ist – vergleichbar dem Leinsamen. Chia-Öl, dessen Tagesmenge auf 2 g beschränkt ist, enthält zu zwei Dritteln Alpha-Linolensäure und damit ungefähr genauso viel wie der Esslöffel Rapsöl.

Achtung, Neben- und Wechselwirkungen!

Bereits beschrieben wurde die Reizwirkung der Ballaststoffe auf einen empfindlichen Darm. Es gibt zudem erste Hinweise auf Allergien durch Chia-Samen. Wer auf Lippenblütlerpflanzen wie Minze, Thymian, Rosmarin, Salbei oder auch auf Senf allergisch reagiert, sollte sich vor Chia in Acht nehmen.

Außerdem lassen sich Wechselwirkungen mit blutverdünnenden Arzneimitteln nicht ausschließen. Die Verbraucherzentrale empfiehlt, vor der Verwendung von Chia-Kapseln mit dem Arzt oder Apotheker zu sprechen.

Sonstige Bedenken?

Wer Chia-Samen als „natürliche“ Quelle für wertvolle Nährstoffe betrachtet, sollte sich folgendes fragen: Was ist heutzutage schon naturbelassen? Wie natürlich ist es vor allem, Produkte tonnenweise von einem Kontinent auf den anderen zu verfrachten? Die Europäische Behörde für Lebensmittelsicherheit (EFSA) weist diesbezüglich in ihrer Sicherheitsbewertung von Chia-Samen auf Folgendes hin: In den Anbauländern wird das Saatgut mit Pflanzenhormonen behandelt, um das Auskeimen zu synchronisieren. Des Weiteren ist davon auszugehen, dass die Böden vor der Aussaat mit Herbiziden behandelt werden, die in Europa nicht mehr zugelassen sind. Die Verbraucherzentrale informiert darüber, dass im Europäischen Schnellwarnsystem für Lebensmittel und Futtermittel (RASFF) mehrfach Meldungen über Aflatoxine in Chia-Samen zu finden waren. Aflatoxine sind gesundheitsschädliche Schimmelpilzgifte, die bei wiederholter Aufnahme karzinogen wirken können.

Menschen, die sich vegetarisch oder vegan ernähren, wird nicht selten ein höheres ökologisches Bewusstsein nachgesagt. Daher ist es schwer zu verstehen, wenn gerade diese Personengruppe Nahrungsmittel kauft, die lange Transportwege hinter sich haben und die in den Herkunftsländern die heimische Landwirtschaft aus dem Gleichgewicht bringen.

Wie wäre es mit Leinsamen?

Leinsamen und Leinöl sind von ihrer Zusammensetzung her ernährungsphysiologisch den Chia-Samen ähnlich. Leinsamen bieten Ballaststoffe und die im Pflanzenbereich reichhaltigste Quelle an Alpha-Linolensäure. Leinöl bietet – ebenso wie auch Raps- und Walnussöl – reichlich pflanzliche Omega-3-Fettsäuren.

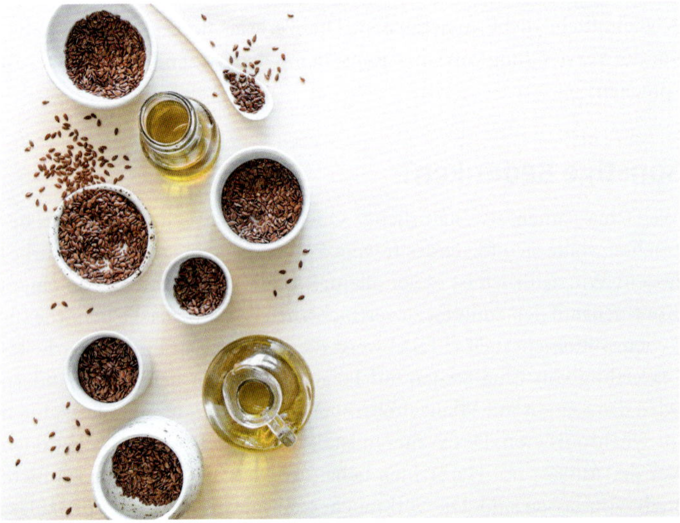

Wer die Preise für Chia-Samen im Internet recherchiert, findet Angebote zwischen 5 und 20 Euro pro Kilo, Chia-Öl kostet zwischen 50 und 100 Euro pro Liter. Traditionelles Leinsamenschrot, Raps- und Walnussöl sind in der Regel viel preisgünstiger und haben keine interkontinentalen Transportwege hinter sich.

AUF EINEN BLICK

- Chia-Samen und Chia-Öl sind als „Novel Food" von der Europäischen Behörde für Lebensmittelsicherheit zugelassen.
- Die Tagesdosis von 15 g Chia-Samen und 2 ml Chia-Öl sollte nicht überschritten werden.
- Chia-Samen enthalten reichlich Fett, besonders Alpha-Linolensäure.
- Chia-Samen enthalten außerdem reichlich Ballaststoffe, was auch auf der Verpackung beworben werden darf.
- Weitere Gesundheitsaussagen sind nicht zulässig.
- Keine für Chia behauptete Gesundheitsaussage in Marketing-Artikeln ist wissenschaftlich bewiesen.
- Warnhinweise gibt es für Reizdarmpatienten und Patienten, die zu Blähungen neigen. Möglich erscheinen Interaktionen mit blutverdünnenden Arzneimitteln.

Internetquellen

Bundeszentrum für Ernährung, www.bzfe.de/lebensmittel/trendlebensmittel/chiasamen/

Cruise-Media GmbH, www.chiasamen.info/rezepte/

Verbraucherzentrale (Deutschland), www.verbraucherzentrale.de/wissen/lebensmittel/nahrungsergaenzungsmittel/chiasamen-wie-gesund-ist-das-angebliche-superfood-wirklich-11792, www.verbraucherzentrale.de/wissen/lebensmittel/gesund-ernaehren/novel-food-antworten-auf-haeufige-fragen-zu-den-neuartigen-lebensmitteln-52016

Verbraucherzentrale Hamburg, www.vzhh.de/sites/default/files/medien/136/dokumente/20–06_vzhh_Flyer_Superfoods_Web_S.pdf

Curcuma – die goldene „Power-Knolle“

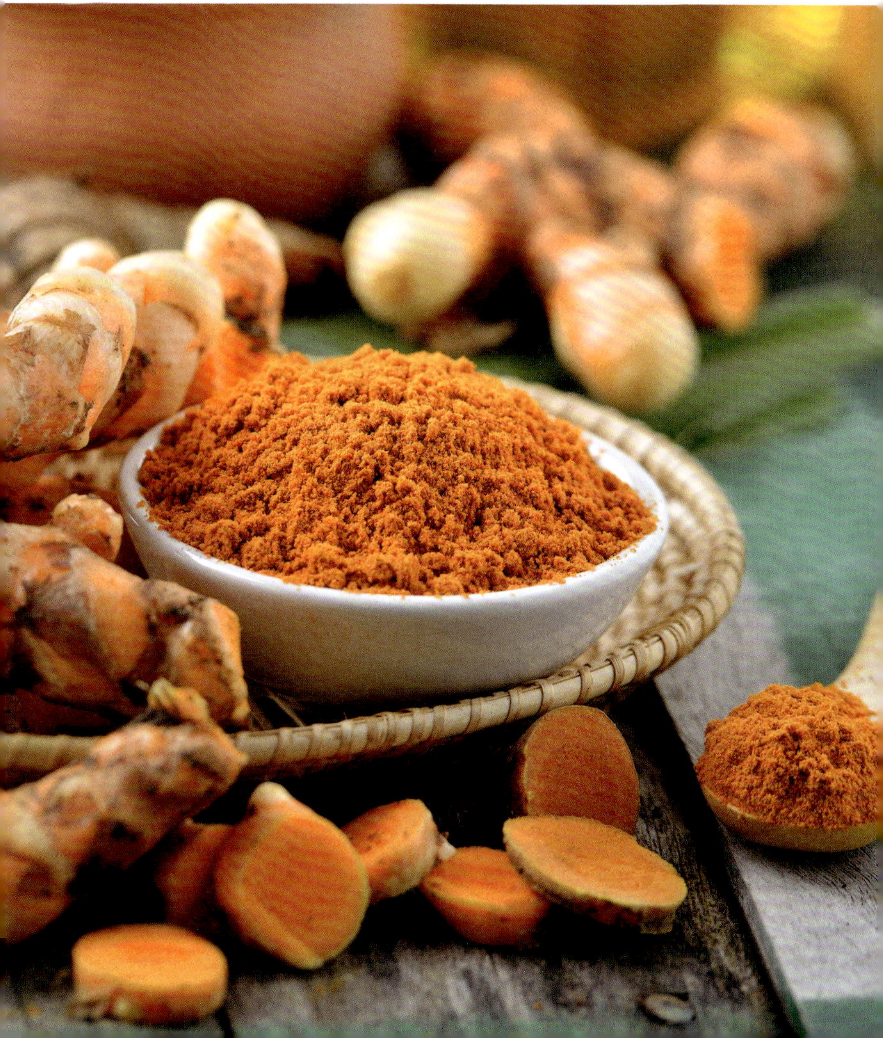

Wer Currywurst liebt und sie für ein deutsches Nationalgericht hält, ist mit Curcuma bereits bestens vertraut. Denn Curcuma ist klassischer Bestandteil des Currypulvers und zugleich dessen intensiver Farbspender. In der asiatischen Küche hat Curcuma als Gewürz seinen festen Platz. Das bitter-herb-pfeffrige Aroma passt, wohldosiert, zu kalten und warmen Speisen. Verwendet wird Curcuma in Pulverform oder als frischer Wurzelstock, der in manchen asiatischen Supermärkten zu kaufen ist. In den üblichen kleinen Gewürzmengen genossen, ist Curcuma ein sicheres und gut verträgliches Lebensmittel. Nur vereinzelt sind allergische Reaktionen zu beobachten.

GUT ZU WISSEN

Der goldgelben Wurzel werden zahlreiche Heilkräfte nachgesagt. Doch die wenigsten sind zweifelsfrei nachgewiesen. Die European Medicine Agency (EMA) stuft den Curcuma-Wurzelstock jedoch in der entsprechenden Arzneibuch-Monografie als „traditionelles pflanzliches Arzneimittel" ein und beziehen sich dabei auf den zerkleinerten, pulverisierten Wurzelstock von *Curcuma longa* sowie Tinkturen und Trockenextrakte, die als Tee, in Form von Kapseln oder Lösungen zur Anwendung kommen.

Die goldgelbe Farbe der Curcuma-Wurzel ist wie ein Versprechen: Was so wunderbar leuchtet, muss potente Kräfte haben. „Goldene Milch" oder „Curcuma Latte", eine Pflanzenmilch mit Curcuma, gilt hierzulande als Super-Drink für Gesundheitsbewusste. Im Ayurveda, der traditionellen indischen Heilkunst, zählt Curcuma zu den stärksten Heilpflanzen. Tatsächlich hat es der gelbe Farbstoff Curcumin sogar ge-

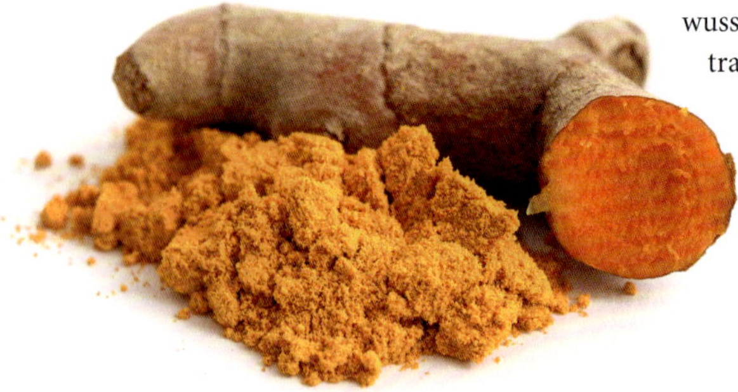

schafft, in einer wissenschaftlich abgesicherten S3-Leitlinie erwähnt zu werden. Was steckt dahinter?

Die Fakten

Curcuma, auch Gelbwurzel, Safranwurzel oder Gelber Ingwer genannt, stammt aus Südasien und gehört zur Familie der Ingwergewächse. Verwendet wird wie beim Ingwer das Rhizom, also der Wurzelstock. Das Curcuma-Rhizom ähnelt äußerlich dem des Ingwers, innen ist es allerdings kräftig gelb. Es enthält bis zu 5 Prozent ätherische Öle und bis zu 3 Prozent Curcumin sowie dessen Derivate, die Curcuminoide. Allgemeine Bestandteile des Rhizoms sind Zucker, Proteine und Harze. Die krautige Pflanze erreicht eine Wuchshöhe von bis zu einem Meter. Curcuma-Pflanzenplantagen befinden sich vor allem in tropischen Gebieten Südasiens und in Indien. Wegen ihrer sehr hübschen Blüten wird die Gelbwurzel in Europa teilweise als Kübelzierpflanze kultiviert.

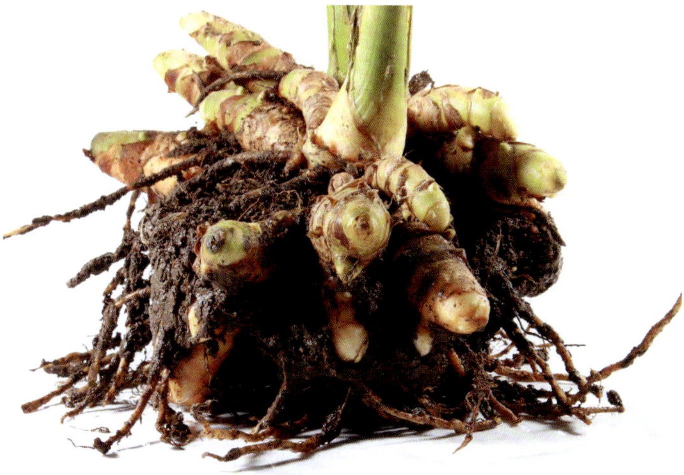

Blickpunkt Curcumin

Der sekundäre Pflanzenstoff Curcumin und seine chemischen Abkömmlinge, die Curcuminoide, sind Polyphenole. Der intensive, orange-gelbe Farbstoff wird als Lebensmittelzusatzstoff (E 100) zur Färbung von zum Beispiel Margarine, Teigwaren, Kartoffelflocken oder Senf eingesetzt. Als Textilfarbstoff ist er nicht geeignet, weil er nicht lichtecht und im Alkalischen unbeständig ist. Curcumin ist als lipophile Substanz wenig wasserlöslich und wird im menschlichen Körper schlecht resorbiert. Seine Verstoffwechslung ist stark pH- und konzentrationsabhängig. Zur Erhöhung der Bioverfügbarkeit gibt es unterschiedliche technologische Ansätze, wie die Umhüllung des Curcumins mit Lipidpartikeln oder der Einsatz von Mizellen als „Transportmittel".

Traditionell gegen Verdauungsstörungen

Im Ayurveda gilt Curcuma als bewährtes Heilmittel gegen Entzündungen. In der traditionellen chinesischen Medizin spricht man davon, dass Curcuma das Blut „belebt". Daraus ergeben sich verschiedene Einsatzgebiete, unter anderem soll die Einnahme von Curcuma auch gegen Schmerzen helfen. Weiterhin sollen sich leichte Verdauungsstörungen wie Völlegefühl und Blähungen lösen. Doch auf dem Markt der Curcuma-Produkte spielt diese Indikation nur eine sehr untergeordnete Rolle.

„Asiatisches Gold" mit großen Versprechen

Wer nach curcuminhaltigen Präparaten sucht, stößt auf eine breite Palette an Nahrungsergänzungsmitteln, die als „Superfood" und „Asiatisches Gold" mit einer Fülle an Heilwirkungen angepriesen werden. Unzählige Produkte in Form von Kapseln, Tinkturen, Extrakten, Pulvern, natürlich alle „forte", „hochdosiert" und/oder mit verstärkenden Zusätzen kombiniert, sollen gegen Arthrose, Krebs, Diabetes, Alzheimer und entzündliche Darmerkrankungen helfen. Sie wirken angeblich immunstärkend, cholesterinsenkend, leberschützend und antidepressiv. Auch wenn die Hersteller entsprechender Produkte keine Gesundheits-

Curcuma und Curcumin in der ärztlichen Praxis

S1-Handlungsempfehlung der Deutschen Gesellschaft für Allgemeinmedizin und Familienmedizin (DEGAM)

Indikation „Knieschmerz bei Arthrosezeichen“

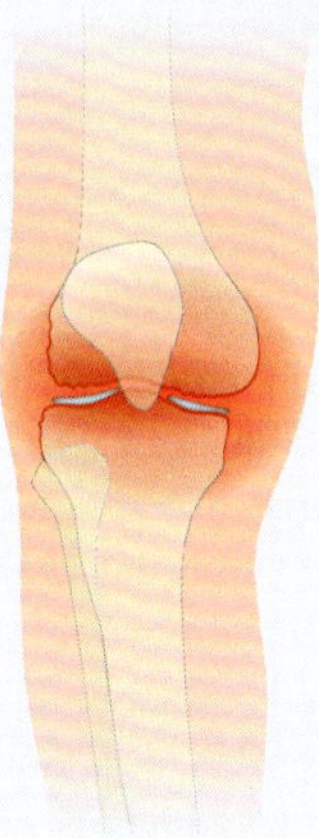

Im Abschnitt „Medikamentöse Therapie der Gonarthrose“ ist Curcuma mit dem Zusatz **„Schwache Empfehlung“** gelistet.

S3-Leitlinie der Deutschen Gesellschaft für Gastroenterologie, Verdauungs- und Stoffwechselkrankheiten (DGVS)

Indikation „Colitis ulcerosa“

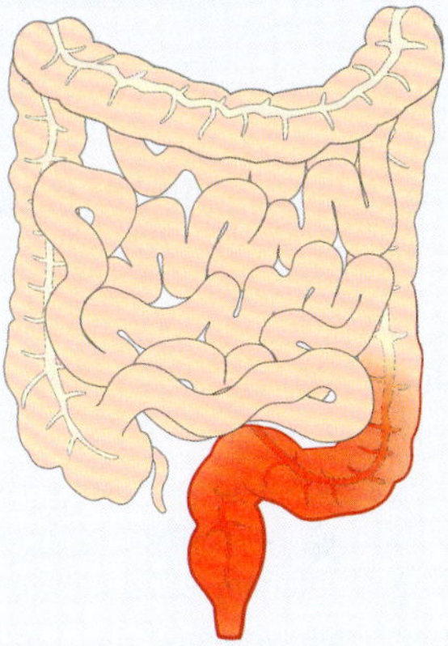

Im Abschnitt „Komplementäre Therapieverfahren“ wird Curcumin mit einem „Evidenzgrad 2“ ausdrücklich genannt. **„Empfehlungsgrad 0“.**

aussagen machen dürfen: Für persönliche Erfahrungsberichte und wissenschaftlich verbrämte Werbetexte gibt es im Internet weder Grenzen noch Kontrollen.

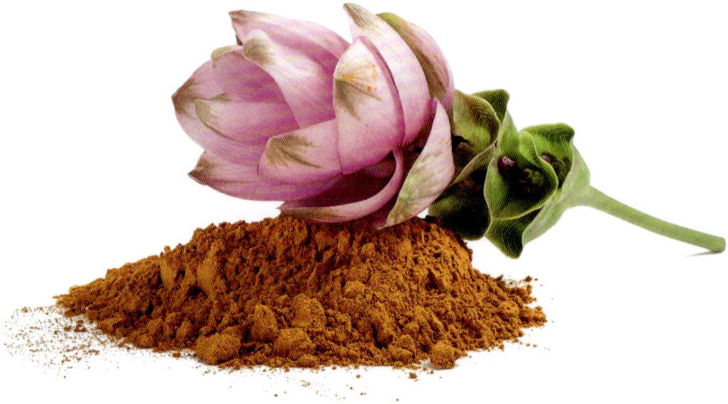

Was sagt die Wissenschaft?

Immer auf der Suche nach neuen Erkenntnissen hat sich die Wissenschaft in den letzten Jahren auch mit Curcuma-Extrakten beschäftigt und diese in vielen Zellkultur- und Tierversuchen getestet. Dabei hat sich gezeigt, dass Curcumin in extrem hoher Dosierung zahlreiche Zielstrukturen beeinflusst. Aus In-vitro-Studien lassen sich antikanzerogene, Knorpel-protektive, antioxidative und entzündungshemmende Wirkungen ableiten. Auch konnte gezeigt werden, dass Curcumin eine hemmende Wirkung auf die durch Beta-Amyloid ausgelöste Fibrillenaggregation zeigt. Entscheidend für Aussagen darüber, dass Curcumin gegen Krebs, Arthrose oder Alzheimer wirksam sei, wären aber ausschließlich klinische Studien, die wissenschaftlichen Kriterien standhalten. Diese liegen jedoch weder in ausreichender Anzahl noch in der geforderten Qualität vor. Was die Hersteller von Nahrungsergänzungsmitteln nicht daran hindert, zahlreiche Produkte auf den Markt zu bringen, begleitet von werbewirksamen Marketingtexten und persönlichen Erfahrungsberichten in Internetforen.

Problemfall Bioverfügbarkeit

Angekommen bei den Herstellern von Nahrungsergänzungsmitteln ist die Tatsache, dass Curcumin auch in Laborversuchen nur hochdosiert wirkt. Um die nur sehr geringe Bioverfügbarkeit zu erhöhen, hat sich die Mizellen-Technologie bewährt, ebenso wie die Einbettung des Wirkstoffs in Nanopartikeln. Tatsächlich gilt es als belegt, dass Curcumin und Curcuminoide durch diese Verfahren besser systemisch verfügbar werden. Viele Hersteller setzen auch auf die Zugabe von Piperin (Handelsname: Bioperine), einem Extrakt aus schwarzem Pfeffer, das zu einer besseren Bioverfügbarkeit führen soll. Das ist jedoch umstritten. Das Bundesinstitut für Risikobewertung (BfR) hat die gesundheitlichen Risiken von isoliertem Piperin bewertet und empfiehlt, dass Erwachsene nicht mehr als 2 mg pro Tag über Nahrungsergänzungsmittel aufnehmen sollen. Schwangeren und Stillenden wird von der Verwendung ganz abgeraten.

Rechtliche Einstufung und Sicherheit

Das Bundesamt für Verbraucherschutz und Lebensmittelsicherheit (BVL) hat sich mit Curcumin-Produkten, die mit einer verbesserten Bioverfügbarkeit werben, beschäftigt. Laut BVL können diese auf keinen Fall als Funktionsarzneimittel bewertet werden, weil ihre ausschließlich durch Laborexperimente belegten Wirkungshinweise nicht durch klinische Studien belegt sind. Eine Zulassung als „traditionelles pflanzliches Arzneimittel“ ist hierbei, im Gegensatz zum Curcuma-Wurzelstock, ebenfalls nicht möglich, weil die Bioverfügbarkeitserhöhung nicht den Kriterien der EMA-Monografie entspricht. Dennoch bleibt die Einstufung als „sicheres“ Lebensmittel, weil Nahrungsergänzungsmittel dem Lebensmittelrecht unterliegen.

GUT ZU WISSEN

Die Tagesdosierung von Curcumin mit verbesserter Bioverfügbarkeit darf den ADI-Wert für den Lebensmittelfarbstoff E100 in Höhe von 3 mg pro kg Körpergewicht am Tag auf keinen Fall überschreiten.

Da ein curcuminhaltiger Extrakt in der EU als Lebensmittelfarbstoff (E 100) zugelassen ist, gibt es für diesen zwar einen ADI-Wert (ADI = *acceptable daily intake*), also einen Wert, der als sicher verträglich gilt, doch eine BVL-Expertenkommission kam im Dezember 2020 zu dem Schluss, dass dieser Wert nicht auf curcuminhaltige Nahrungsergänzungsmittel mit verbesserter Bioverfügbarkeit übertragen werden kann. Zu unterschiedlich sind die verwendeten Extrakte und Herstellungsverfahren. Die Expertenkommission empfiehlt daher, jedes einzelne Produkt einer Sicherheitsbewertung zu unterziehen. Die BVL-Experten diskutieren in ihrer Stellungnahme vom Dezember 2020 außerdem auch die Möglichkeit, Curcumin-Produkte mit verbesserter Bioverfügbarkeit laut EU-Verordnung als „Novel Food" einzustufen.

Möglicherweise doch wirksam?

Unbeeindruckt von den Überlegungen der Rechtsexperten bieten die Hersteller im Internet eine für den Verbraucher verwirrende Produktvielfalt an. Sogar Versandapotheken nennen begleitend zu ihrem Angebot an Curcumin-Produkten unterschiedliche Anwendungsgebiete. Da heißt es zum Beispiel (grammatikalischer Fehler inklusive): „Wer auf natürliche Weise einer chronischen Entzündung des Dick- oder Mastdarms oder Gelenkschmerzen entgegenwirken möchte, kann auf das Extrakt der Curcuma-Wurzel setzen." Tatsächlich gibt es kleine, klinische Studien mit Curcumin. Auch wenn deren Ergebnisse strengen wissenschaftlichen Kriterien nicht standhalten, interpretieren einige Fachleute diese Studienergebnisse so positiv, dass sie in Empfehlungen für die ärztliche Praxis eingeflossen sind.

Curcuma bei Kniearthrose und Colitis ulcerosa

Eine randomisierte Studie mit Kniearthrose-Patienten hat gezeigt, dass Curcumin Schmerzen und Steifigkeit im gleichen Maße senkte wie Ibuprofen. Eine weitere Studie brachte das Ergebnis, dass die Einnahme von Curcumin als Add-on die Schmerzmitteleinnahme bei Arthrose verminderte. Entsprechend gibt es in der 2017 verfassten „DEGAM S1-Hand-

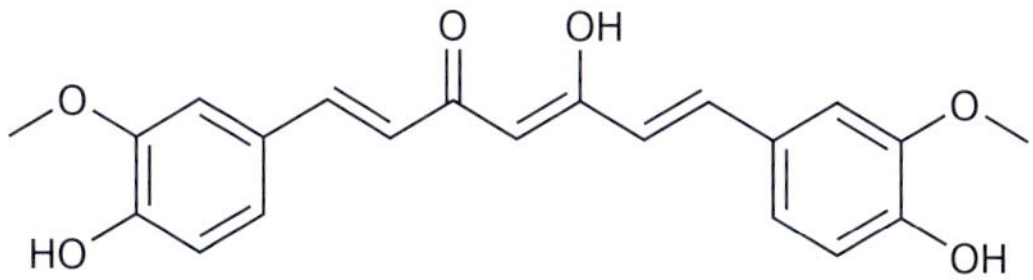

Strukturformel von Curcumin. Der sekundäre Pflanzenstoff Curcumin gehört zu den Polyphenolen.

lungsempfehlung“ der Deutschen Gesellschaft für Allgemeinmedizin und Familienmedizin (DEGAM) für „Knieschmerz bei Arthrosezeichen“ den Hinweis, dass Curcuma bei der medikamentösen Therapie als „schwache Empfehlung“ zu bewerten sei.

Für Colitis ulcerosa gibt es eine S3-Leitlinie, zuletzt aktualisiert im August 2020. Hier wird bei den „Komplementären Therapieverfahren“ ausdrücklich Curcumin genannt. Beschrieben werden die positiven Ergebnisse einer Multicenterstudie, bei der Curcumin in der remissionserhaltenden Therapie komplementär zu Sulfasalazin oder Mesalazin verabreicht wurde. Zwei weitere Studien haben den Effekt von Curcumin bestätigt. Die Leitlinie verweist auf die in Deutschland auf dem Markt befindlichen Nahrungsergänzungsmittel, weil kein entsprechendes zugelassenes Arzneimittel mit Curcumin als Wirkstoff zur Verfügung steht.

GUT ZU WISSEN

Auch wenn wissenschaftlich anerkannte, seriöse Studien zu einem Wirkstoff oder einem Produkt fehlen, kann es durchaus eine Wirksamkeit geben.

Wer die Wahl hat …

Sowohl die DEGAM S1-Handlungsempfehlung als auch die genannte S3-Leitlinie nennen zwar den Wirkstoff „Curcumin“, gehen aber nicht auf das Problem der Bioverfügbarkeit und die so wichtige Galenik der Curcumin-Präparate ein. Eine zitierte Studie im Zusammenhang mit

Colitis ulcerosa spricht immerhin von einer Dosierung in Höhe von „2 × 1 g Curcumin pro Tag“. Ein Patient, der an dieser komplementärmedizinischen Behandlung interessiert ist, dürfte sich mit der Auswahl des für ihn richtigen Produkts vermutlich sehr schwertun. Das Angebot an Curcuma-Nahrungsergänzungsmitteln ist verwirrend unübersichtlich. Die Preise für 100 g Wirkstoff – wie auch immer der definiert ist – variieren zwischen 20 Euro bis hin zu über 100 Euro. Die Einzeldosierungen pro Kapsel, sofern überhaupt angegeben, dürften aufgrund der unterschiedlichen Extrakte oder Verarbeitungsformen noch schwerer zu vergleichen sein. Die individuell bestverträgliche Dosis zu finden, ist eine weitere Herausforderung. Denn abhängig von Extrakt und Dosierung sind unerwünschte Wirkungen möglich, zum Beispiel Blähungen, Sodbrennen, Durchfall bzw. erhöhte Stuhlfrequenz, Übelkeit oder Schmerzen im Verdauungstrakt.

Auch wenn der Verkauf von Nahrungsergänzungsmitteln in vielen Apotheken eher eine untergeordnete Rolle spielt oder sogar umstritten ist: Das Beispiel Curcumin zeigt, dass die richtige Produktauswahl eigentlich nur mit pharmazeutischem Fach- und Hintergrundwissen möglich ist.

„Golden Milk“ – der ultimative Gesundheits-Drink?

Was verbirgt sich nun hinter der „Goldenen Milch“, die immer öfter auch in Cafés angeboten wird? – Mit Sicherheit kein Allheilmittel gegen hohen Blutdruck, Depressionen und weitere Gesundheitsbeschwerden, wie alternative Ratgeber suggerieren, aber durchaus ein Genussmittel und „Seelenwärmer“. Denn allein schon Namen wie „Golden Milk“ oder „Golden Latte“ aktivieren das Wohlfühlzentrum im Gehirn. Hier ein Beispiel für die Zubereitung von zwei Portionen des „Gold-Drinks“: 500 ml Hafermilch oder andere Pflanzenmilch mit zwei Teelöffeln Curcuma-Pulver erwärmen. Als weitere Würzzutaten eignen sich frisch geriebener Ingwer und/oder Muskatnuss, Vanillemark, schwarzer Pfeffer, nach Geschmack mit Honig süßen und alles schaumig aufschlagen. Wohl bekomm's!

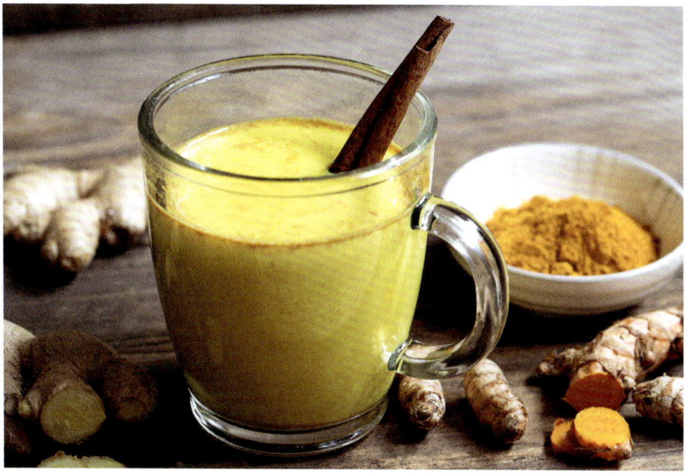

„Goldene Milch" oder „Golden Latte" aktiviert als Genussmittel das Wohlfühlzentrum im Gehirn.

AUF EINEN BLICK

- Im Ayurveda, der traditionellen indischen Heilkunst, zählt Curcuma zu den stärksten Heilpflanzen zur Regulierung der Verdauung und gegen Entzündungen.
- In Europa gibt es für den Curcuma-Wurzelstock eine Arzneibuch-Monografie und eine Einstufung der EMA (European Medicine Agency) als „traditionelles pflanzliches Arzneimittel". Einsatzgebiet sind leichte Verdauungsstörungen wie Völlegefühl und Blähungen.
- Curcumin ist als lipophile Substanz wenig wasserlöslich und wird im menschlichen Körper schlecht resorbiert. Zur Erhöhung der Bioverfügbarkeit gibt es unterschiedliche technologische Ansätze, wie die Umhüllung des Curcumins mit Lipidpartikeln oder der Einsatz von Mizellen als „Transportmittel".

- Aus In-vitro-Studien lassen sich antikanzerogene, Knorpel-protektive, antioxidative und entzündungshemmende Wirkungen ableiten. Klinische Studien, die wissenschaftlichen Kriterien standhalten, liegen jedoch weder in ausreichender Anzahl noch in der geforderten Qualität vor.
- Eine randomisierte Studie mit Kniearthrose-Patienten hat gezeigt, dass Curcumin Schmerzen und Steifigkeit im gleichen Maße senkte wie Ibuprofen. Die „DEGAM S1-Handlungsempfehlung" der Deutschen Gesellschaft für Allgemeinmedizin und Familienmedizin für „Knieschmerz bei Arthrosezeichen" enthält deshalb den Hinweis, dass Curcuma bei der medikamentösen Therapie als „schwache Empfehlung" zu bewerten sei.
- Für Colitis ulcerosa gibt es eine S3-Leitlinie, zuletzt aktualisiert im August 2020. Hier wird bei den „Komplementären Therapieverfahren" ausdrücklich Curcumin genannt.

Internetquellen

Bundesamt für Verbraucherschutz und Lebensmittelsicherheit, www.bvl.bund.de/SharedDocs/Fachmeldungen/01_lebensmittel/2020/2020_12_21_Curcumin.html

Deutsche Apotheker Zeitung (DAZ.online), www.deutsche-apotheker-zeitung.de/daz-az/2022/daz-5-2022/curcumin-und-piperin-eine-gefaehrliche-kombi, www.deutsche-apotheker-zeitung.de/news/artikel/2016/11/22/curcumin-besser-als-cortison, www.deutsche-apotheker-zeitung.de/daz-az/2018/daz-26-2018/gelbwurz-und-weihrauch-was-steckt-dahinter

Deutsche Gesellschaft für Allgemeinmedizin und Familienmedizin e.V., www.degam.de/files/Inhalte/Leitlinien-Inhalte/Dokumente/DEGAM-S1-Handlungsempfehlung/053-050_Knieschmerzen%20bei%20Arthrosezeichen/053-050l_Knieschmerzen%20bei%20Arthrosezeichen_14-12-2017.pdf

Deutsche Gesellschaft für Gastroenterologie, Verdauungs- und Stoffwechselkrankheiten, www.dgvs.de/wissen/leitlinien/leitlinien-dgvs/colitis-ulcerosa/

Flohsamenschalen – das schleimige „Quellphänomen"

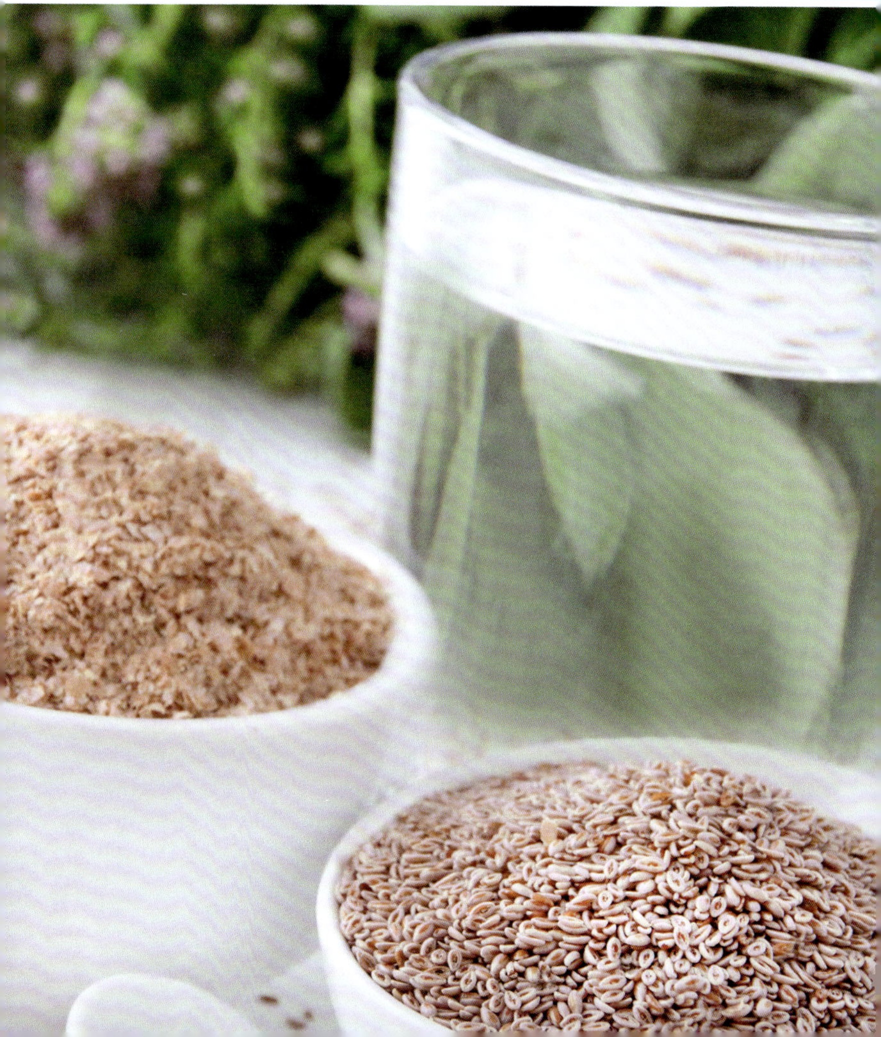

Indische Flohsamenschalen erleben zurzeit einen wahren Hype. Im Internet werden sie als Zaubermittel zum Abnehmen, zur Entgiftung des Körpers oder zur Stärkung der Darmflora angepriesen. Tatsache ist: Flohsamenschalen zählen zu den anerkannten Phytotherapeutika, doch sollte ihre Anwendung stets sachgemäß erfolgen.

GUT ZU WISSEN

Richtig angewendet sind Flohsamenschalen gut verträglich und tragen zu einer gesunden Darmflora bei. Entscheidend dafür ist der hohe Gehalt an Ballaststoffen sowie deren besondere Zusammensetzung.

Dass die Samenschalen der Wegericharten Plantago ovata und Plantago afra auch als Arzneimittel im Handel erhältlich sind, unterscheidet sie von anderen Superfoods und macht deutlich, dass Indikationsansprüche durchaus ihre Berechtigung haben. Für die Wirksamkeit verantwortlich ist der hohe Anteil an Ballaststoffen, die durch ihre Quell- und Schleimstoffkomponenten besonders günstige Eigenschaften aufweisen.

Was hat der Samen mit dem Floh zu tun?

Auch auf Internetseiten mit sachlichen Inhalten wird der vermeintlich lustige Name „Flohsamen" thematisiert. Veganer müssen nicht befürchten, dass es sich hier um ein tierisches Produkt handelt. Der Name entstand, weil die kleinen glänzenden Samen durch ihre Größe und ihr Aussehen sowie die Sprungkraft, mit der sie aus dem Fruchtstand herausschießen, an springende Flöhe erinnern. Die Wegerich-Art *Plantago afra* trägt auch die Bezeichnung *Plantago psyllium*, auf Deutsch Flohkraut oder Flohsamenwegerich. Der lateinische Begriff „Psyllium" (dt.: Floh) ist der gebräuchliche Name für verschiedene Vertreter der Gattung Plantago, deren Samen bzw. Samenschalen als Arzneidroge verwendet werden. In Deutschland sind sie unter den Namen „Flohsamen(-schalen)" und „Indische Flohsamen(-schalen)" im Handel. Manche Fertigprodukte mit Flohsamen werden unter dem Namen „Psyllium“ vermarktet, der auch im Englischen gebräuchlich ist.

Die Fakten

Die Flohsamenpflanze ist einjährig und erreicht höchstens 20 cm Wuchshöhe. Die langen, flaumig behaarten und schmalen Blätter wachsen aus einer grundständigen Rosette. Der Blütenstängel mit seiner kleinen, länglichen Blütenähre ist sehr unscheinbar. Aus den Ähren entwickeln sich die Flohsamen. *Plantago ovata* wächst hauptsächlich in Indien und Pakistan. *Plantago afra* ist in Südeuropa, Nordafrika und Asien zu Hause. Die indische Pflanze erzeugt helle, die europäische eher dunkle Samen.

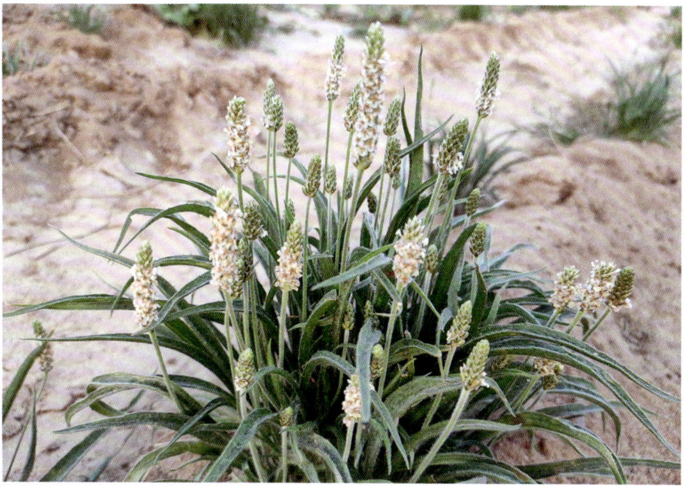

Flohsamen enthalten bis zu 85 Prozent Ballaststoffe, ca. 1 Prozent Fett und 2 Prozent Protein. Es sind vor allem die Ballaststoffe und deren spezielle Zusammensetzung, die für die menschliche Gesundheit genutzt werden können. In den äußersten Schichten der Samenschalen, der Epidermis, kommen große Mengen an Schleimstoffen vor. Es handelt sich um komplex zusammengesetzte Schleimpolysaccharide, die aus den Zuckern Xylose, Arabinose und Galacturonsäure aufgebaut sind. Bei Kontakt mit Wasser quellen sie stark auf und erreichen ein hohes Volumen.

Auf die Schalen kommt es an

Zwar lassen sich auch ganze Flohsamen verzehren, doch für die erwünschte Wirkung im menschlichen Körper werden die Samen in der Regel durch Mahlen zerkleinert, von weniger erwünschten Samenbestandteilen abgetrennt und gereinigt. Die Schalenbruchstücke sind dann hellbeige und durchscheinend, spröde und Spelzen-ähnlich.

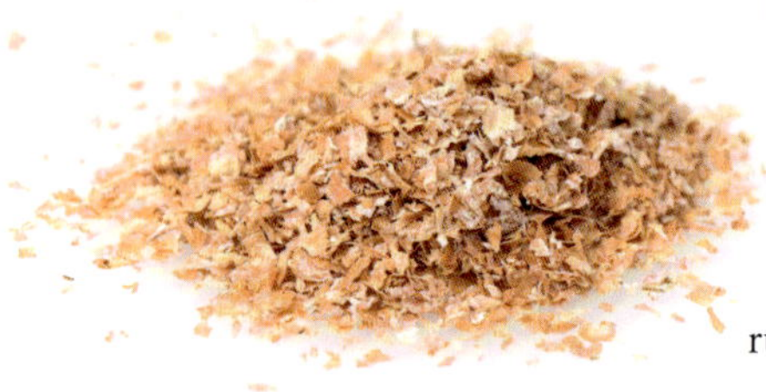

Flohsamenschalen sind als Lebensmittel und als freiverkäufliches Arzneimittel im Handel. Es gibt außerdem Flohsamenschalen in Kapseln und auch in Kombination mit anderen Zutaten als Nahrungsergänzungsmittel.

Wirksamkeit als Darm-Regulans

Die Europäische Arzneimittelagentur (EMA) in London hat Flohsamenschalen hinsichtlich ihrer Wirksamkeit und Sicherheit positiv bewertet. Eine Metaanalyse zu traditionellen Therapien der chronischen Obstipation ergab für Flohsamenschalen „moderate evidence", also einen Nachweis mittlerer Wirksamkeit. Das hohe Quellvermögen und die stuhlaufweichende Fähigkeit haben zu der Bezeichnung „Darm-Regulans" geführt. Die in Flohsamenschalen enthaltenen Schleimpolysaccharide können mehr als das Fünfzigfache an Wasser binden. Die Volumenzunahme des Stuhls regt die Peristaltik an und löst den Reflex zur Darmentleerung aus. Die Schleimkomponente sorgt für eine gute Gleitfähigkeit des Stuhls. Gleichzeitig wird aber auch, zum Beispiel bei Durchfallerkrankungen, im Darm vorhandenes Wasser gebunden und so die Darmmotilität normalisiert.

GUT ZU WISSEN

Verkaufsverpackungen dürfen den Hinweis „Zur Behandlung von Verstopfung und Bildung von weichem Stuhl" tragen.

Tausendsassa Ballaststoffe

Viele weiteren beanspruchte Wirkungen von Flohsamenschalen auf den menschlichen Körper lassen sich weitgehend aus den Erfahrungen und dem Wissen ableiten, das heute über Ballaststoffe sowie deren Aktivität im Magen-Darm-Trakt generell bekannt ist.

Man unterscheidet unlösliche und lösliche Ballaststoffe, auch wenn es auf den ersten Blick widersprüchlich erscheint, dass ein Ballaststoff sich auflöst. Unlösliche Ballaststoffe bestehen aus für den menschlichen Organismus unverdaulicher Zellulose oder Lignin. Sie sind keinesfalls „unnötiger Ballast", sondern spielen eine wichtige, gesundheitsfördernde Rolle in der Ernährung und bei der Verdauung. Sie regen bereits in der Mundhöhle zum Kauen an und aktivieren so die Verdauungssäfte, vergrößern das Volumen des Speisebreis, erzeugen ein anhaltendes Sättigungsgefühl, regulieren die Resorption von Nährstoffen und verhindern auf diese Weise Blutzuckerspitzen.

Zu den löslichen Ballaststoffen zählen die Quellstoffe, wie sie besonders reichlich in Flohsamenschalen zu finden sind. Sie absorbieren große Mengen an Wasser und erhöhen damit das Volumen des Speisebreis. Bereits im Dünndarm sollen sie Gallensäuren und Cholesterin in ihre Schleimkomplexe einbinden können und damit deren intestinale Rückresorption verhindern. Im Dickdarm werden lösliche Ballaststoffe durch die Darmbakterien zu kurzkettigen Fettsäuren und Gasen abgebaut. Die Gasbildung lockert den Stuhl. Wie neue Studien zeigen, können kurzkettige Fettsäuren im gesamten Körper positive Effekte haben: Sie besitzen entzündungshemmende Eigenschaften, zeigen günstige Einflüsse auf den Energiestoffwechsel und die Blutgefäße und wirken ausgleichend auf die Cholesterinbildung in der Leber.

Ballaststoffe – Multitalent für die menschliche Ernährung

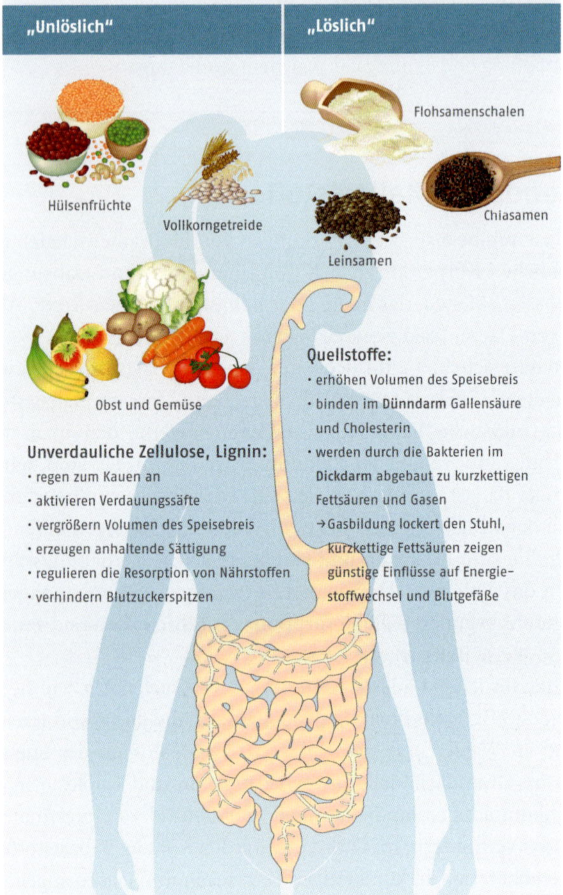

Ballaststoffreiche Ernährung fördert eine gesunde Darmflora.

Blickpunkt Darmflora

Immer mehr Forschungen betreffen zurzeit auch das „Ökosystem“ der menschlichen Darmflora. Und es wächst die Erkenntnis, dass eine ballaststoffreiche Ernährung das beste „Futter“ für schützende, gesundheitsfördernde Darmbakterien darstellt. Erhalten diese nämlich keine für sie geeignete Nahrung, beginnen sie, die Schleimschicht der Darmschleimhaut abzubauen, was unerwünschten Krankheitserregern Tür und Tor in den Körper eröffnet.

Immer öfter liest man in der letzten Zeit daher auch, dass Flohsamenschalen das beste Substrat zum Aufbau einer gesunden Darmflora darstellen. Das ist im Grundsatz richtig, berücksichtigt aber nicht, dass Flohsamenschalen nicht zu den Lebensmitteln gehören, die frei nach dem Motto „Je mehr Flohsamenschalen, desto gesünder die Darmbakterien“ in großen Mengen unbedenklich verzehrt werden können. Aufgrund seiner hohen Quellfähigkeit ist unbedingt auf eine sachgemäße Einnahme von Flohsamenschalen zu achten!

Achtung, richtig anwenden!

Die korrekte Anwendung geht so: Zweimal täglich einen Teelöffel Flohsamenschalen in ca. 100 ml Wasser einrühren und zügig austrinken, dazu über den Tag verteilt mindestens 2 l Flüssigkeit aufnehmen. Am besten sollte die Einnahme 30 bis 60 Minuten vor einer Mahlzeit oder zwei Stunden danach erfolgen. Pro Tag dürfen maximal 40 g (ungefähr acht Teelöffel) Flohsamenschalen zugeführt werden. Die Menge sollte nicht überschritten werden. Ausreichendes Trinken ist unverzichtbar.

Es besteht die Gefahr, dass bereits kleine Mengen Flohsamenschalen in der Speiseröhre verklumpen und einen unauflösbaren Pfropf bilden. Dieser kann so fest an der Innenseite der Speiseröhre haften, dass er nur im Krankenhaus beseitigt werden kann. Auch im Dickdarm können unerwünschte Verklumpungen bis hin zum Darmverschluss auftreten. In den USA wurden durch falsche Einnahme bereits Erstickungen nach dem Verzehr von Flohsamenschalen dokumentiert. Dabei waren die Flohsamenschalen auf inhalativem Weg in die oberen Bronchien gelangt und hatten dort die Atemwege verkleistert.

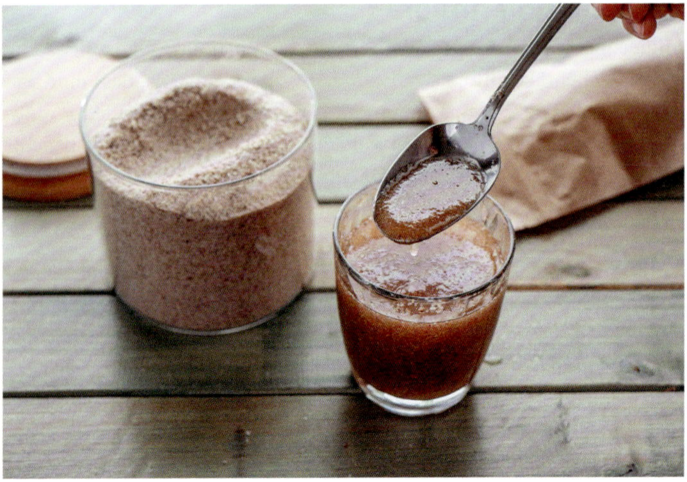

Wer Flohsamen zu sich nimmt, muss unbedingt viel Flüssigkeit aufnehmen. Bereits kleine Mengen Flohsamenschalen könnten sonst schon in der Speiseröhre verklumpen und zur Gefahr werden.

Kontraindikationen und unerwünschte Wirkungen

Wer aufgrund einer Nierenerkrankung nur beschränkt Flüssigkeit zu sich nehmen darf, sollte auf Flohsamen verzichten. Auch Menschen, die bereits einen Darmverschluss hatten, unter akuten Entzündungen im Gastrointestinaltrakt oder einer Verengung der Speiseröhre leiden, sollten Flohsamen meiden.

Die Quellwirkung kann bei empfindlichen Menschen zu Völlegefühl, Bauchschmerzen oder Blähungen führen, vor allem in Verbindung mit Zucker. Häufig gewöhnt sich der Darm nach einigen Tagen an die vermehrte Ballaststoffzufuhr.

In der Regel sind Flohsamenschalen, richtig angewendet, gut verträglich und für eine langfristige Einnahme geeignet. Sie erzeugen keinen Gewöhnungseffekt.

GUT ZU WISSEN

Die starke Quellwirkung von Flohsamenschalen kann die Resorption von Arzneistoffen beeinträchtigen. Deshalb Arzneimittel am besten eine Stunde vor dem Verzehr von Flohsamenschalen einnehmen.

Flohsamen – ein „Power-Lebensmittel"?

Marketing- und Werbeartikel mit ihren vollmundigen Aussagen sind immer kritisch zu hinterfragen. Flohsamen und Flohsamenschalen haben, wie beschrieben, gesundheitsfördernde Eigenschaften und regulieren die Darmtätigkeit. Sie sind aber weder „Power-Lebensmittel" noch Superfood und erst recht kein „Zaubermittel zum Abnehmen". Wie andere Quellmittel und Ballaststoffe erzeugen sie ein erwünschtes Sättigungsgefühl und können die Resorption von Zucker verlangsamen. Die positiven Auswirkungen auf den Cholesterinspiegel sind im Grundsatz einleuchtend, aber nicht durch klinische Studien belegt. Aufgrund möglicher unerwünschter Begleiterscheinungen bei nicht sachgemäßem Verzehr sollten Flohsamenschalen in der Küche eher vorsichtig eingesetzt werden – vor allem niemals nach dem Motto „Viel hilft viel".

AUF EINEN BLICK

- Flohsamenschalen zählen zu den wenigen Phytotherapeutika, für die bislang ein europäisches Zulassungsverfahren bei der EMA erfolgreich abgeschlossen wurde.
- Das Wirkprinzip: Die in Flohsamenschalen enthaltenen Schleimpolysaccharide können mehr als das Fünfzigfache an Wasser binden. Die Volumenzunahme des Stuhls regt die Peristaltik an und löst den Reflex zur Darmentleerung aus, die Schleimkomponente sorgt für eine gute Gleitfähigkeit des Stuhls.
- Flohsamenschalen eignen sich zur Therapie der Obstipation, wirken aber durch ihr hohes Wasserbindungsvermögen auch bei Durchfällen als Darm-Regulans. Als gutes Substrat für die Darmbakterien fördern Flohsamenschalen eine gesunde Darmflora.
- Korrekte Anwendung: Zweimal täglich einen Teelöffel Flohsamenschalen in ca. 100 ml Wasser einrühren und zügig austrinken, dazu über den Tag verteilt mindestens 2 Liter Flüssigkeit aufnehmen. Pro Tag dürfen maximal 40 g (ungefähr acht Teelöffel) Flohsamenschalen zugeführt werden.
- Bei falscher Einnahme können Flohsamenschalen in der Speiseröhre verklumpen und einen unauflösbaren Pfropf bilden, der nur im Krankenhaus aufgelöst bzw. entfernt werden kann. Auch im Dickdarm können unerwünschte Verklumpungen bis hin zum Darmverschluss auftreten.

Internetquellen

Deutsche Apotheker Zeitung (DAZ.online), www.deutsche-apotheker-zeitung.de/daz-az/2015/daz-41-2015/mit-phytopharmaka-gegen-reizdarm, www.deutsche-apotheker-zeitung.de/news/artikel/2021/03/17/wie-gut-sind-ballaststoffe-seefisch-und-nahrungsergaenzungsmittel

Europäische Arzneimittelagentur (European Medicines Agency, EMA), www.ema.europa.eu/en/documents/herbal-summary/psyllium-seed-summary-public_de.pdf

Goji-Beeren – das „Risiko-Food“

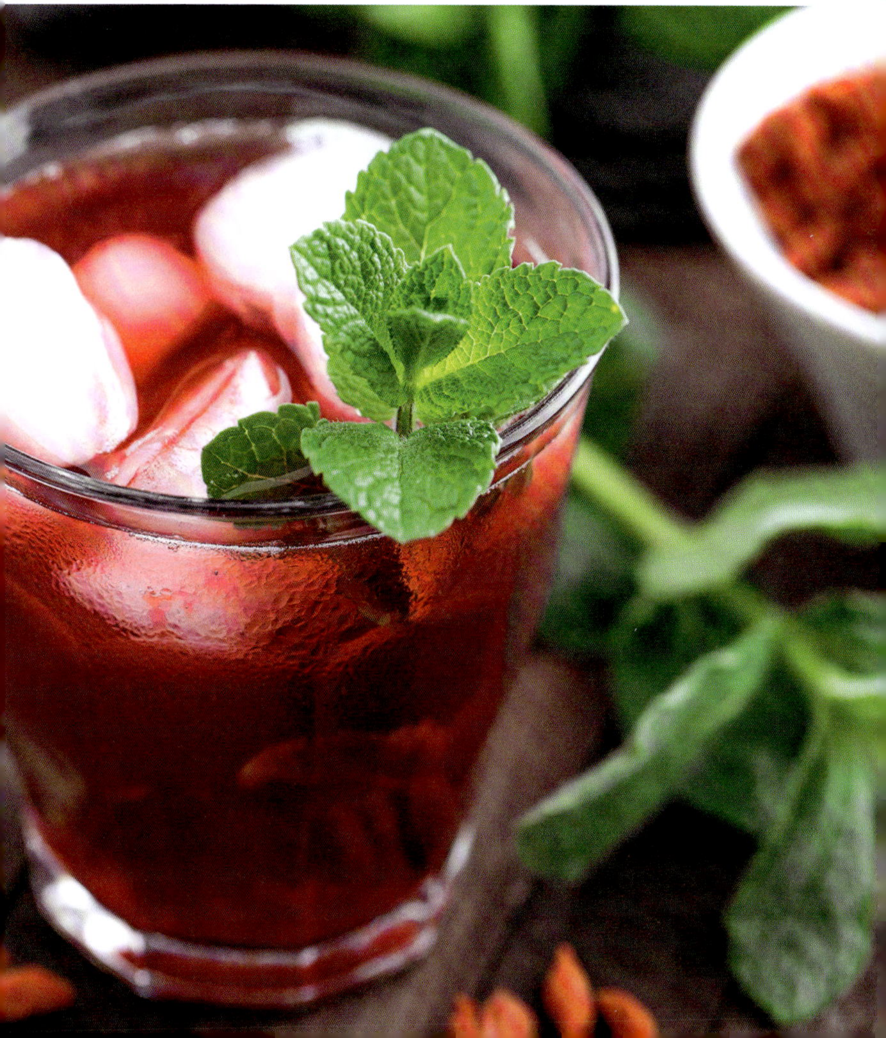

Egal ob durch Mick Jagger oder Madonna – die Goji-Beere wird vielfach als Superfood beworben. Doch ist die rote Frucht weit weniger „super", als man zunächst denken könnte.

Die in Asien heimische Goji-Beere ist Bestandteil der Traditionellen Chinesischen Medizin (TCM). Auf deutschsprachigen Internetseiten wird die rote Frucht als „bestes Lebensmittel der Welt" mit geradezu überirdischer Wirksamkeit für die Gesundheit angepriesen. Goji-Beeren werden getrocknet, als Fruchtzubereitung bzw. Konfitüre, als Pulver und in Kapselform, in Nahrungsergänzungsmitteln und Teemischungen auch als Bestandteil verschiedener Rezepturen verkauft.

GUT ZU WISSEN

Bestimmte Patientengruppen sollten wissen, dass die blutverdünnende Wirkung von Vitamin-K-Antagonisten möglicherweise durch den Verzehr von Goji-Beeren und deren Zubereitungen verstärkt wird. Es besteht die Gefahr von Blutungen.

Die Fakten

Die Goji-Beere wächst auch in Europa: Sie ist auch bekannt als rote Bocksdorn- oder Chinesische Wolfsbeere, die einen beliebten Zierstrauch schmückt, den Gemeinen Bocksdorn. Die Pflanze gehört zu den Nachtschattengewächsen (Solanaceae). Die aus China eingeführte, getrocknete oder verarbeitete Beere, die im tibetischen Himalaya-Gebiet angeblich eine besonders saftige und süße Qualität aufweist, findet sich im Handel als Superfood. Die länglichen, bis zu 1 cm großen Beeren schmecken süßlich, vergleichbar einer Mischung aus Dörrpflaumen und Feigen. Verkauft werden die Beeren getrocknet, als Fruchtzubereitung bzw. Konfitüre, als Pulver und in Kapselform, in Nah-

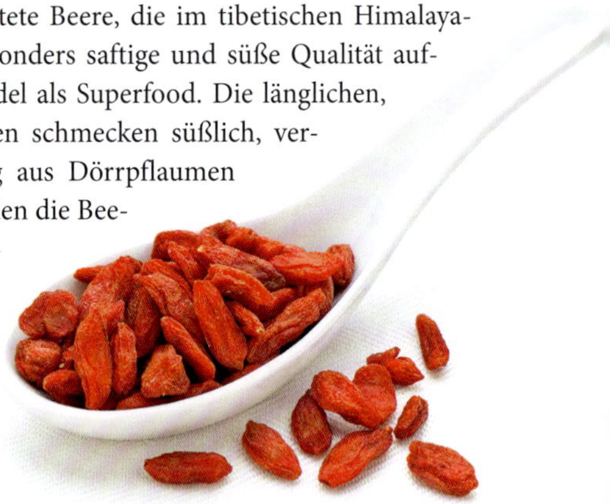

rungsergänzungsmitteln und Teemischungen auch als Bestandteil verschiedener Rezepturen.

Hoher Vitamin-C-Gehalt und viel Zucker

Im Internet wird über eine Fülle gesundheitsfördernder Inhaltsstoffe berichtet. Die Rede ist von 18 Aminosäuren, 21 Spurenelementen, reichlich Vitaminen, antioxidativen Phytonährstoffen, die in einzigartiger, wundersamer Synergie miteinander wirken. Die offizielle US-Nährwertdatenbank FoodData Central wirkt nüchterner und nennt für 100 g getrocknete Goji-Beeren 349 kcal, 46 g Zucker, 13 g Ballaststoffe, 190 mg Calcium, 6,8 mg Eisen, 48 mg Vitamin C und ca. 16 mg Carotinoide (inklusive Zeaxanthin).

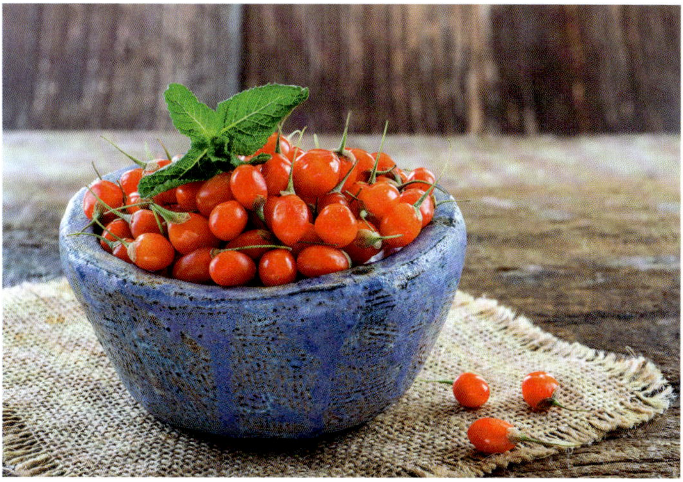

Der auf den ersten Blick hohe und in der Werbung besonders herausgestellte Vitamin-C-Gehalt wird durch die hohe Zuckermenge relativiert. Heimische Früchte und Gemüse enthalten bei geringerer Kalorienzufuhr vergleichbar viel Vitamin C. Die Verbraucherzentrale weist außerdem darauf hin, dass bei Goji-Produkten das enthaltene Vitamin C nicht aus der ursprünglichen Frucht stammt, sondern häufig künstlich zugesetzt wird. Wer auf Goji-Beeren als Calcium- oder Eisenquelle setzt, sollte auch hier die notwendige, zuckerreiche Verzehrmenge betrachten, die eine relevante Zufuhr sicherstellen würde.

GUT ZU WISSEN

Die in Nahrungsergänzungsmitteln eingesetzten Goji-Extrakte sind nicht standardisiert, in ihrer Zusammensetzung unklar und in ihrer Wirkung nicht belegt.

Schutz vor Sehverlust?

Das nachweislich vorhandene Zeaxanthin wird in Internetforen als „Vitalstoff" zum „Schutz der Augengesundheit" und zur Vorbeugung der Makuladegeneration (Sehverlust) angepriesen. Weiterhin wird in Internetforen durch den Verzehr von Goji-Beeren „überraschende Kraft und Energie", eine Stärkung des Immunsystems und die Unterstützung der Darmsanierung versprochen. Die Muskelkraft von Sportlern soll optimiert, die Stressresistenz erhöht werden. Antientzündliche Wirkungen werden als Grund dafür genannt, Goji-Beeren in Therapiekonzepte bei Allergien, Asthma, Krebs und Autoimmunerkrankungen einzubinden.

Tatsache ist: Die europäische Lebensmittelsicherheitsbehörde (EFSA) hat alle eingereichten Studien überprüft und keinen ursächlichen Zusammenhang zwischen den beanspruchten, gesundheitsbezogenen Aussagen und der Einnahme von Goji-Beeren sowie deren Produkten festgestellt. Werbung mit Gesundheitsaussagen ist demnach auch nicht erlaubt.

Achtung, Blutungsgefahr!

Geradezu gefährlich werden manche Internet-Empfehlungen für Patienten, die blutverdünnende Medikamente einnehmen. Da kann man zum Beispiel lesen, dass bei der Kombination von blutverdünnenden Präparaten mit Goji-Beeren nicht das sogenannte „Superfood" das Problem sei, sondern das Arzneimittel. Man solle mit seinem „ganzheitlichen Arzt" darüber sprechen, ob nicht das Medikament mit seinen „gravierenden Nebenwirkungen" abgesetzt werden könne – zugunsten des Verzehrs von Goji-Beeren.

Das Bundesinstitut für Arzneimittel und Medizinprodukte (BfArM) warnt vor möglichen Interaktionen zwischen Vitamin-K-Antagonisten und dem Verzehr von Goji-Beeren sowie deren Zubereitungen. Fallberichte über plötzliche Erhöhungen des INR-Werts (dem Laborwert zur Beurteilung der Blutgerinnung) sowie Blutungen liegen vor und weisen auf diesen Zusammenhang hin. Der Wirkungsmechanismus ist noch nicht geklärt. Man geht davon aus, dass die Inhaltsstoffe von Goji-Beeren in den Cytochrom-Stoffwechsel eingreifen.

Patienten, die regelmäßig Arzneimittel mit den Wirkstoffen Phenprocoumon (z. B. Marcumar®) und Warfarin (z. B. Coumadin®) einnehmen, sollten über die Wechselwirkungen mit Goji-Beeren aufgeklärt werden. Sie sollten auch wissen, dass Nahrungsergänzungsmittel zur „Stärkung des Immunsystems" möglicherweise Goji-Beeren enthalten. Auf die Zutatenliste schauen!

Hohe Belastung mit Pestiziden

Analysen des Chemischen und Veterinäruntersuchungsamtes Stuttgart zeigen, dass Goji-Beeren stark mit Pestiziden belastet sind. Viele Goji-Beeren-Proben aus China enthielten laut eines Untersuchungsberichts aus dem Jahr 2017 bis zu 35 verschiedene Pestizide. Auch bei Produkten mit der Angabe „bio" oder „wilde Goji-Beeren – unbehandelt" wurden Rückstände in hohen Konzentrationen festgestellt. Ebenso gibt es Untersuchungen von Greenpeace, die den Nachweis einer hohen und mehrfachen Pestizidbelastung von chinesischen Goji-Beeren erbringen.

Darüber hinaus gibt es Berichte über mikrobielle Belastungen, Schimmelpilzgifte und Schwermetalle. Verbraucher sollten darauf achten, dass Goji-Beeren-Produkte aus China die Angabe „DIN EN ISO 9001" tragen. Diese Norm legt Mindestanforderungen an ein Qualitätsmanagementsystem fest.

Weitere Risiken?

Das Bundesinstitut für Risikobewertung (BfR) stellt fest, dass eine abschließende gesundheitliche Bewertung getrockneter Goji-Beeren gegenwärtig nicht möglich ist. Es gibt keine toxikologischen Daten und auch keine tierexperimentellen Studien. Auch Untersuchungen am Menschen zum Verzehr von Goji-Beeren in größeren Mengen und über einen längeren Zeitraum liegen nicht vor. Laut BfR gibt es trotz verschiedener Unklarheiten keine Gründe, dass gesunde Personen den Verzehr von Goji-Beeren einschränken sollten. Hingewiesen wird nochmal auf den hohen Zuckergehalt getrockneter Beeren (46 g pro 100 g). Empfohlen wird auch, die Verzehrempfehlung des Herstellers nicht zu überschreiten.

Demeter-Früchte

Seit 2013 werden Goji-Früchte auch aus europäischem bzw. deutschem Kulturanbau angeboten. Man findet zum Beispiel getrocknete Goji-Beeren aus Süddeutschland in Demeter-Qualität, nach Angaben des Herstellers mehrfach geprüft und in eigenen Dörr-Öfen schonend getrocknet. 100 g dieses Produkts kosten ca. 10 Euro. Das ist etwas mehr, als für

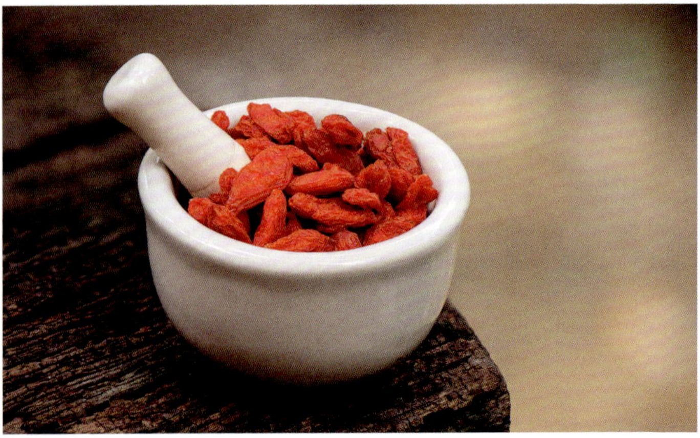

chinesische oder tibetische Goji-Beeren verlangt wird, deren Kilopreise sich zwischen 10 und 40 Euro bewegen.

Goji-Beeren – eine Bereicherung?

Es bleibt die Frage, ob Goji-Beeren die Ernährung tatsächlich bereichern. Unter ökologischen, aber auch gesundheitlichen Aspekten (z. B. Schadstoffbelastung), sind zumindest aus Asien importierte Früchte hierzulande verzichtbar. Die Vitamin- und Mineralstoffversorgung lässt sich durch den Verzehr regionaler Obst- und Gemüsesorten sicherstellen. Nahrungsergänzungsmittel, die Goji-Beeren enthalten, sollten genauso kritisch betrachtet werden wie die völlig überzogenen Wirkversprechen auf diversen Gesundheitsseiten und -portalen im Internet.

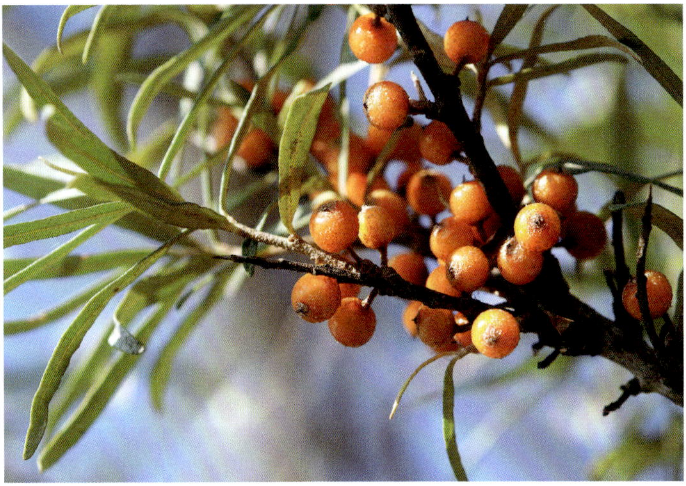

Die Vitamin- und Mineralstoffversorgung lässt sich durch den Verzehr regionaler Früchte sicherstellen (z. B. Schwarze Johannisbeeren, Sanddorn und Hagebutten).

AUF EINEN BLICK

- Goji-Beeren stammen aus Asien und sind Bestandteil der Traditionellen Chinesischen Medizin.
- Meist wird der Vitamin-C-Gehalt von Goji-Beeren herausgestellt, der jedoch durch den hohen Zuckergehalt der Früchte relativiert wird. Goji-Beeren enthalten auch nicht mehr Vitamin C als heimische Früchte.
- Keine der in Marketing-Aussagen beanspruchten Wirkungen für Goji-Beeren ist wissenschaftlich belegt. Die Europäische Lebensmittelsicherheitsbehörde verbietet jede gesundheitsbezogene Aussage auf den Verkaufsverpackungen von Goji-Beeren sowie deren Zubereitungen.
- Das BfArM warnt vor möglichen Interaktionen zwischen Vitamin-K-Antagonisten und Goji-Beeren sowie deren Zubereitungen.
- Laut des Bundesinstituts für Risikobewertung spricht nichts dagegen, dass gesunde Personen Goji-Beeren sowie deren Zubereitungen konsumieren. Die Verzehrempfehlung der Hersteller sollte eingehalten werden.

Internetquellen

Biohof von Mentzingen (Katja Frfr. von Mentzingen), www.deutsche-gojibeeren.de/

DAN – Netzwerk Deutscher Apotheker GmbH, www.apotheken.de/krankheiten/hintergrundwissen/11855-goji-beere

Deutsche Apotheker Zeitung (DAZ.online), www.deutsche-apotheker-zeitung.de/daz-az/2013/daz-14-2013/blutungsgefahr-unter-goji-beeren-dimethylfumarat-von-der-fda-zugelassen

Verbraucherzentralen (Deutschland), www.klartext-nahrungsergaenzung.de/wissen/lebensmittel/nahrungsergaenzungsmittel/gojibeeren-in-kapseln-wirkung-nicht-bewiesen-5655

Granatapfel – die „paradiesische Frucht“

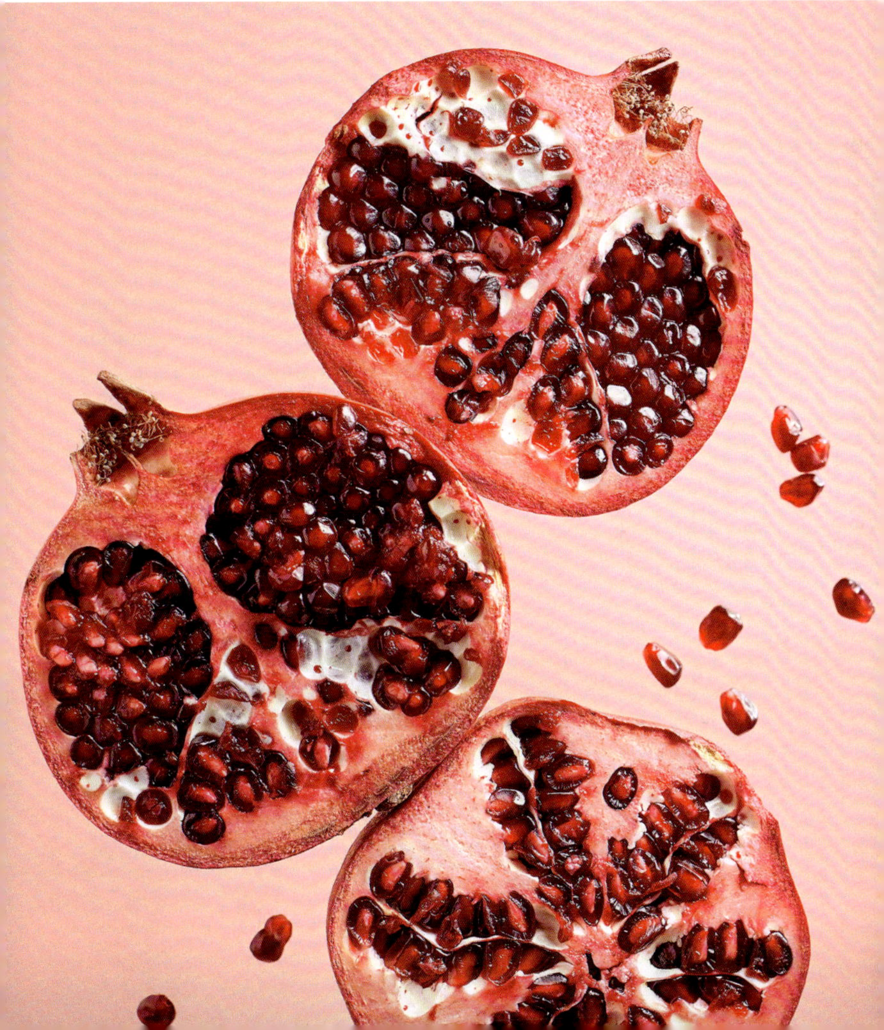

Für Fruchtbarkeit und Macht stand der Granatapfel in früheren Zeiten und auch heutzutage werden ihm zahlreiche Heilwirkungen nachgesagt. Doch so besonders sein Erscheinungsbild auch sein mag, seine Inhaltsstoffe sind wenig außergewöhnlich.

GUT ZU WISSEN

Im Märchen aus 1001 Nacht entfaltet der Granatapfel magische Kräfte. In der Realität konnten heilsame Eigenschaften aber bislang nicht wissenschaftlich bestätigt werden.

Säuerlich-fruchtig und mit knackigem Biss geben Granatapfelkerne einem Salat, Müsli oder Fleischgericht eine exotisch-schmackhafte Note. Gleichzeitig setzen sie mit ihrer dunkelroten Farbe dekorative Akzente. Doch abgesehen von Gaumenfreuden und Optik hat sich der Granatapfel den Ruf eines fast märchenhaften Superfoods erworben. Der Markt hält eine breite Palette an Nahrungsergänzungsmitteln bereit, die Inhaltsstoffe aus dem Granatapfel enthalten und um die Gunst gutgläubiger Verbraucher werben. Wie ist der Hype um den Granatapfel und seine angeblichen Wirkungen zu erklären?

Symbol für Fruchtbarkeit und Macht

Die gefällige Form des Granatapfels, der mit seiner glatten Schale gut in eine Menschenhand passt, sowie sein überraschend dekoratives Inneres mit den blutroten, saftigen Kernen haben die menschliche Fantasie zu allen Zeiten angeregt. Kaum eine Frucht ist wohl so religiös, mythologisch und symbolisch aufgeladen wie der Granatapfel. Er spielt im jüdischen, christlichen, muslimischen und buddhistischen Glauben ebenso eine Rolle wie in der griechischen und persischen Mythologie.

Beispielhaft steht er für die von Gott geschaffenen guten Dinge. Deshalb nennt man ihn auch Paradiesapfel. Er steht für Leben und Fruchtbarkeit, aber auch für Macht, Blut und Tod. Im Mittelalter symbolisierte er als Reichsapfel die Herrschertugenden. Im Volksglauben galt der

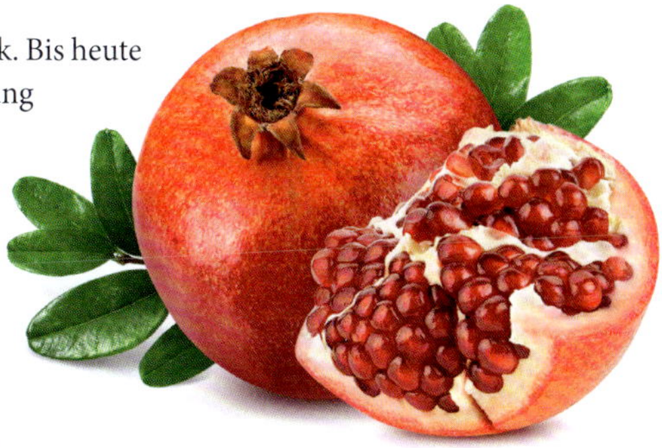

Granatapfelsaft als Liebestrank. Bis heute schreibt man ihm die Wirkung eines Aphrodisiakums zu. Aber nicht nur das: Angeblich ist die paradiesische Frucht prall gefüllt mit Heilwirkungen aller Art, die für den modernen Menschen nicht mehr religiös daherkommen, sondern im Königsmantel der Wissenschaft.

Als mächtig und fruchtbar lassen sich heutzutage auch die Marketingstrategien beschreiben. Das Sortiment an Granatapfel-Produkten, die meist in Internet-Shops verkauft werden, ist weit gefächert: Da gibt es Direktsäfte, die werbewirksam als „Muttersäfte" bezeichnet werden, Extrakte, Pulver, Kapseln und zusätzlich Kosmetika.

Die Fakten

Der Granatapfel, lateinisch *Punica granatum*, war ursprünglich im heutigen Iran, Armenien und in Nordindien heimisch und wird dieser Tage im gesamten west- und mittelasiatischen Raum sowie in den Mittelmeerländern angebaut. Der sommergrüne kleine Baum wird auch als Strauch kultiviert. Die sehr attraktive rote Blüte entwickelt sich selbst- und fremdbestäubt zum Granatapfel, der botanisch eine Scheinfrucht darstellt. Sie besteht aus der Schale, dem Fruchtfleisch und fleischig ummantelten Samenkernen, die dekorativ angeordnet sind.

Während Schale und Fruchtfleisch bitter und ungenießbar sind, schmecken die Kerne aromatisch süß-sauer. Für die Herstellung von Nahrungsergänzungsmitteln werden die Kerne ausgepresst und der Saft konzentriert, fermentiert oder auch gefriergetrocknet.

100 g des essbaren Anteils am Granatapfel enthalten ca. 19 g Kohlenhydrate, davon ca. 14 g Zucker und ca. 4 g Ballaststoffe. Der Protein- und Fettanteil liegt bei 1,7 bzw. 1,2 g, der Rest ist Wasser. Der Zucker besteht jeweils ungefähr zur Hälfte aus Fructose und Glucose.

GUT ZU WISSEN

100 g Granatapfelkerne enthalten ca. 14 g Zucker und 74 kcal. Damit weisen sie etwa den gleichen Energiegehalt wie Feigen auf und gehören zu den süßen und energiereichen Obstsorten.

Was die Mikronährstoffe betrifft, so enthalten Granatapfelkerne Kalium, Calcium, Eisen, Magnesium, Vitamin B_6 und Vitamin C, alles in relativ kleinen Mengen. Mit weniger als 10 mg Vitamin C pro 100 g kann der Granatapfelkern nicht mit anderen Obstsorten mithalten (z. B. der Orange 50 mg/100 g). Darüber hinaus verfügt der Granatapfel jedoch über einen hohen Gehalt an sekundären Pflanzenfarbstoffen, insbesondere ein breites Gemisch an Polyphenolen, darunter Anthocyane, Ellagsäure und Punicalagin. Dieses antioxidativ wirkende Gemisch an Farb- und Gerbstoffen soll die vielen gesundheitsfördernden Wirkungen des Granatapfels erklären.

Blickpunkt Polyphenole

Bei fast allen Zivilisationskrankheiten sowie chronisch-entzündlichen und neurodegenerativen Erkrankungen spielt oxidativer Stress als krankheitsfördernder Faktor eine Rolle. Im Zusammenhang mit Granatapfel-Polyphenolen wurden verschiedene tier- und humanexperimentelle sowie klinische Studien durchgeführt, die Hinweise auf prophylaktische und therapeutische Wirkungen bei Arteriosklerose, Bluthochdruck, bakteriellen Infektionen, Brust- und Prostatakrebs geben sollen.

In Internetforen, die der Verkaufsförderung von Granatapfelprodukten dienen, ist von wundersamen Wirkungen zu lesen: Die „kraftvollen Polyphenole" der Granatapfelkerne sollen das Risiko für verschiedene Krebsarten, Herz-Kreislauf-Erkrankungen und Schlaganfälle reduzieren, Prostataprobleme verhindern, Hormone regulieren, die Gehirnfunktion stärken, Gelenke stabilisieren, das Immunsystem positiv beeinflussen sowie Alzheimer verhindern. Vor allem soll die sexuelle Gesundheit von Männern erhalten bleiben. Kurzum: Granatapfel-Produkte werden als Allround-Heilmittel für alle denkbaren Gesundheitsprobleme gehandelt.

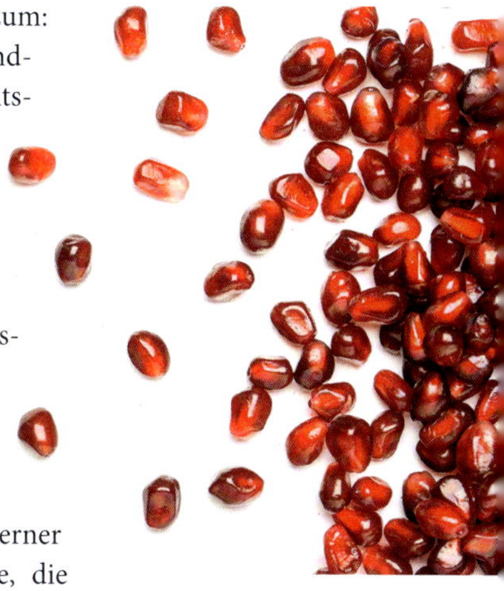

Kein Vorteil gegenüber Orangensaft

Auf der Internetseite „Klartext Nahrungsergänzung“, einer Gemeinschaftsaktion aller Verbraucherzentralen unter Federführung der Verbraucherzentralen in Hessen und Sachsen-Anhalt, fällt die Bewertung von Granatapfel-Produkten nüchterner aus: „Eindeutige wissenschaftliche Belege, die für Empfehlungen ausreichen, gibt es nicht. Die Europäische Behörde für Lebensmittelsicherheit hat die wissenschaftliche Studienlage überprüft. Danach haben weder extrahierte Inhaltstoffe noch der Saft eine positive Wirkung hinsichtlich Herz-Kreislauf-Gesundheit, Blut-Cholesterin, Blutzucker. Die Nachweise zu positiven Auswirkungen auf die Potenz und die antioxidative Wirkung sind ebenfalls nicht bewiesen. Neuere Studien deuten darauf hin, dass ein erhöhter Blutdruck durch das regelmäßige Trinken von Granatapfelsaft etwas sinken könnte. Ähnliches ist aber auch schon für Orangensaft gezeigt worden.“.

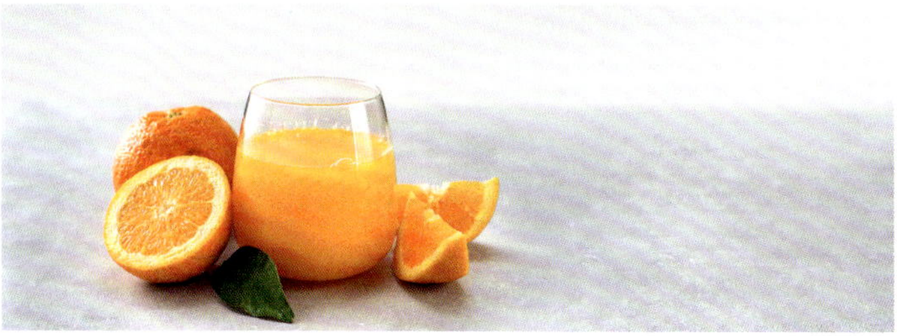

Orangensaft ist nicht weniger gesund als Granatapfelsaft.

Die Deutsche Gesellschaft für Ernährung e. V. (DGE) weist ganz allgemein darauf hin, dass der vermehrte Konsum pflanzlicher Lebensmittel einen nachweisbaren präventiven Effekt hat. Der gegenwärtige Kenntnisstand erlaubt es nach Ansicht der DGE nicht, Zufuhrempfehlungen für einzelne sekundäre Pflanzenstoffe zu geben.

Wechselwirkungen, Verfälschungen, Rückstände

Auch wenn der Verzehr von Granatapfelfrüchten und -säften generell nicht bedenklich ist, weiß man bisher nicht, ob der dauerhafte Verzehr isolierter Granatapfel-Inhaltsstoffe ebenso zu bewerten ist. Die Verbraucherzentralen kennen Berichte über hochgradige Verfälschungen von Granatapfelsaft. Zur Streckung werden Trauben, Kirschen und Äpfel eingesetzt. Farbstoffe, Zucker und Säuren korrigieren den Geschmack. Verbraucher sollten die Zutatenliste lesen und darauf achten, wie hoch der Anteil an Granatapfel in einem Produkt tatsächlich ist. Nicht zuletzt fand „Klartext Nahrungsergänzung“ Pestizid-Rückstände in Granatapfel-Untersuchungsproben und warnt die Verbraucher.

GUT ZU WISSEN

Wichtig für Menschen, die Arzneimittel einnehmen: Zwischen Granatapfelsaft und Arzneimitteln kann es – wie bei Grapefruitsaft – zu Wechselwirkungen kommen. So werden zum Beispiel Sildenafil (Viagra®) und Blutgerinnungshemmer (Phenprocoumon, Warfarin) durch Enzymhemmung langsamer abgebaut, was zu unerwünschten Wirkungen führen kann.

Kein Ersatz für einen gesunden Lebensstil

Granatapfel-Zubereitungen haben ihren Preis. Es gibt Granatapfel-Elixiere, die zu einem Literpreis von 60 Euro angeboten werden. Im Supermarkt oder Drogeriemarkt gibt es auch preisgünstigere Säfte zwischen 5 und 10 Euro pro Liter. Qualitätsvergleiche anzustellen, dürfte dem Verbraucher schwerfallen. Aus gesundheitlichen Gründen muss man jedoch weder Granatäpfel noch Granatapfel-Produkte kaufen. Sekundäre Pflanzenstoffe mit antioxidativer Wirkung sind auch im heimischen Obst und Gemüse ausreichend vorhanden.

Die Zufuhr einzelner, vermeintlich gesunder Inhaltsstoffe aus Lebensmitteln wird überschätzt und stellt keinen Wert an sich dar. Entscheidend ist ein gesunder Lebensstil, zu dem neben Bewegung, Nichtrauchen und Entspannung eine abwechslungsreiche, frische Ernährung mit dem Schwerpunkt auf pflanzlicher Kost gehört.

Wer den Geschmack und das Aussehen von Granatapfelkernen liebt und den Preis nicht scheut, kann diese durchaus auf seinen Speiseplan setzen. Eine Zauberwirkung findet jedoch nur im Märchen statt: In „1001 Nacht" erfüllen Granatapfelkerne einem König seinen Kinderwunsch. Fünfzig Kerne werden verzehrt – und fünfzig Prinzen werden gezeugt – welche Magie!

AUF EINEN BLICK

- Der Granatapfel hat die Menschen seit Jahrtausenden fasziniert. Religiös und mythologisch aufgeladen entstand der Glaube an Wunderwirkungen.
- Granatapfelkerne enthalten – wie auch viele andere Früchte und Gemüse – antioxidativ wirksame Polyphenole.
- Die vielfältigen Gesundheitswirkungen, die dem Granatapfel zugeschrieben werden, sind wissenschaftlich nicht bewiesen.

Internetquellen

Bundesinstitut für Risikobewertung, www.bfr.bund.de/cm/343/4-sitzung-der-bfr-kommission-fuer-wein-und-fruchtsaftanalyse.pdf

Deutsche Gesellschaft für Ernährung e.V., www.dge.de/wissenschaft/weitere-publikationen/fachinformationen/sekundaere-pflanzenstoffe-und-ihre-wirkung/

Verbraucherzentralen (Deutschland), www.klartext-nahrungsergaenzung.de/wissen/lebensmittel/nahrungsergaenzungsmittel/granatapfel-die-gesunde-superfrucht-6080

Hanfsamen – nussig, würzig, nährstoffreich?

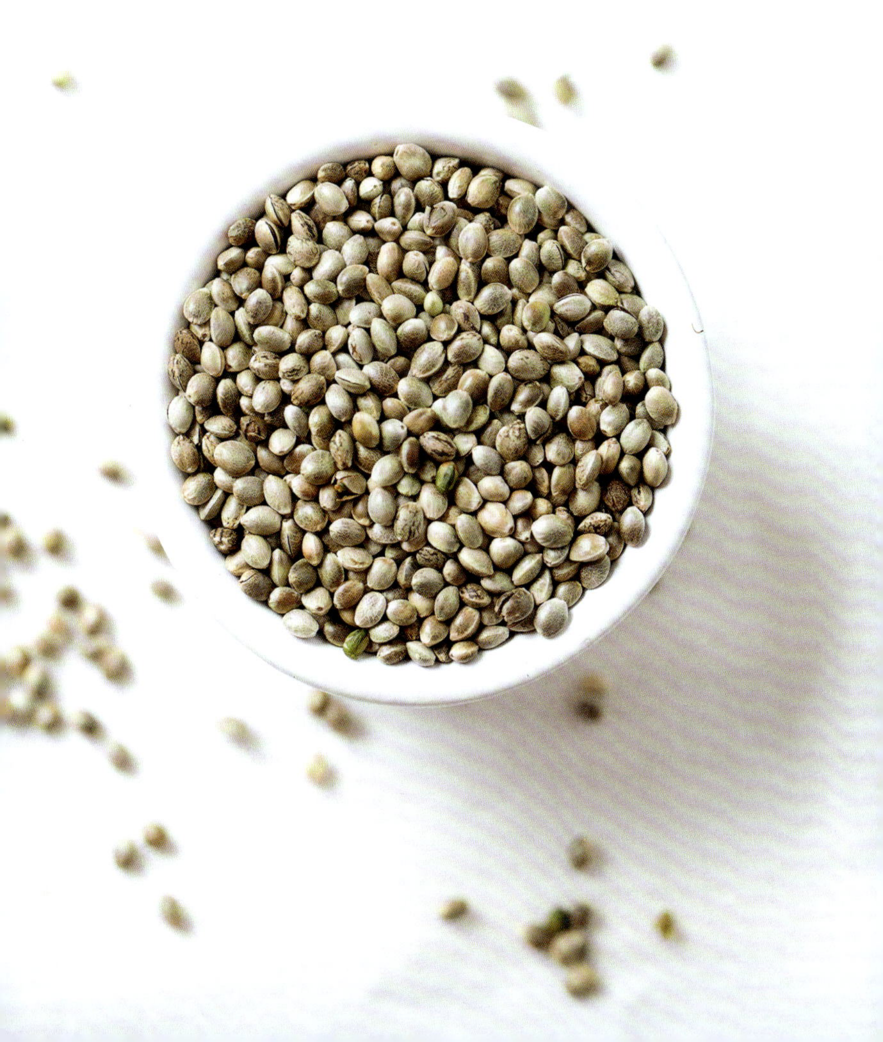

Hanfsamen kennen viele als Vogelfutter, doch neuerdings zählen die kleinen nussig-schmeckenden Samenkörner zu den Superfoods, die angeblich beim Abnehmen helfen und uns 100 Jahre alt werden lassen. Wie kommt es, dass eine traditionelle europäische Kulturpflanze ohne exotischen Hintergrund sich in ein Superfood verwandelt?

Wer „Hanfsamen" googelt, findet zunächst „anonyme" und „diskrete" Angebote für den Eigenanbau von Cannabis. Man muss schon gezielt nach Hanfsamen „zum Essen" oder eben als „Superfood" suchen, um Produkte für die Küche zu finden. „Gesund bis zum Abwinken", verspricht die Website eines Fitnessmagazins und beschreibt den Verzehr von Hanfsamen als Wundermittel zur Fettverbrennung, zum Anstoß aller Heilungsprozesse und zur Stärkung des Immunsystems.

Die Nährstoff-Fakten

Hanfsamen enthalten 30 bis 40 Prozent Fett, 30 bis 35 Prozent Kohlenhydrate und 20 bis 24 Prozent Proteine. Außerdem sind Calcium, Magnesium, Kalium, Zink, Eisen und vor allem die Vitamine B_1 und B_2 sowie Vitamin E enthalten. Das Proteinmuster der Hanfsamen ist für die menschliche Ernährung vorteilhaft, weil alle essenziellen Aminosäuren vertreten sind. Das aus Hanfsamen gepresste Hanföl enthält bis zu 90 Prozent mehrfach ungesättigte Fettsäuren, unter anderem Linolsäure (ca. 60 Prozent) und Alpha-Linolensäure (ca. 20 Prozent). Es gilt als hochwertiges Speiseöl, weil Omega-3- und Omega-6-Fettsäuren in dem sehr günstigen Verhältnis von 1 : 3–4 zueinanderstehen.

Im Lebensmittelhandel gibt es Hanfsamen ungeschält und geschält, ungeröstet und geröstet. Ungeschälte Hanfsamen besitzen dabei einen hohen Anteil an Ballaststoffen.

Die Preise für ein Kilogramm liegen zwischen 8 Euro (ungeschält) und 40 Euro. Es gibt Hanfsamen wahlweise aus Deutschland, Österreich und Europa, in Bioqualität, mit den Bezeichnungen „vegan" und „in Spitzenqualität", auch „liebevoll von Hand verarbeitet".

GUT ZU WISSEN

Verkaufspackungen von Hanfsamen dürfen je nach Zusammensetzung des Produkts diese Hinweise enthalten: „hoher Ballaststoffgehalt", „reich an Omega-3-Fettsäuren" oder „reich an mehrfach ungesättigten Fettsäuren".

Hanfsamen und -öl als Fischalternative

Die fett- und kalorienreichen Hanfkörner (ca. 500 kcal/100 g) können mit ihrem nussig-würzigen Geschmack durchaus den Speiseplan bereichern. Hanfsamen und Hanföl stellen eine gute Omega-3-Fettsäuren-Quelle dar. Damit sind sie für Fischmuffel eine Alternative zum immer wieder empfohlenen fetten Seefisch.

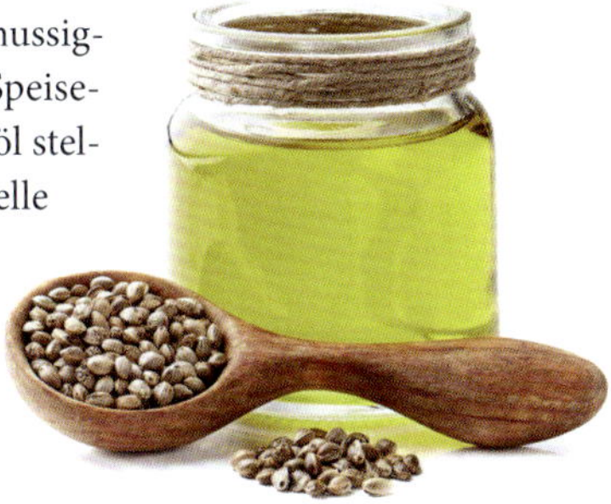

GUT ZU WISSEN

Hanföl sollte in der Küche nicht erhitzt, sondern kalt verwendet werden, zum Beispiel für Salate oder zum Anreichern und Verfeinern bereits gekochter Speisen.

Aus geschälten Hanfsamen lässt sich auch eine pflanzliche Milch zubereiten, Rezepte und Anleitungen findet man im Internet. Die Verwendung von Hanfsamen und Hanföl ist aus ökologischer Sicht sinnvoll, wenn man europäische Produkte kauft. Vor dem Kauf sehr preisgünstiger Hanfzubereitungen aus dem außereuropäischen Raum wird ohnehin aufgrund von Pestizidbelastungen gewarnt.

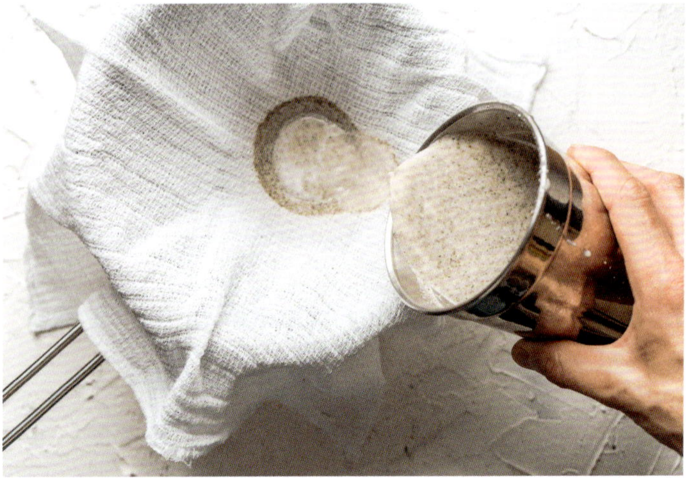

Hanf eignet sich wie auch Hafer und Mandeln sehr gut zur Zubereitung einer pflanzlichen Milch. Dafür einfach die Samen mahlen, mit Wasser aufgießen, das Gemisch noch einmal kräftig verrühren, die Masse durch einen Nussmilchbeutel oder ein Mulltuch in ein geeignetes Gefäß drücken und schließlich im Kühlschrank lagern.

Hanfsamen von Natur aus THC-frei

Bei der als Lebensmittel angebotenen Ware handelt es sich um die Samen des Nutz- oder Industriehanfs. In der EU sind insgesamt 52 Sorten der Hanf-Art *Cannabis sativa* sowie *Cannabis sativa* var. *sativa* für den Nutzanbau zugelassen und zertifiziert. Die braunen bis grüngrauen Hanfsamen, die auch Hanfnüsse heißen, sind 3 bis 4 mm groß. Nutzhanf zeichnen sich durch einen sehr hohen Faseranteil (30 bis 40 Prozent), aber nur einen sehr geringen Anteil an Tetrahydrocannabinol (THC; weniger als 0,2 Prozent) aus. Daher eignen sie sich nicht zur Erzeugung von Haschisch und Marihuana.

GUT ZU WISSEN

Hanfsamen enthalten von Natur aus kein Tetrahydrocannabinol (THC) und haben keine psychoaktive Wirkung. Möglich ist aber eine Verunreinigung durch Kontakt mit anderen THC-reichen Pflanzenteilen (Blüten, Blätter oder Stängel). Die Folge ist, dass auch in Hanfsamen messbare Mengen an THC zu finden sein könnten.

THC in Hanfblättern und -blüten

Es gibt in Europa keinen Grenzwert für THC in Lebensmitteln. Allerdings hat das Bundesinstitut für gesundheitlichen Verbraucherschutz und Veterinärmedizin THC-Richtwerte für Lebensmittel abgeleitet, die als Richtwerte für die Lebensmittelüberwachung dienen.

Das Bundesinstitut für Risikobewertung (BfR) hat festgestellt, dass bei hanfhaltigen Produkten auch THC-Werte gemessen würden, die die Richtwerte übersteigen. Betroffen seien aber vor allem Produkte aus Hanfblättern und Hanfblüten. Problematisch seien laut BfR vor allem hanfhaltige Nahrungsergänzungsmittel. Gesundheitliche Beeinträchtigungen seien für Vielverzehrer, Kinder und Schwangere zu befürchten.

Wer bezüglich THC ganz auf Nummer Sicher gehen will, sollte auch Hanfsamen und Hanföl meiden, rät die Verbraucherzentrale. Gleichwertige Alternativen für die Ernährung seien Leinsamen, Sesamsamen, Leinöl und Walnussöl.

Und was ist mit CBD-Öl?

Cannabidiol, abgekürzt CBD, ist ein aus dem weiblichen Hanf gewonnenes Cannabinoid, dem im Gegensatz zum THC keine psychoaktiven Wirkungen, dafür aber einige therapeutische Effekte zugeschrieben werden. So sollen CBD-Zubereitungen eine rationale Perspektive bieten bei der Behandlung von zum Beispiel Epilepsie, Schwindel oder Erbrechen.

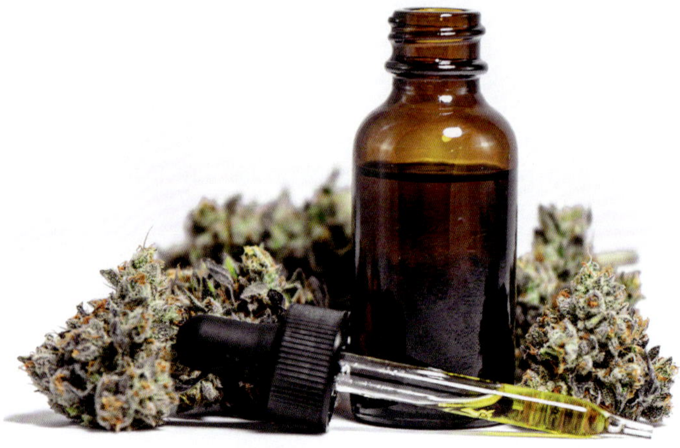

CBD-Öl wird rezeptfrei in Apotheken, Drogeriemärkten, Reformhäusern und auch manchen Head-Shops verkauft.

Im Handel gibt es ein CBD-haltiges Fertigarzneimittel (Epidyolex) und eine NRF-Rezeptur für eine ölige Cannabidiol-Lösung.

Furore am Markt machen zurzeit zahlreiche freiverkäufliche CBD-Öle, auch als CBD-Tropfen oder Hanftropfen bezeichnet. Sie werden im Unterschied zum oben beschriebenen Hanf-Speiseöl nicht aus Hanfsamen, sondern aus Blüten und Blättern der Cannabis-Pflanze gewonnen. Die Verkehrsfähigkeit von CBD-Produkten steht rechtlich auf sehr wackligen Beinen. Es handelt sich ausdrücklich nicht um Lebensmittel, eine „Novel-Food"-Zulassung durch die EU-Behörden ist aber bisher auch nicht erfolgt. Die Hersteller scheinen sich darum nicht zu kümmern, sie bieten CBD-Öle vorwiegend im Internethandel als Kosmetika, Nahrungsergänzungsmittel oder Medizinprodukte an.

Zurzeit ist eine Einstufung als Betäubungsmittel im Gespräch. In Apotheken herrscht darüber Verunsicherung.

Gewagte Versprechen

Der Hanf hat seine eigene, verwegene Geschichte, die nicht nur vom Hauch des sündigen Drogenrauschs umweht ist, sondern auch von allerlei Verschwörungsmärchen. Darauf lässt sich eine gute Marketingstrategie für Hanfsamen aufbauen.

Im Internet findet man Geschichten über ein chinesisches Dorf mit Namen Bama Yao, in dem angeblich besonders viele Hundertjährige leben. Deren gute Gesundheit sei höchstwahrscheinlich auf den Verzehr von Hanfsamen zurückzuführen. Wer „Bama Yao“ googelt, findet auch entsprechende Produkte und Nahrungsergänzungsmittel. Auf vielen Internetseiten, die sich mit alternativen Heilmethoden bzw. dem weitgefassten Feld „Gesundheit aus der Natur“ beschäftigen, findet man Hinweise auf wahre Wunderwirkungen von Hanfsamen. So sollen die in Hanfsamen vorhandenen Antioxidanzien das Immunsystem stärken, Zellen vor „Entartung“ schützen und Entzündungen bekämpfen. Damit sollen sie Arthritis, Bluthochdruck, Diabetes, Multipler Sklerose und Krebs vorbeugen.

Ein Fitness-Portal verspricht durch den Verzehr von Hanfsamen „Erleichterung bei der Fettverbrennung“ und schnellere „Regeneration der Muskulatur“. Der übersäuerte Körper werde wieder ins Gleichgewicht gebracht. Auch die Bildung von Testosteron werde gefördert.

Keines dieser Versprechen ist wissenschaftlich bewiesen. Folglich hat die Europäische Behörde für Lebensmittelsicherheit keine Aussage zu einer etwaigen Gesundheitswirkung von Hanfsamen bzw. dem daraus gewonnenen Hanföl zugelassen.

AUF EINEN BLICK

- Bei der als Lebensmittel angebotenen Ware handelt es sich um die Samen des Nutz- oder Industriehanfs. Hanfsamen enthalten von Natur aus kein THC und sind damit nicht psychoaktiv.
- Hanfsamen stellen eine für die menschliche Ernährung gut geeignete Proteinquelle dar, enthalten ein hochwertiges Öl mit einem hohen Anteil an Omega-3-Fettsäuren sowie die für eine gesunde Verdauung wichtigen Ballaststoffe.
- Hanfsamen können möglicherweise durch Kontakt mit anderen Pflanzenteilen auch geringe THC-Spuren enthalten. Wer völlig auf Nummer Sicher gehen will, kann ohne gesundheitliche Einbußen auf Hanfsamen verzichten.

Internetquellen

Bundesinstitut für Risikobewertung, https://mobil.bfr.bund.de/cm/343/fragen-und-antworten-zu-den-gesundheitlichen-risiken-von-hanfhaltigen-lebensmitteln.pdf

Deutsche Apotheker Zeitung (DAZ.online), www.deutsche-apotheker-zeitung.de/news/artikel/2020/10/30/die-medizingeschichte-von-hanf-von-entdeckung-prohibition-und-seiner-wiederentdeckung, www.deutsche-apotheker-zeitung.de/daz-az/2020/daz-41-2020/hanftee-in-aller-munde, www.deutsche-apotheker-zeitung.de/daz-az/2018/daz-50-2018/harmloser-hanf

Verbraucherzentralen (Deutschland), www.klartext-nahrungsergaenzung.de/wissen/lebensmittel/nahrungsergaenzungsmittel/cbdoel-legal-auf-dem-markt-37660

Kombucha – der „prickelnde Pilz“

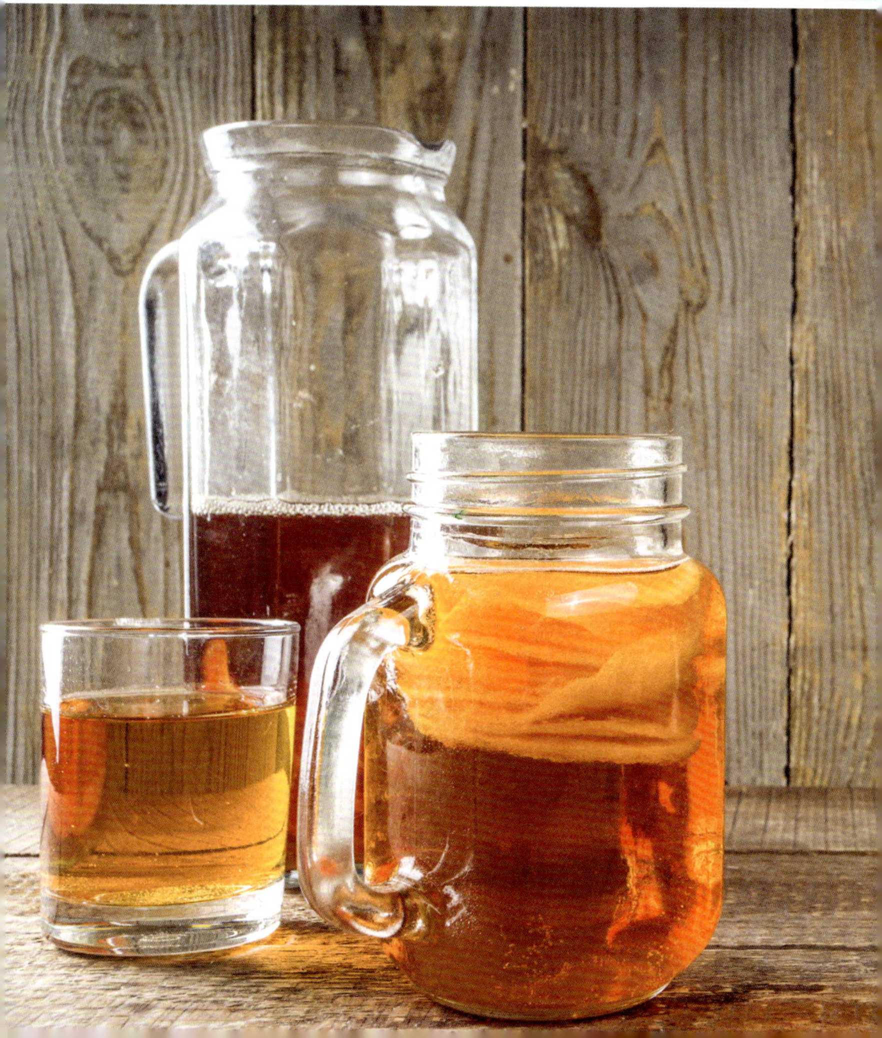

Eine asiatische Herkunft und märchenhafte Heilversprechen – das prickelnde Kombucha-Getränk enthält alle „Zutaten", die gutgläubige Verbraucher neugierig machen. Anhänger der Paläodiät (auch Paleodiät; Steinzeiternährung) glauben, dass Kombucha ihnen sogar ein echtes Steinzeit-Feeling vermitteln kann. Was ist dran am Superfood Kombucha und seinem Zauber?

Es gibt eine „Kombucha-Bibel" als „Pflichtlektüre für alle Kombucha-Freunde" und Erfahrungsberichte darüber, „wie Kombucha dein Leben verändert". Ähnlich einem „Frühjahrsputz" soll Kombucha alle Schad- und Giftstoffe sowie Schwermetalle aus dem Körper „binden und entfernen". Krankheitserreger sollen aus dem Körper „verdrängt", der Darm komplett saniert werden. Natürlich soll Kombucha auch gegen Krebs und beim Abnehmen helfen, Schlaganfälle und Herzinfarkte verhindern und das Altern verzögern. Laut Erfahrungsberichten meistert der Kombucha-Konsument energiegeladen und motiviert seinen Alltag, ohne dass er ein Bedürfnis nach einem Nickerchen oder einem coffeinhaltigen Getränk verspürt. Kombucha sei „Paleo-tauglich", heißt es auf einem Portal für Paleo-Lifestyle, auch wenn man in der Steinzeit vermutlich noch keine fermentierten Lebensmittel kannte.

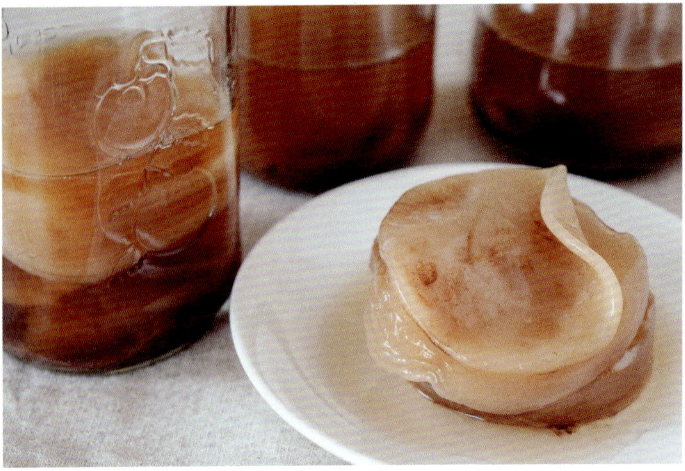

Der Überlebenskünstler

Der Teepilz, aus dem das Getränk entsteht, ist geheimnisumwittert: „Wo er wirklich herkommt, weiß niemand genau." Manche Quellen sagen, der koreanische Arzt Kombu habe den japanischen Kaiser damit geheilt, daher der Name Kombucha (japanisch für „Tee des Kombu"). Man liest aber auch, dass „Kombu" das japanische Wort für „Braunalge" und ein Algentee mit dem Namen „Kombucha" in Japan seit Jahrhunderten gebräuchlich ist. Von Ostasien aus soll der Teepilz über Russland auf verschlungenen Wegen nach Deutschland gelangt sein, wo man ihn zunächst „Heldenpilz" taufte. Im 20. Jahrhundert geriet Kombucha durch die Weltkriege hierzulande in Vergessenheit, weil sowohl der Pilz als auch das Getränk für ihr Gedeihen Zucker brauchen und dieser in Kriegszeiten knapp war. Doch offenbar lebte der Teepilz im Verborgenen weiter und seine „Auferstehung" folgte, sobald es wieder Zucker gab. Als „Lebenselixier" und „Heilmittel für alle Krankheiten" wurde er unter der Hand weitergereicht.

Die Fakten

Der sogenannte „Tee- oder Kombuchapilz" ist kein eigenständiger Pilz. Vielmehr handelt es sich um ein symbiotisches Gemisch aus verschiedenen Essigsäurebakterien sowie Hefepilzen aus der Gruppe der Schlauchpilze (Ascomycota). Die Hefekulturen vermehren sich im Kombucha durch Sprossung und Spaltung, wobei eine gallertartige, wachsende Schicht entsteht. Das schleimige Bakterien-Hefe-Gebilde wird von seinen Anhängern schon fast liebevoll „Scoby" genannt. Bei diesem Namen handelt es sich um ein Akronym, das für „symbiotic culture of bacteria and yeast" (yeast = Hefe) steht. Im Internet gibt es Tipps für das Aufbewahren und die Pflege von Scoby, die den Eindruck erwecken, es handele sich um ein niedliches Haustier mit einem Kosenamen. Seit einigen Jahren wird der Kombuchapilz bzw. Scoby in Deutschland in Naturkostläden und Reformhäusern verkauft. Man kann auch im Internet ein „Starter-Kit" für rund 50 Euro bestellen.

So entsteht das Getränk

Für die Herstellung des Kombucha-Getränks wird die Hefe-Bakterien-Kultur inklusive der Ansatzflüssigkeit, in der sie gekauft bzw. aufbewahrt wird, in ein großes Gefäß mit abgekühltem, reichlich gezuckertem Kräutertee, Grüntee oder schwarzem Tee gegossen. Das Gefäß wird mit einem Tuch, befestigt durch ein Gummiband, sorgfältig abgedeckt und mehrere Tage bei Zimmertemperatur stehen gelassen. Die Hefebakterienkultur beginnt nun, den Zucker durch alkoholische Gärung zu Kohlenstoffdioxid und Ethanol abzubauen, wobei sich auch Milchsäure und Gluconsäure bilden. Durch die Fermentierung entsteht nach mehreren Tagen ein fein moussierendes Getränk mit süßsaurem, gärigen Geschmack.

GUT ZU WISSEN

Am Ende des Gärungsprozesses entsteht ein Getränk mit lebenden Mikroorganismen und einem Alkoholgehalt von 0,5 bis 2 Prozent.

Laut Erklärungsvideo im Internet bildet sich durch den Gärprozess aus der „Pilz-Mutter“ ein „Pilz-Kind“, das aufgrund der Gasbildung an die Oberfläche der Flüssigkeit steigt. Der sich neu bildende Pilz sollte immer in Kontakt mit der Flüssigkeit bleiben, um Schimmelanflug zu vermeiden. Das ständige Wachstum schenkt dieser symbiotischen Kultur ein endlos langes Leben. Es wird empfohlen, die „Pilz-Mutter“ zu entsorgen, wenn sie sich nach mehrfacher Verwendung dunkel verfärbt hat. Mit dem „Pilz-Kind“ geht der Gär- und Wachstumsprozess weiter: Man verwendet zehn Prozent des zuletzt hergestellten Getränks und füllt dieses mit gezuckertem, frisch zubereitetem Tee auf.

Hygiene ist wichtig

Auch wenn der Kombuchapilz ein stabiles Durchhaltevermögen zeigt und das Kombucha-Getränk aufgrund seines sauren pH-Werts wenig anfällig ist für unerwünschte Kontaminationen – bei der Herstellung des Getränks ist Hygiene ebenso gefragt wie die Verwendung der richtigen

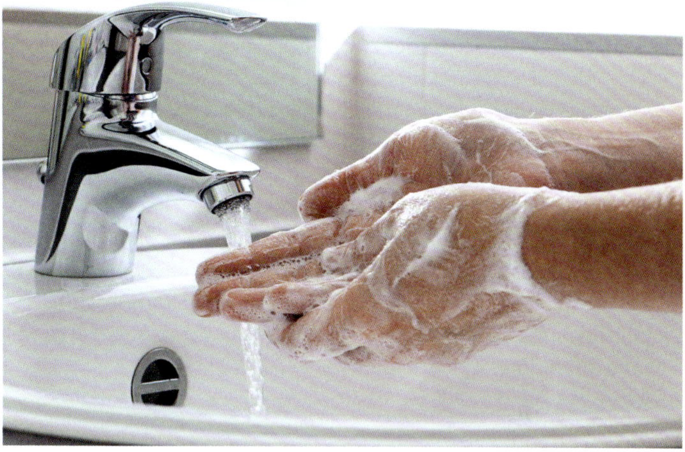

Achtung: Hygiene spielt zwar bei der Eigenherstellung von Kombucha(-getränken) eine wichtige Rolle, jedoch sollte auf die Nutzung von desinfizierenden Reinigungsmitteln möglichst verzichtet werden, um Spülmittelreste zu vermeiden. Diese können der Bakterienkultur schaden.

Materialien. So werden Vergiftungserscheinungen durch Schwermetalle, insbesondere Blei, bei Kombuchakonsumenten beschrieben, weil sie ihr Getränk monatelang in Keramikgefäßen produziert haben. Die Säure des Getränks hat nach und nach die Giftstoffe aus der Glasur des Gefäßes herausgelöst. Empfohlen werden daher vorzugsweise Glasbehälter.

Auch Sauberkeit ist wichtig, damit keine Schimmelpilze in den Ansatz gelangen. Gefäße und Hände sollten immer sorgfältig gereinigt werden und der Teeaufguss mit kochendem Wasser erfolgen. Eine von Schimmel befallene Kultur oder ein Pilz, der unangenehm riecht oder sich farblich stark verändert hat, sollte weggeworfen werden.

Zuckerarm, probiotisch und vitaminreich?

Kombucha-Freunde beschreiben Kombucha als „zuckerarmes", wenn nicht sogar zuckerfreies Getränk, weil der Pilz den anfangs zugefügten Zucker teilweise vollständig verstoffwechselt. Das ist abhängig von der Dauer der Gärung. Je länger der Gärungsprozess dauert, umso saurer und weniger wohlschmeckend wird das Getränk sein. Wenn das Kombucha-Getränk „lecker" schmeckt, ist es meist noch recht zuckerhaltig.

Die handelsüblichen Kombucha-Getränke aus dem Supermarkt oder dem Naturkostladen enthalten so gut wie alle Zucker. Nach dem Gärungsprozess wird in der Regel noch Zuckersirup zur geschmacklichen Aufwertung hinzugefügt. Außerdem werden industriell hergestellte Kombucha-Getränke aus Haltbarkeitsgründen pasteurisiert, was lebende Mikroorganismen abtötet.

GUT ZU WISSEN

Der Alkoholgehalt von Kombucha-Getränken ist zwar gering, könnte aber für Menschen, die eine Alkoholkrankheit überwunden haben, gefährlich sein.

Selbsthergestellte Kombucha-Getränke lassen sich hinsichtlich ihrer gesundheitlichen Wirkungen mit anderen fermentierten Lebensmitteln vergleichen, zum Beispiel Sauermilchprodukten. Die darin befindlichen Mikroorganismen können sich möglicherweise positiv auf die Darmflora auswirken. Wissenschaftlich belegt sind leicht abführende und schwache antibakterielle Wirkungen, die von der in Kombucha-Getränken enthaltenen Essigsäure und Milchsäure ausgehen. Von Kombucha-Befürwortern angeführt wird der hohe Gehalt an B-Vitaminen, wovon vor allem Vegetarier und Veganer profitieren können, sowie an Vitamin C.

Gesundheitlich wertvoll?

Die Deutsche Gesellschaft für Ernährung e. V. (DGE) stellt fest, dass Werbeaussagen über therapeutische oder gesundheitsfördernde Wirkungen von Kombucha wissenschaftlich nicht nachgewiesen sind und es keine Untersuchungen zu probiotischen Eigenschaften der Kulturen gibt.

Die Verbraucherzentrale Nordrhein-Westfalen weist darauf hin, dass Kombucha zwar der Erfrischung und als Durstlöscher dient, jedoch kein Heilmittel ist. Der Anteil an Zucker, Alkohol und Koffein könne sehr unterschiedlich ausfallen. Dem stolzen Verkaufspreis von bis zu 4 Euro und mehr pro Liter stehe jedoch ein fragwürdiger Nutzen gegenüber.

AUF EINEN BLICK

- Der sogenannte „Tee- oder Kombuchapilz" ist kein eigenständiger Pilz. Es handelt sich um ein Gemisch aus Essigsäurebakterien und Hefepilzen.
- Die schleimige Bakterien-Hefe-Kultur wird „Scoby" genannt. Dies steht für „symbiotic culture of bacteria and yeast."
- Das Kombucha-Getränk entsteht durch Aufguss von Scoby mit gesüßter Flüssigkeit und anschließender tagelanger Fermentierung.
- Abhängig von der Dauer der Fermentierung wird der zugesetzte Zucker mehr oder weniger verstoffwechselt.
- Fertig gekaufte Kombucha-Getränke sind aus Geschmacksgründen meist zusätzlich gesüßt.
- Werbeaussagen über therapeutische oder gesundheitsfördernde Wirkungen von Kombucha sind wissenschaftlich nicht belegt.

Internetquellen

Deutsche Apotheker Zeitung (DAZ.online), www.deutsche-apotheker-zeitung.de/daz-az/2000/daz-36-2000/uid-7203

Verbraucherzentrale (Deutschland), www.verbraucherzentrale.de/wissen/lebensmittel/kennzeichnung-und-inhaltsstoffe/kombucha-13938

MCT-Öl und Kokosöl

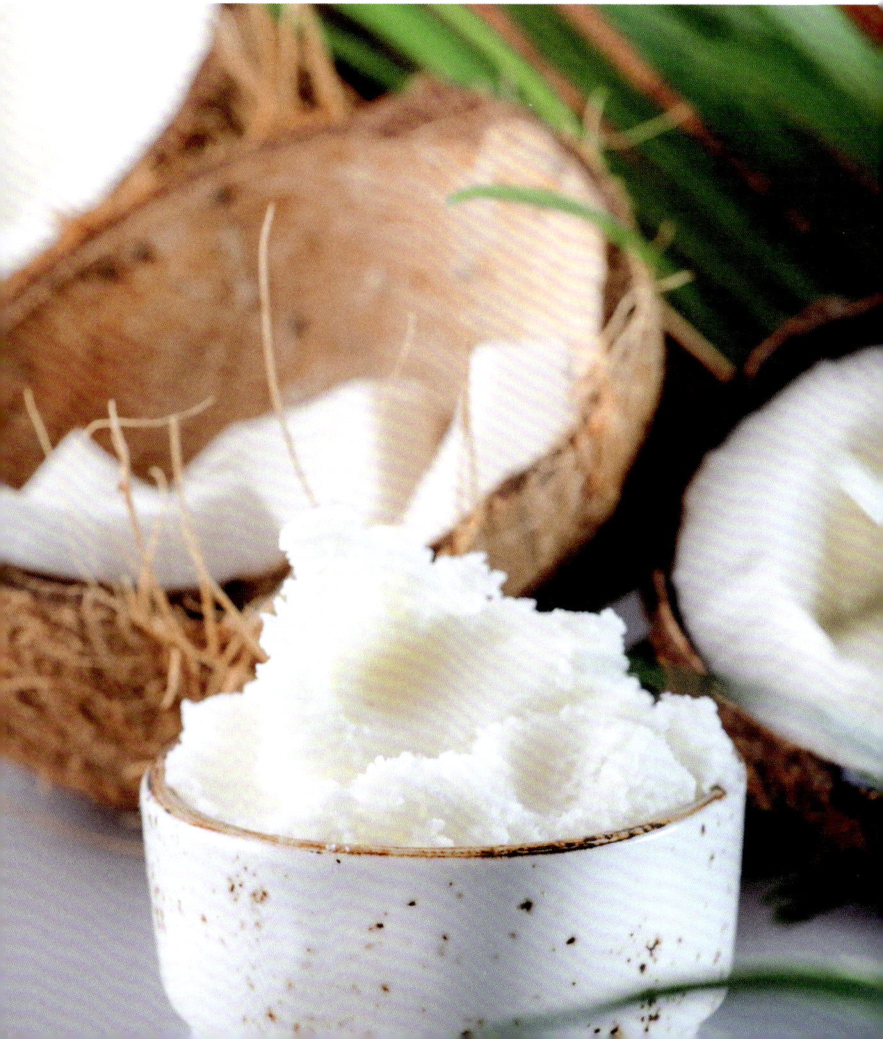

Kokosöl klingt exotisch, MCT-Öl klingt modern – daher erfreuen sich beide Öle zunehmender Beliebtheit. Viele Verbraucher lassen sich von zweifelhaften Marketingversprechen locken, welche keine wissenschaftlich fundierte Basis haben. So ist es kein Wunder, dass beide Öle in der Gunst gesundheitsbewusster Menschen weit oben stehen und den Rang von Superfoods haben.

GUT ZU WISSEN

Auch wenn MCT-Fette zehn Prozent weniger Kalorien enthalten als andere Nahrungsfette, sind sie weder „Schlankmacher" noch „Kalorieneinsparer". Kokosöl besteht mehrheitlich aus gesättigten Fettsäuren, die keine gesundheitsfördernden Effekte haben.

Mit dem Versprechen, schnell und problemlos schlank zu werden, lässt sich die „Gemeinde der Wundergläubigen" offenbar am leichtesten ködern. Wie schön ist es doch, an ein „Abnehm-Fett" zu glauben, welches die Pfunde purzeln lässt, weil bei seiner Verbrennung so viel Energie verbraucht wird. MCT-Öle, aus Kokosöl gewonnen, oder gleich das gesamte Kokosöl, erfreuen sich einer geradezu atemberaubenden Mund-zu-Mund-Propaganda, was ihren Gesundheitswert betrifft. Insbesondere Kokosöl scheint das ultimativ angesagte Fett etwa bei jungen Müttern zu sein, die ihre Familien „alternativ" und bewusst ernähren wollen.

MCT-Öle – die Fakten

Das Akronym MCT steht für „medium-chain triglycerides". Es handelt sich um dreifache Ester des Glycerins mit gesättigten Fettsäuren mittlerer Kettenlänge (6 bis 12 Kohlenstoffatome), und zwar Capron-, Capryl-, Caprin- und Laurinsäure. Im Körper werden sie schneller als langkettige Fettsäuren gespalten und über die Pfortader direkt zur Leber transportiert. Sie haben den Vorteil, unabhängig von Gallensäuren und fettspaltenden Enzymen absorbiert zu werden. Aufgrund dieser Eigenschaften haben sie ihren festen Platz in der parenteralen Ernährung sowie in der diätetischen Therapie verschiedener Darmerkrankungen, insbesondere bei Fettverdauungs- und Lymphabflussstörungen, bei Morbus Crohn, Mukoviszidose oder nach Dünndarmoperationen. MCT kommen natürlicherweise in Butter, Kokosöl und Palmöl, aber auch in Milch und Muttermilch vor. Für die Diätetik werden spezielle Streichfette hergestellt, so sind zum Beispiel MCT-Margarinen im Handel.

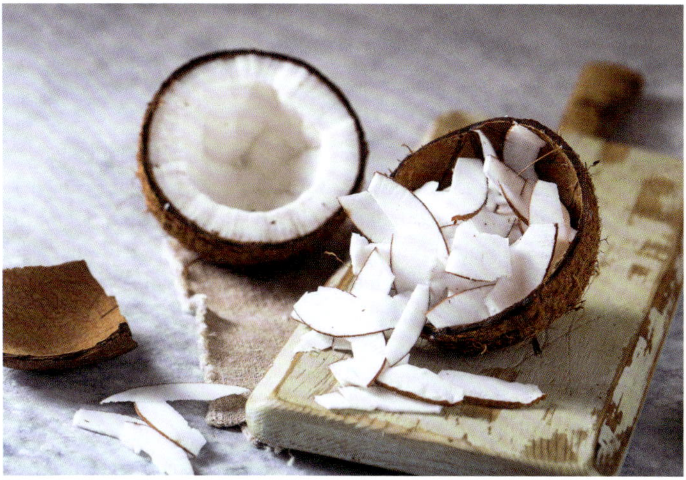

MCT-Fette haben tatsächlich zehn Prozent weniger Kalorien als andere Nahrungsfette. Sie führen in der ersten Zeit ihrer Anwendung zu einem höheren Sättigungsgefühl und es wurden durchaus kurzfristige Gewichtsabnahmen beschrieben. Die Deutsche Gesellschaft für Ernährung e. V. (DGE) räumt ein, dass auf diese Weise der Beginn einer Reduktionsdiät erleichtert werden kann, doch es komme sehr schnell zu einem Gewöhnungseffekt.

GUT ZU WISSEN

Es gibt laut DGE keine wissenschaftlichen Beweise für Langzeiterfolge und erst recht nicht für eine Einstufung von MCT-Fetten als „Schlankmacher" oder „Kalorieneinsparer". Deshalb hält die DGE MCT-Fette für die Therapie der Adipositas nicht für empfehlenswert.

Unerwünschte Wirkungen

Werden normale Nahrungsfette durch MCT-Fette ersetzt, können Unverträglichkeitsreaktionen auftreten, zum Beispiel Sodbrennen, Erbrechen, Bauchschmerzen oder Durchfall. Bei Dauergebrauch würden essenzielle Fettsäuren und fettlösliche Vitamine fehlen. Bei der Verwendung in der Küche entwickeln MCT-Fette einen scharfen und bitteren Geschmack, vor allem wenn Speisen warmgehalten oder aufgewärmt werden. MCT-Öle eignen sich nicht zum Erhitzen, Braten oder Frittieren.

Was über MCT im Netz kursiert

Im Internet werden MCT-Fette als potente Antibiotika dargestellt, die jedoch die guten Darmbakterien unangerührt lassen. Diabetes mellitus, Bluthochdruck, Fettstoffwechselstörungen und Gicht sollen wirksam bekämpft, Herzinfarkten und Schlaganfällen soll vorgebeugt werden. Leber, Pankreas und Nieren sollen geschützt werden. Die Gedächtnisleistung soll steigen und der stressige Alltag besser bewältigt werden. Kaufen kann man das Öl in Online-Shops, welche eine „Zufriedenheitsgarantie" zusichern – der Literpreis liegt zwischen 20 und 50 Euro.

Kokosöl – die Fakten

Kokosöl wird aus Kopra, dem Fruchtfleisch der Kokosnuss, gewonnen. Zu den wichtigsten Anbauländern von Kokospalmen zählen Indonesien, Indien und die Philippinen. Das Öl besteht aus Triglyceriden, die zu

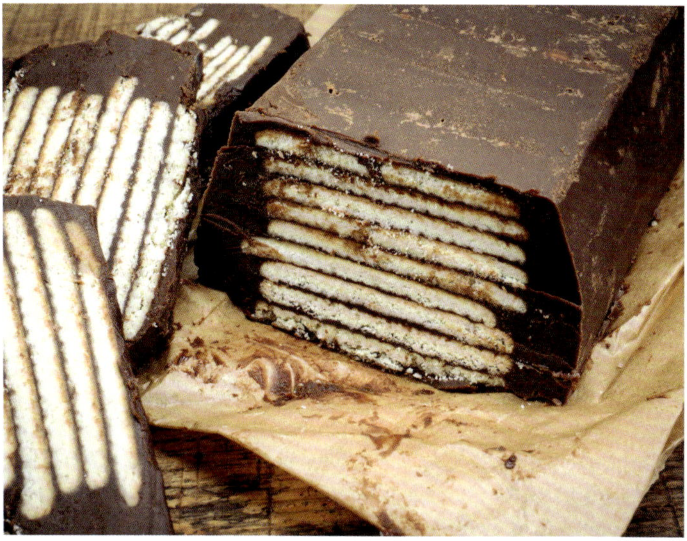

Der „Kalte Hund", auch „Kalte Schnauze", „Lukullus" oder „Kellerkuchen" genannt, wird traditionell noch mit einem Schuss Rum (oder Rumaroma) verfeinert. Anstatt Kokosfett kann auch Butter verwendet werden, dann muss die Kekstorte jedoch ein bisschen länger im Kühlschrank aushärten.

90 Prozent gesättigte Fettsäurereste enthalten. Bei diesen handelt es sich überwiegend um MCT-Fette und zu 50 Prozent ist Laurinsäure (12 Kohlenstoffatome) vertreten. Das wachsartige Kokosöl riecht mild und frisch, leicht nach Kokos. Man spricht auch von Kokosfett, weil es bei Raumtemperatur fest wird. Bei Kokosfett denkt man sofort an das altbekannte Fett in Plattenform (Palmin). Dieses wird unter Wärmeanwendung aus Kopra gepresst und weiter stark bearbeitet, bis es völlig geschmacksneutral ist. Im Gegensatz dazu wird natives Kokosöl ohne Wärmeanwendung gepresst und nicht weiter behandelt. Deshalb gilt es ernährungsphysiologisch als hochwertiger. Der hohe Anteil an Laurinsäure soll es leichter verdaulich machen. Trotz allem besteht Kokosöl mehrheitlich aus gesättigten Fettsäuren.

In der Küche kann man Kokosöl bzw. -fett zum Backen, Braten und Frittieren verwenden. Palmin gilt seit langem als preisgünstiges Brat- und Frittierfett. Viele kennen aus ihrer Kinderzeit den „Kalten Hund“, eine Kekstorte mit mächtiger Kokosfett-Schokoladenfüllung und nicht gerade der Inbegriff gesunder Kost.

DGE rät: Kokosöl nur gelegentlich verwenden

Grundsätzlich sollte eine gesunde Ernährung möglichst viele ungesättigte Fettsäuren enthalten, die nachweislich das Herzinfarktrisiko senken und den Körper mit essenziellen Fettsäuren versorgen. Diesen Anspruch kann Kokosöl auch in seiner nativen Variante nicht erfüllen. Für die regelmäßige und tägliche Verwendung in der Küche sind daher Oliven-, Raps- und Walnussöl laut DGE die bessere Alternative. Diese anerkannt hochwertigen pflanzlichen Öle zeichnen sich durch einen hohen Anteil an ungesättigten Fettsäuren aus.

GUT ZU WISSEN

Die Deutsche Gesellschaft für Ernährung e.V. (DGE) empfiehlt, Kokosöl in der Küche nur gelegentlich zu verwenden, beispielsweise bei der Zubereitung exotischer Speisen.

Kampagne mit Wirkung

Wie kommt es zu der Einschätzung, Kokosöl sei – trotz 90 Prozent an gesättigten Fettsäuren – so gesund? Und warum glauben insbesondere viele junge Mütter fest an diese Botschaft? Im Internet ist zu lesen, dass Kokosöl ein „Wundermittel für Schwangere“ sei. Kokosöl von außen auf der Haut und von innen mit den antimikrobiellen Eigenschaften mache jede Schwangere zur „Schönheitskönigin“ und wirke gegen Übelkeit, Sodbrennen und Verstopfung sowie alle weiteren Schwangerschaftsbeschwerden. Die im Kokosöl enthaltene Laurinsäure soll auch die Milchproduktion während des Stillens anregen. Möglicherweise ist Kokosöl

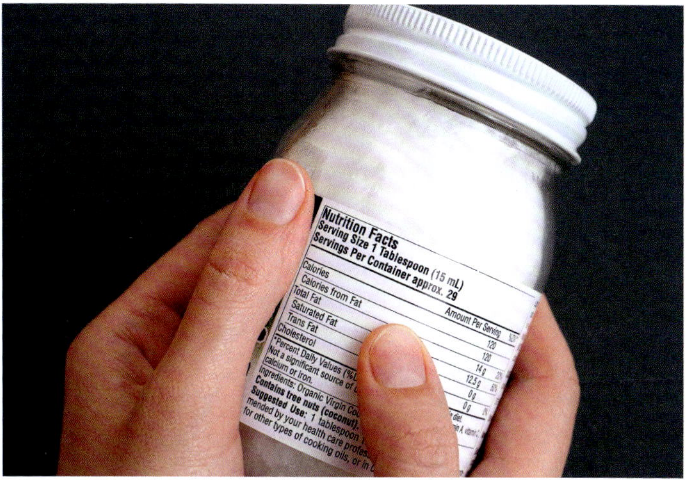

Vor allem junge Mütter glauben den Marketingmärchen vom „gesunden Kokosöl". Ernährungswissenschaftler betrachten diesen Trend mit großer Sorge.

ein „Geheimtipp“ von Hebammen, die einen großen Einfluss auf junge Frauen haben?

Die ursprünglich erzählte Geschichte vom „gesunden Kokosöl“ ging so: Die Einheimischen in all den exotischen Ländern, wo Kokospalmen gedeihen, leiden selten unter unseren üblichen Zivilisationskrankheiten, schon gar nicht unter Herz-Kreislauf-Krankheiten. Das führten selbsternannte Ernährungsexperten auf den Konsum von Kokos-Produkten zurück. Dass die Einheimischen einen völlig anderen Lebensstil pflegen, sie sich ganz anders ernähren und von ihnen nicht das pure Kokosöl konsumiert wird, sondern eher das Kokosnussfleisch, das alles blieb im Marketing-Märchen unberücksichtigt. Man begann also, Kokosöl in den westlichen Ländern als besonders „herzschützend“, „gesund“ und „natürlich“ zu vermarkten. Menschen, die an Wunder glauben wollen, stellen eher keine kritischen Fragen. Das Superfood Kokosöl erwarb sich weithin den Ruf, außer Herz-schützend auch Cholesterol-senkend, antientzündlich sowie antibakteriell zu wirken und der Adipositas vorzubeugen. Eine Umfrage zeigt, dass 72 Prozent der Allgemeinbevölkerung glauben, Kokosöl sei besonders gesundheitsförderlich. Der Kokosöl-Boom ist damit ein echter Marketing-Erfolg.

Was sagt die Wissenschaft?

Mit dem Ziel, unsere Ernährung zu optimieren und Krankheiten vorzubeugen, wurden in den letzten Jahren viele große Studien und Metaanalysen durchgeführt. Auch Kokosöl weckte das Interesse vieler Forscher und Wissenschaftler. Denn man wollte durchaus wissen, wie sich pflanzliche gesättigte Fettsäuren auf die menschliche Gesundheit auswirken, und ob die im Raum stehenden Versprechen wissenschaftlichen Kriterien standhalten.

In der Deutschen Apotheker Zeitung Nr. 25 vom 18. Juni 2020 diskutieren die Ernährungswissenschaftler Prof. Dr. Martin Smollich und Tessa Müller vom Institut für Ernährungsmedizin der Universität Lübeck die Studienlage zum Kokosöl. Sie kommen zu folgendem Schluss: Eine Ernährung mit Kokosöl hat keinerlei günstige Wirkung auf die Gesundheit. Antientzündliche oder herzschützende Effekte sind nicht nachgewiesen. Die Autoren der in dem Artikel diskutierten Metaanalyse betrachten die gezielte Vermarktung von Kokosöl als vermeintlich gesundheitsförderndes Speiseöl mit Sorge. Auch wenn nichts gegen einen gelegentlichen Verzehr von Kokosöl spricht, so sollte man die bei uns üblichen Speiseöle keinesfalls zugunsten von Kokosöl austauschen.

An die Umwelt denken

Umweltverbände sind der Ansicht, dass die Menschen in Europa keine Pflanzenöle aus den Tropen brauchen. Die heimischen Öle aus Oliven, Raps, Sonnenblumenkernen oder Walnüssen sind nicht nur von ihrer Fettsäuren-Zusammensetzung her gesünder für uns, sie haben auch keine so langen Transportwege hinter sich wie Produkte aus Übersee, für die in vielen Ländern der Regenwald abgeholzt wurde, um riesige Anbauflächen für Monokulturen zu schaffen.

Zwar ist der Anbau von Kokospalmen in den Entwicklungsländern ein wichtiger Wirtschaftsfaktor, doch sind es nicht die Bauern, die von dem Verkauf profitieren, sondern die industriellen Vermarkter, die die einheimische Bevölkerung oft ausbeuten und unter fragwürdigen Bedingungen arbeiten lassen.

Wer Kokosprodukte kaufen will, sollte unbedingt auf Fairtrade-Label achten. Im Internet angebotenes Kokosöl kostet zwischen ca. 10 und 40 Euro pro Liter. Die Qualität der einzelnen Produkte zu beurteilen, dürfte für den Verbraucher allerdings schwierig sein.

AUF EINEN BLICK

- MCT-Fette bestehen aus Triglyceriden mit gesättigten Fettsäureresten mittlerer Kettenlänge, die aus Kokosöl oder Palmöl gewonnen werden.
- MCT-Fette haben ihren Stellenwert in der parenteralen Ernährung bzw. in der diätetischen Behandlung spezieller Erkrankungen. Es handelt sich keinesfalls um ein „Abnehmfett".
- Kokosöl besteht aus Triglyceriden, die zu 90 Prozent gesättigte Fettsäurereste enthalten. Überwiegend handelt es sich dabei um MCT-Fette.
- Der Verzehr von Kokosöl bietet keinen gesundheitlichen Vorteil. Im Gegenteil, der Austausch von Speiseölen mit ungesättigten Fettsäuren zugunsten von Kokosöl wird von Ernährungswissenschaftlern mit Sorge gesehen.

Internetquellen

Deutsche Apotheker Zeitung (DAZ.online), www.deutsche-apotheker-zeitung.de/daz-az/2020/daz-25-2020/un-gesundes-kokosoel

Deutsche Gesellschaft für Ernährung e.V.,www.dge.de/wissenschaft/weitere-publikationen/fachinformationen/mittelkettige-triglyceride-adipositastherapie/

Rettet den Regenwald e.V., www.regenwald.org/themen/palmoel/kokosoel-keine-alternative-zu-palmoel

Verbraucherzentrale (Deutschland), www.verbraucherzentrale.de/wissen/lebensmittel/gesund-ernaehren/alternatives-fett-ist-kokosoel-gesund-29294

Papaya – „Schlankwunder“ und „Vitaminbombe“

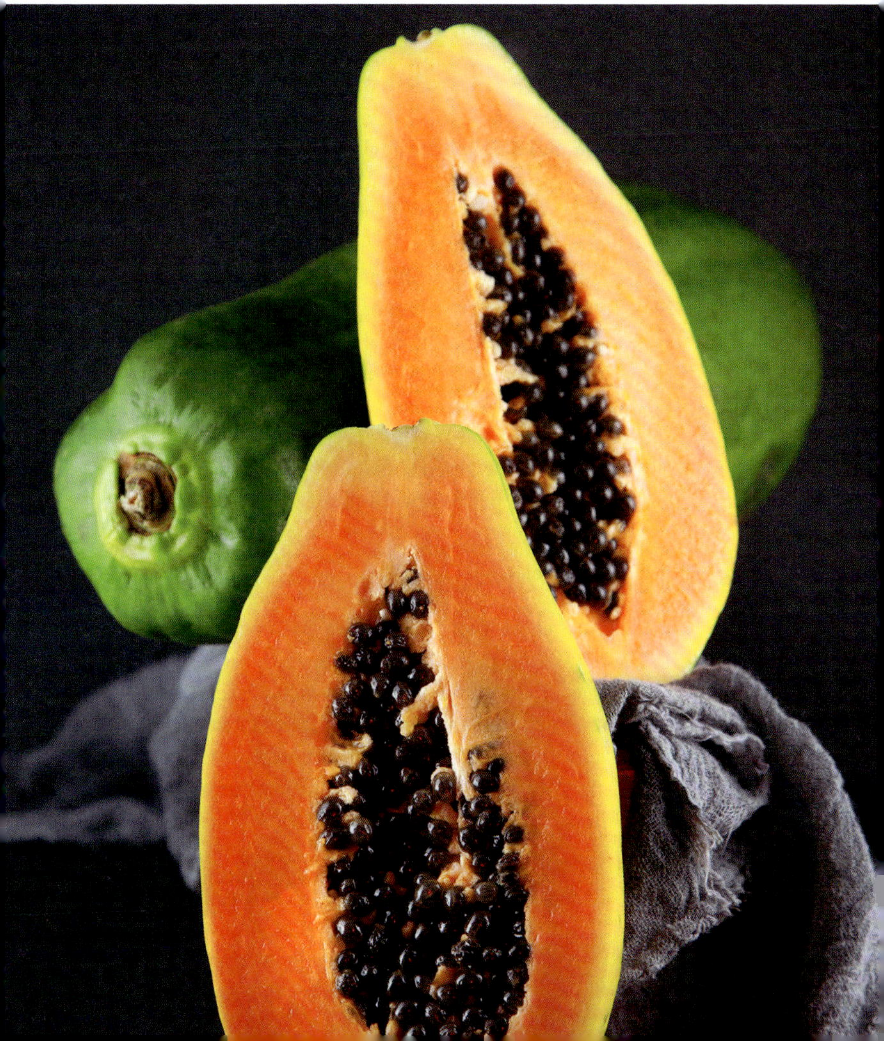

Papayas überzeugen durch Aussehen und Geschmack: Das orangefarbene bis lachsrote, reife Fruchtfleisch sieht appetitlich aus, hat eine angenehme Konsistenz und schmeckt apart fruchtig-süß. Zum Superfood verklärt wird die Papaya vor allem deshalb, weil sie das zum „Superenzym" hochgejubelte Papain enthält. Geradezu „bombig" soll auch der Vitamingehalt reifer Papayas sein. Was ist dran an den Behauptungen?

„Bombig" sind vor allem die Gesundheitsversprechen, die man auf den einschlägigen Internetportalen findet. Der Verzehr von Papayas und insbesondere Papain soll wahre Wunder im Kampf gegen überschüssige Pfunde bewirken, liest man auf der Seite eines Fitnessmagazins. Besonders hervorgehoben wird der Nutzen für Menschen, die eine Glutenunverträglichkeit haben: Das Enzym Papain soll das Weizenprotein Gliadin, das für die entzündliche Reaktion im Darm verantwortlich ist, aufspalten.

Das Zerkauen getrockneter Papayakerne, so wird auf einer anderen Gesundheitsseite im Internet geraten, soll die Darmflora sanieren und helfen, Parasiten abzuwehren. Gemahlene Papayablätter, als Fertigprodukt im Handel, sollen die Leber reinigen und den Körper entgiften. Zahlreiche Nahrungsergänzungsmittel, die Papain enthalten, auch in Kombination mit dem aus Ananas gewonnenen Enzym Bromelain sowie Vitaminen, sind im Handel zu finden. Auch wenn auf den Produkten keine Indikationen genannt werden dürfen, findet man auf Internetseiten Hinweise darauf, dass sie gegen Entzündungen helfen, die Verdauung fördern und insgesamt den Stoffwechsel auf Trab bringen sollen.

Die Fakten

Die Papayapflanze gehört zur Familie der Melonenbaumgewächse (Caricaceae), deren Wildform in Mittelamerika zu Hause ist. Die mächtige und langlebige Pflanze ist weder Baum noch Strauch, eher ein Kraut, besitzt aber einen baumartigen, mächtigen Habitus. Der latexhaltige Stamm kann bis zu zehn Meter hoch werden. Er ist unten kahl und trägt oben einen Blätterschopf mit großen, tief eingeschnittenen, langstieligen Blättern.

Aus den gut riechenden Blüten entwickeln sich die ovalen Papayafrüchte, die auch als „Baummelonen" bezeichnet werden. Die Frucht stellt, botanisch betrachtet, eine gigantische Beere dar. Sie erreicht eine Länge von 15 bis 45 cm, einen Durchmesser von 10 bis 30 cm und kann bis zu maximal 6 kg wiegen. Die in Europa verkauften, in Kulturen angebauten Papayas stammen meist aus Hawaii oder Brasilien und bringen ca. 500 g auf die Waage. Die reife Frucht bzw. Beere ist gelblich-grün, das Fruchtfleisch hellorangefarben bis rosafarben, in der Fruchtmitte liegen die schwarzen, von einem Häutchen umgebenen Samen.

Papayas werden heutzutage weltweit in den Tropen und Subtropen kultiviert, der größte Produzent hierbei ist Indien.

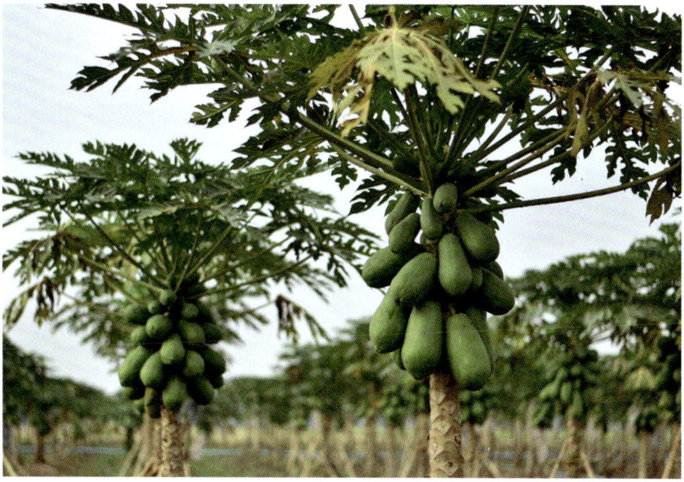

GUT ZU WISSEN

Die unreifen Früchte werden in den Anbauländern gerne als Gemüse gegessen.

Was ist drin?

Mit 32 kcal pro 100 g Fruchtfleisch ist die wasserreiche Papayafrucht sehr kalorienarm und von ihrem Energiegehalt mit der Wassermelone vergleichbar. Auch der Zuckergehalt (je nach Reifegrad 7 bis 19 g pro 100 g) ist mit der Süße von Melonen vergleichbar. Mineralien und die Vitamine A, B, E sind im Mikrogrammbereich enthalten, der Vitamin-C-Gehalt von 60 mg pro 100 g ragt jedoch heraus.

Ganz besonders hervorgehoben wird der Inhaltsstoff Papain, ein proteinspaltendes Enzym. Je weniger ausgereift die Papaya ist, umso höher ist der Papaingehalt. Papain ähnelt in seiner Wirkung dem im menschlichen Magen produzierten Pepsin, soll aber sowohl im sauren wie auch im alkalischen Bereich wirksam sein. Für die Pflanze ist das Papain, das besonders konzentriert in den Fruchtkernen (aber auch in der Fruchtschale) sitzt, zur Abwehr von Schädlingen unentbehrlich. In der Volksmedizin wurde Papain als Entwurmungsmittel verwendet.

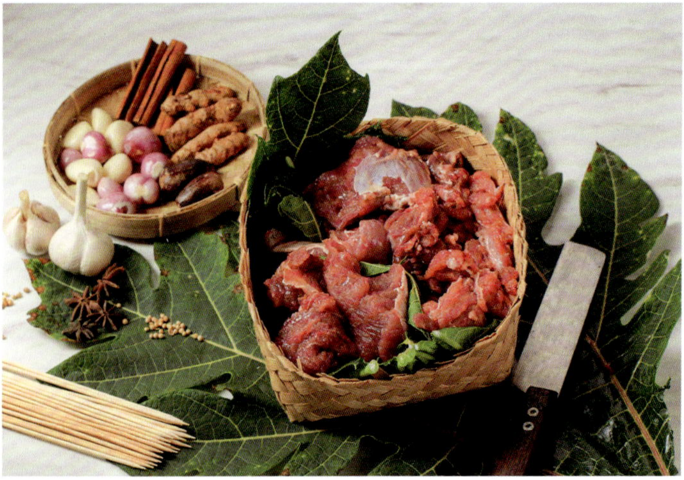

Sowohl die Frucht als auch die Schale können aufgrund des Enzyms Papain als Fleischzartmacher dienen. Dafür das zähe oder faserige Stück Fleisch gemeinsam mit der Frucht kochen, es mit dieser einreiben oder aber es in die Blätter einwickeln.

Papain – ein alternatives Heilmittel?

In der Alternativmedizin wird die Ansicht vertreten, dass Papain und auch andere oral zugeführte Enzyme, magensaftresistent verkapselt, durch die Darmwand ins Blut gelangen und dort aktiv werden können. Man stellt sich vor, dass Papain mit seiner Eiweiß-spaltenden Wirkung für den Körper schädliche Proteine und Proteinkomplexe abbaut. Auf diese Weise sollen Ursachen von Entzündungen beseitigt, Schmerzzustände aufgehoben und Schwellungen zum Abklingen gebracht werden. Auch in der naturheilkundlichen Behandlung von Sportlern und Bodybuildern kommt Papain zum Einsatz.

Auch wenn auf den Verkaufsverpackungen keine gesundheitsbezogenen Hinweise stehen dürfen, gibt es im Internet viele Hinweise auf Indikationsgebiete sowie Erfahrungsberichte. So soll Papain „Hals und Rachen säubern“, bei Verdauungsbeschwerden helfen, das Immunsystem stärken und vor allem „Pfunde purzeln lassen“. Wissenschaftliche Belege gibt es dafür nicht.

GUT ZU WISSEN

Das Enzym Papain ist in vielen Nahrungsergänzungsmitteln enthalten, auch in Kombination mit Bromelain.

Teure Kerne

Papaya-Kerne werden in Online-Shops als „Pfeffer der Inkas“ angeboten, Kilopreis zwischen 240 und 400 Euro. Die getrockneten Kerne aus „kontrolliertem Anbau“ in „familiären Kleinbetrieben“ werden gepriesen als „Snack“ und „cleverer Pfefferersatz“. Die pfeffrige Schärfe der Kerne ist auf ihren hohen Gehalt an Senfglykosiden zurückzuführen.

Die Verkäufer weisen (zu Recht) darauf hin, dass sie aufgrund der Health-Claim-Verordnung keine Angaben zu gesundheitlichen Wirkungen machen dürfen. Empfohlen wird die Aufnahme von 5 bis 10 Kernen ein- bis dreimal täglich. Ein Shop-Verkäufer weist darauf hin, dass er selbst ca. 50 Stück „in seinem täglichen Rohkost-Salat“ zu sich nimmt.

Man liest auch den Hinweis, dass die Kerne sich für die „innerliche Reinigung" eignen und man auf YouTube nach entsprechenden Erfahrungsberichten suchen solle.

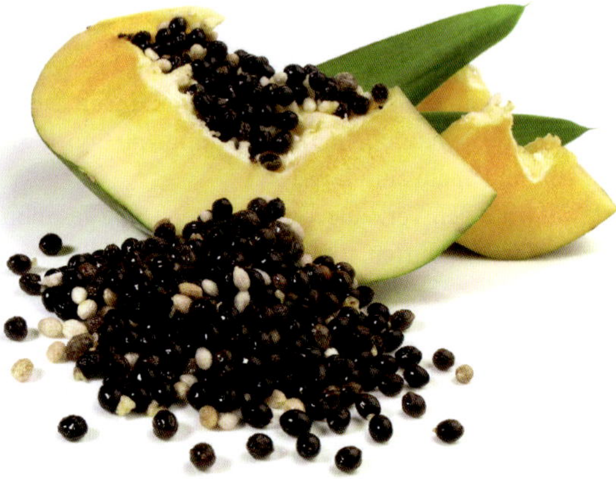

Papaya in der Küche

Papayas sind auch in (Mittel-)Europa inzwischen ganzjährig in Supermärkten oder Discountern erhältlich. Unreife Papayas mit grüner Schale können gekocht oder zu Chutney verarbeitet werden. Man isst das leckere, leicht glitschige Fruchtfleisch pur oder in Obstsalaten bzw. als Ergänzung zum Müsli. Wer exotische Geschmacksnoten liebt, kann so seinen Speiseplan bereichern. Zauberwirkungen auf die Gesundheit darf man allerdings genauso wenig erwarten wie bei allen anderen sogenannten Superfoods. Auch sollte man immer an die langen Transportwege denken. Kostengünstiger und nicht weniger gesund ist es, heimische Früchte und Gemüse zu bevorzugen.

GUT ZU WISSEN

Reife Papayafrüchte erkennt man an ihrer gelblichen Färbung.

AUF EINEN BLICK

- Papayas sind die Beerenfrüchte des Papaya- bzw. Melonenbaums. Das Fruchtfleisch kann unreif oder reif verzehrt werden. Reife Papayas haben einen aromatisch-fruchtig-süßen Geschmack.
- Papayas enthalten – hauptsächlich in Schalen und Kernen – das Enzym Papain, das der Pflanze zur Abwehr von Schädlingen dient. Papain wirkt eiweißspaltend.
- Papain wird im Rahmen alternativmedizinischer Konzepte eingesetzt, die Wirkungen sind jedoch nicht wissenschaftlich belegt.
- Die Papayafrüchte werden in tropischen und subtropischen Regionen kultiviert und haben lange Transportwege hinter sich.

Internetquellen

G+J Medien GmbH (Geo.de), www.geo.de/wissen/gesundheit/17154-rtkl-superfood-papaya-leckere-suedfrucht-mit-heilender-wirkung

Verbraucherzentrale (Deutschland), www.verbraucherzentrale.de/faq/projekt-klartext-nem/papainenzymkapseln-staerkung-des-immunsystems-beruhigung-des-magens-23652

Quinoa und Amaranth – glutenfreie „Wunderkörner“

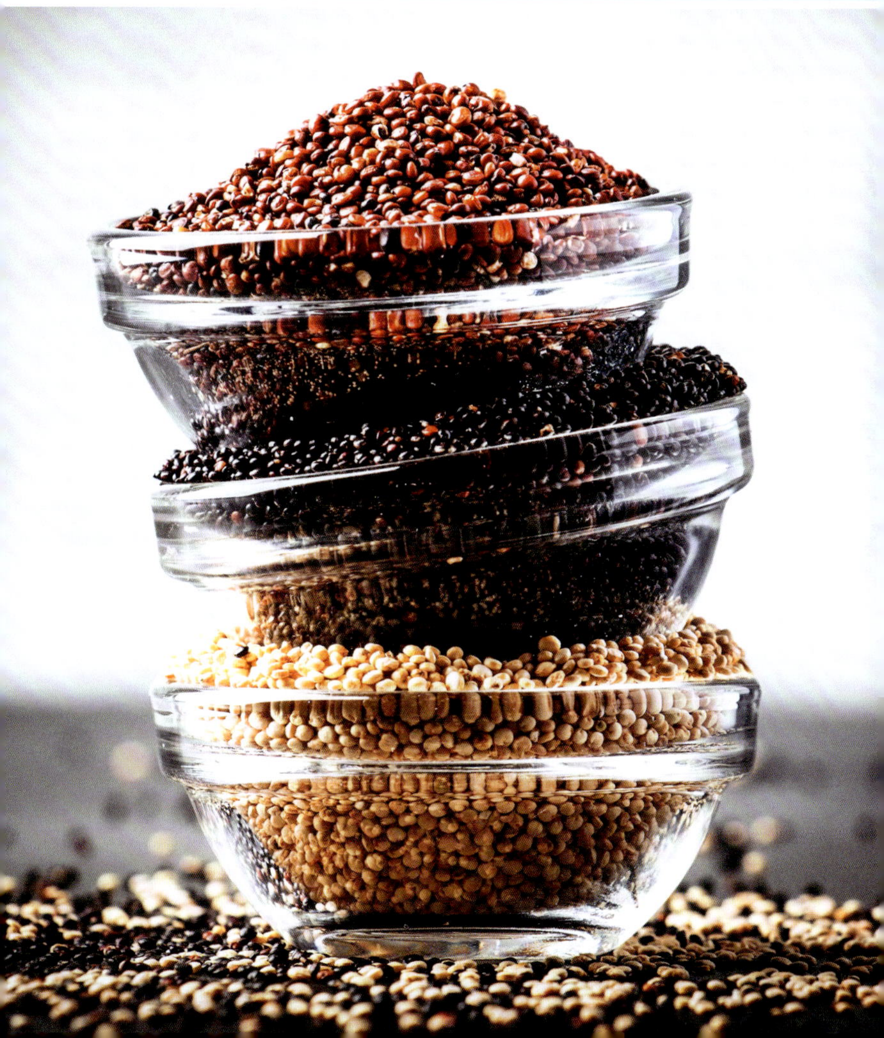

In den Anden zu Hause, in Europa beliebt – Quinoa und Amaranth sind vielen als glutenfreie Beilage oder Zutat für Müslis bekannt. Die beiden Pseudogetreide-Arten sind reich an Nährstoffen, jedoch nicht für alle Menschen uneingeschränkt zu empfehlen. Und auch aus nachhaltiger Sicht sind sie nicht ganz unbedenklich.

GUT ZU WISSEN

Quinoa und Amaranth sind beliebte Alternativen zu Getreide. Für Zöliakie-Patienten, Vegetarier und Veganer können sie den Speiseplan sinnvoll bereichern.

Amaranth und Quinoa, mit ihren wohlklingenden Namen, weisen einige Gemeinsamkeiten auf. Zum Beispiel stammen beide Pseudogetreidearten aus derselben Pflanzenfamilie und haben ihren Ursprung und eine lange Tradition in Südamerika. Außerdem werden beide von Superfood-Fans als „Wunderkörner aus den Anden" gefeiert und bereichern seit rund zwei Jahrzehnten zunehmend den europäischen Markt. So entsteht ein Wetteifern um die Gunst einer wachsenden Käuferschicht, die am liebsten glutenfrei, „Low Carb" und/oder „Naturkost" isst.

Sattmacher für Azteken, Inkas und Raumfahrer

Bis zu den Azteken und Inkas reicht die Geschichte von Quinoa und Amaranth zurück. Beide galten als Grundnahrungsmittel und waren wertvoller als Gold, denn sie sicherten das Überleben. Deshalb spielten die Pflanzen bzw. ihre Samenkörner eine wichtige Rolle in religiösen Zeremonien und als Grabbeigaben. Der Name „Amaranth" (griech.) bedeutet „unsterblich". Die spanischen Eroberer gingen brutal vor: Sie verboten der einheimischen Bevölkerung bei Todesstrafe den Anbau ihrer „heiligen" Kulturpflanzen, um so das Volk zu knechten und zu schwächen. Quinoa und Amaranth überlebten machtpolitische Repressalien und eroberten sich in den Andenstaaten erneut ihren Platz als Sattmacher und Kraftspender. Im 20. Jahrhundert geriet Quinoa ins

Blickfeld amerikanischer Forscher, die Lebensmittel für ihre Tauglichkeit in der Raumfahrt untersuchten. Der hohe Gehalt an essenziellen Aminosäuren und das für die menschliche Ernährung wertvolle Nährstoffmuster schien den Forschern zu gefallen. So geriet Quinoa ins Rampenlicht der „westlichen" Ernährung.

Die Fakten

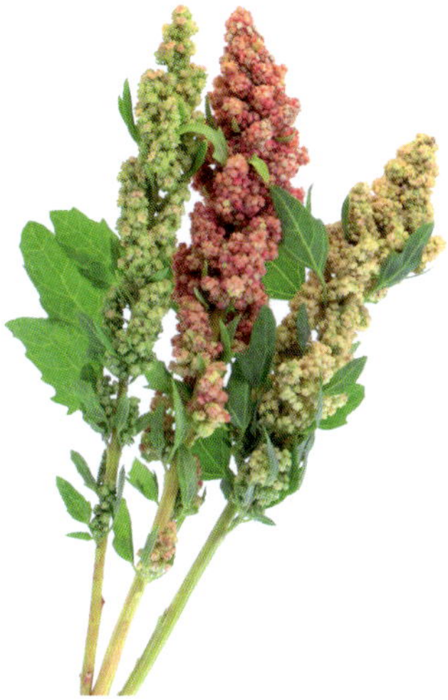

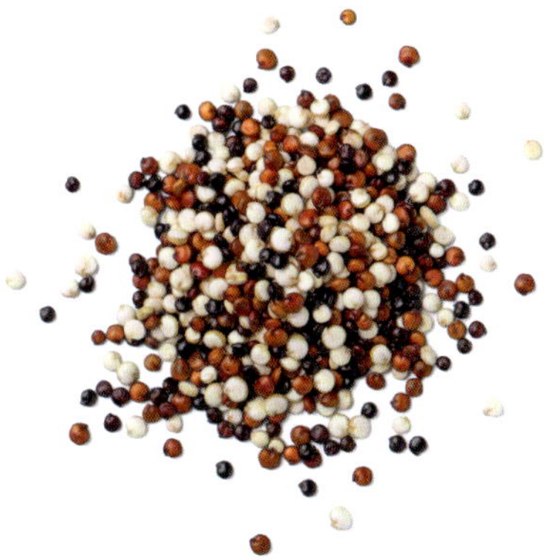

Quinoa und Amaranth gehören in die Gruppe der Pseudogetreide, deren stärkehaltige Körner ähnlich wie Getreidekörner verarbeitet werden. Beide zählen zur botanischen Familie der Fuchsschwanzgewächse (Amaranthaceae), wobei Quinoa zur Gattung der Gänsefüße gehört. Amaranth ist eine eigene Gattung, von der weltweit 98 Arten bekannt sind. Von der in den Anden beheimateten Art Amaranthus caudatus (sowie zwei weiteren Arten) werden die Hirse-ähnlichen, feinkörnigen Samen geerntet. Die Einheimischen nennen sie „Kiwicha", in Deutschland sind die sehr kleinen Körnchen als „Amaranth" im Handel zu finden. In Europa ist Amaranthus caudatus als Zierpflanze mit dem deutschen Namen „Garten-Fuchsschwanz" bekannt. Sowohl die Quinoa- als auch die Amaranthpflanze gedeihen in den Andenregionen noch in sehr großer Höhe: Amaranth in bis zu 3500 m, Quinoa in bis zu 4200 m Höhe. Wegen ihrer Anspruchslosigkeit waren die beiden Nahrungspflanzen für die in diesen Gegenden lebenden Menschen überlebenswichtig, denn der ansonsten in Süd- und Mittelamerika beliebte Mais lässt sich in diesen Höhenlagen nicht mehr anbauen.

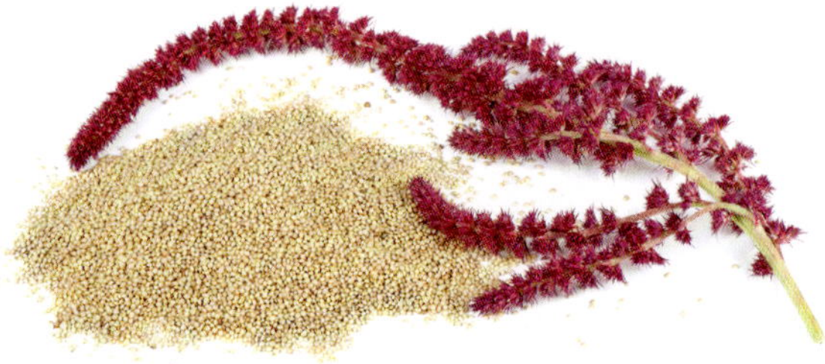

Nährstoffreiche Samen

Die von der Quinoa- und Amaranthpflanze geernteten Samenkörner schmecken angenehm nussig und haben eine hohe Nährstoffdichte. Ihr Proteingehalt ist etwas höher als bei in Europa heimischen Getreidearten und enthält alle essenziellen Aminosäuren, aber kein Gluten. Zum Vergleich: Quinoa und Amaranth bieten ca. 14 bis 15 g Protein pro 100 g, Weizenmehl enthält ca. 11 bis 13 g Protein und Roggenmehl 10 bis 14 g pro 100 g. Allerdings wird das Aminosäurespektrum bei Quinoa und Amaranth als wertvoller für die menschliche Ernährung dargestellt. Die Aminosäure Lysin ist – im Vergleich zum Weizen – ungefähr in doppelter Menge vorhanden. Weil Amaranth mehr Fett (9 g pro 100 g) liefert als Quinoa (5 g pro 100 g), ist er auch kalorienreicher: Amaranth verfügt über 400 kcal pro 100 g, Quinoa nur 340 kcal pro 100 g. 70 Prozent der Amaranth-Fette bestehen aus ungesättigten Fettsäuren. Dazu zählen auch die Alpha-Linolensäure (Omega-3-Fettsäure) und die Linolsäure

(Omega-6-Fettsäure). Des Weiteren ist Lecithin Bestandteil der Amaranth-Samen. Auch bei den Ballaststoffen liegt Amaranth vorne: 10 g pro 100 g gegenüber nur 7 g pro 100 g bei Quinoa.

Gekocht, gebacken oder ins Müsli

Zu kaufen gibt es Quinoa als weiße, schwarze oder rote Körner. Gekocht isst man sie wie Reis oder in Aufläufen, als Beilage isst man sie etwa als Salat oder im Müsli. Für letztgenanntes werden Quinoa und Amaranth auch gepufft oder als Flocken angeboten. Gekochter Amaranth wird ebenfalls als Beilage oder Salatgrundlage empfohlen, ebenso wie für Pfannengerichte, Bratlinge und Süßspeisen. Quinoa und Amaranth werden auch zu Mehl verarbeitet. Mit ausschließlich glutenfreiem Quinoa- und Amaranthmehl lassen sich jedoch keine elastischen Teige und kein gutes Backergebnis erreichen. Will man sie zum Backen verwenden,

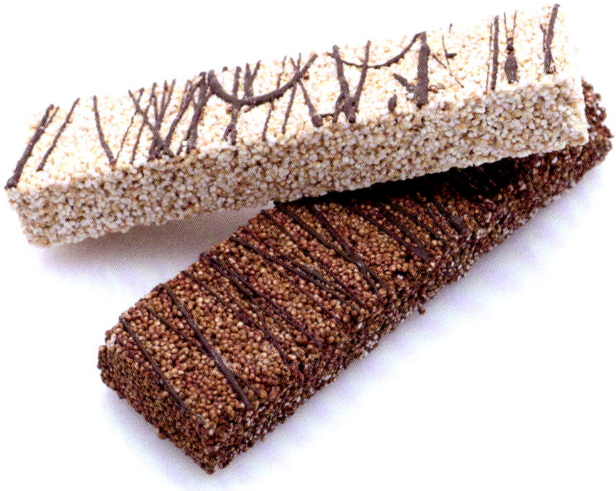

Quinoa-Amaranth-Riegel können gut gluten- und laktosefrei selbstgemacht und z. B. mit Rosinen, Honig oder Nussmus verfeinert werden.

muss man sie mit herkömmlichen Mehlen oder zumindest mit Stärkemehlen (z. B. Kartoffelstärke) mischen und mit Bindemitteln kombinieren. Sprossen-Liebhaber können aus Quinoa- und Amaranthkörnern auch Keimlinge ziehen, die sich roh verzehren lassen.

Gefährliche Bestandteile

Die Quinoapflanze hat einige Tricks entwickelt, mit deren Hilfe sie erfolgreicher überleben kann. So enthalten die Randschichten des Quinoakorns ein eindrucksvolles Arsenal an Abwehrstoffen (Saponine, Phytin, Tannine, Oxalsäure, Enzyminhibitoren u. a.), die den inneren Kern mit ihrer insektiziden, fungiziden und antibiotischen Wirkung schützen. Im menschlichen Körper sind diese Stoffe allerdings weniger willkommen und können sogar – abhängig von der Dosierung – Schäden anrichten. So können Saponine die Durchlässigkeit von Zellmembranen beeinflussen und rote Blutkörperchen auflösen. Gerbstoffe können die Eiweißverdauung im Organismus erschweren, Oxalate und Phytate die Aufnahme von Mineralstoffen und Spurenelementen vermindern. Frisch geerntete Quinoakörner müssen vor dem Verzehr durch den Menschen am besten geschält, zumindest aber über Nacht eingeweicht und auf diese Weise „entgiftet" werden. Das Einweichwasser muss verworfen werden. Gründliches Erhitzen ist ebenfalls vorteilhaft für die Verträglichkeit von Quinoa. Das Gleiche gilt für Amaranth, der allerdings keine Saponine enthält.

Vorsicht bei Säuglingen und Kleinkindern

Das Wissen um möglicherweise gefährliche Bestandteile hat zu der allgemeinen Empfehlung geführt, Kleinkindern und erst recht Säuglingen bis zum 6. Lebensmonat grundsätzlich kein Pseudogetreide zu verabreichen. Das Bundesinstitut für Risikobewertung (BfR) hat dazu eine Stellungnahme herausgegeben, der sich die Deutsche Gesellschaft für Ernährung e. V. (DGE) angeschlossen hat. Darin heißt es, dass die Datenlage zur Säuglings- und Kleinkinderernährung sehr unklar sei und keine verlässliche Aussage erlaube. Daher rät das BfR, für Kleinkinder

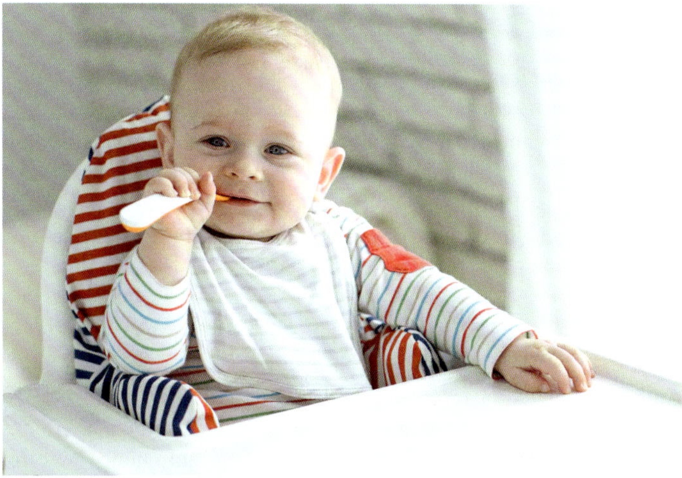

Für Säuglinge und Kleinkinder eignen sich Hafer, Dinkel oder auch Vollkorngrieß gut für einen sättigenden Getreide-Milch-Brei. Hirse und Reis sind verträgliche glutenfreie Alternativen.

nur Pseudogetreideprodukte von hoher Reinheit und Qualität zu verwenden. Diese sollten nachweislich frei von Gerbstoffen, Saponinen und Fagopyrin (in Buchweizen enthalten) sein.

Vorteile für Vegetarier und Veganer

Was den Eisengehalt betrifft, können Amaranth mit 7,6 mg und Quinoa mit 8,0 mg einen Spitzenplatz unter allen Getreiden und Pseudogetreiden einnehmen. Auch Kalium, Calcium, Magnesium und Zink sind in vorteilhafter Menge vorhanden, ebenso die Vitamine B_1 und B_2. Quinoa punktet zusätzlich mit Vitamin C, E und Folsäure. Der hohe Anteil an Mikronährstoffen, vor allem Eisen, das in der Regel überwiegend über Lebensmittel tierischer Herkunft aufgenommen wird, ist vorteilhaft für Menschen, die sich überwiegend oder ausschließlich pflanzlich ernähren.

Vorteile für Zöliakie-Erkrankte

In Deutschland leidet ein Prozent der Bevölkerung an einer Glutenunverträglichkeit (Zöliakie). Eine weitere größere Personengruppe fühlt sich wohler, wenn sie auf Gluten verzichtet. Denn unabhängig von der medizinischen Notwendigkeit spielt bei der Verträglichkeit von Speisen auch immer die Psyche eine Rolle. Für die glutenfreie Ernährung sind Amaranth und Quinoa gut geeignet und bringen Abwechslung auf den Speiseplan.

Nicht wirklich „Low Carb"

Amaranth und Quinoa werden in vielen Berichten als kohlenhydratarm und besonders geeignet für eine Low-Carb-Diät beschrieben. Allerdings enthält Amaranth 56 g Kohlenhydrate pro 100 g und Quinoa 62 g pro 100 g (zum Vergleich: Weizen ca. 60 g). Es erscheint daher unverständlich, aus diesen Zahlen „Low Carb“ ableiten zu wollen. Möglicherweise liegt die Erklärung darin, dass die Kohlenhydrate als sehr komplex eingestuft werden und ein hohes, langanhaltendes Sättigungsgefühl erzeugen (niedriger glykämischer Index).

Was im Internet kursiert

„Urgetreide aus der Ferne“, „Nährstoffwunder aus den Anden“, „Inka-Weizen“ oder „Inka-Gold“ – so werden die Quinoa- und Amaranth-Körner in werbenden Artikeln bezeichnet. Man liest auch von „Eiweißbomben“ und den „Körnchen für eiserne Nerven“. Manche Autoren scheuen sich nicht davor, die Aminosäuren in Quinoa und Amaranth als krebsvorbeugend zu bezeichnen. Der Aminosäure Tryptophan wird eine Wirkung gegen Depressionen zugeschrieben, weswegen die „Wunderkörner“ als „Mittel für die Seele“ angepriesen werden. Der regelmäßige Verzehr von Amaranth soll bei chronischen Kopfschmerzen und Migräne helfen, die Atemwege stärken, sogar den Alterungsprozess verzögern.

GUT ZU WISSEN

Die im Internet kursierenden Versprechen über das „Nährstoffwunder aus den Anden" oder das sagenhafte „Inka-Gold" sollten sehr kritisch hinterfragt werden, da die vermeintlichen Wirkungen nicht wissenschaftlich nachgewiesen sind. Deshalb dürfen auf Verkaufspackungen auch keine gesundheitsbezogenen Aussagen stehen.

Argument der Natürlichkeit durch Exportmenge fraglich

Das Marketing-Argument von der unschlagbaren „Natürlichkeit" der „uralten" Kulturpflanzen Amaranth und Quinoa ist in Zeiten großer Anbauflächen und steigender Exportzahlen eine romantische Illusion. 250 000 Tonnen Quinoa wurden im Jahr 2017 weltweit vermarktet. Ohne moderne Agrarmethoden und Pflanzenschutzmittel wären diese Mengen wohl kaum erzeugbar.

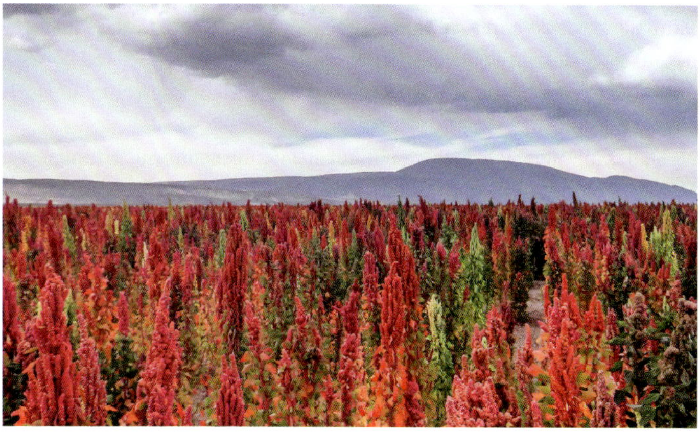

GUT ZU WISSEN

Inzwischen gibt es einige landwirtschaftliche Betriebe in Deutschland, die Quinoa und Amaranth unter ökologischen Bedingungen anbauen. Der Amaranthanbau wird allerdings als sehr mühevoll beschrieben.

Unverzichtbar für eine gesunde Ernährung?

Bei einer glutenfreien und/oder vegetarischen bzw. veganen Kostform stellen Amaranth und Quinoa eine gesunde Bereicherung des Speiseplans dar. Beim Einkauf sollte man auf Fairtrade-Produkte achten, die den Bauern in den Anbaugebieten einen kleinen Nutzen bieten. Grundsätzlich sollte man jedoch bedenken, dass Lebensmittel, die erst um den halben Globus fliegen müssen, bevor sie in europäischen Supermärkten landen, eine eher negative Ökobilanz aufweisen. Zudem hat die weltweit gestiegene Nachfrage nach Quinoa und Amaranth in den Herkunftsländern zu einer so hohen Preissteigerung geführt, dass die Einheimischen sich ihre eigenen Agrarprodukte nicht mehr leisten können und auf preisgünstige, industriell hergestellte Nahrungsmittel ausweichen müssen.

Daher lohnt es sich auch, die in Europa heimischen „Superfoods" wie Buchweizen oder Hirse als Alternative in Erwägung zu ziehen. Sowohl Buchweizen als auch Hirse nämlich sind glutenfrei und haben einen ähnlichen Nährwert wie Amaranth und Quinoa. Hirse ist ebenfalls ein sehr guter Eisenlieferant.

AUF EINEN BLICK

- Quinoa und Amaranth sind Pseudogetreide, die in Südamerika heimisch sind und deren Stärkekörner wie Getreide verarbeitet werden.
- Quinoa und Amaranth zeichnen sich durch eine hohe Nährstoffdichte aus, vor allem ihr Proteingehalt ist für die menschliche Ernährung wertvoll.
- Der hohe Gehalt an Eisen, Calcium, Magnesium, Kalium und Zink macht Amaranth und Quinoa für die vegetarische und vegane Ernährung interessant.
- Amaranth und Quinoa sind glutenfrei.
- Durch Schälen, Einweichen und Kochen werden die Körner verträglicher, weil schädliche Begleitstoffe auf diese Weise entfernt werden.
- Säuglingen sollten allerfrühestens ab dem 6. Lebensmonat Pseudogetreide-Produkte angeboten werden, vor allem nur solche, die streng auf Qualität und hohe Reinheit geprüft sind.

Internetquellen

Bundesanstalt für Landwirtschaft und Ernährung (BLE; Projektgruppe Ökolandbau), www.oekolandbau.de/landwirtschaft/pflanze/spezieller-pflanzenbau/getreide/pseudogetreide/

Bundesinstitut für Risikobewertung, www.bfr.bund.de/cm/343/superfoods-super-gut.pdf

Bundeszentrum für Ernährung, www.bzfe.de/lebensmittel/trendlebensmittel/pseudogetreide/

Deutsche Gesellschaft für Ernährung e.V., www.dge.de/wissenschaft/weitere-publikationen/fachinformationen/amaranth-quinoa-buchweizen-kinderernaehrung/

Deutsche Welle, www.dw.com/de/quinoa-preise-als-sozialer-sprengstoff/a-17496875

ÖKO-TEST Verlag GmbH & Co. KG, www.oekotest.de/essen-trinken/Die-wichtigsten-Urgetreide-und-Pseudogetreide_108343_1.html
Verbraucherzentrale Nordrhein-Westfalen, www.verbraucherzentrale.nrw/sites/default/files/2018-06/Heft_3_17_Web.pdf

Spirulina und AFA – die „blauen Wunder"

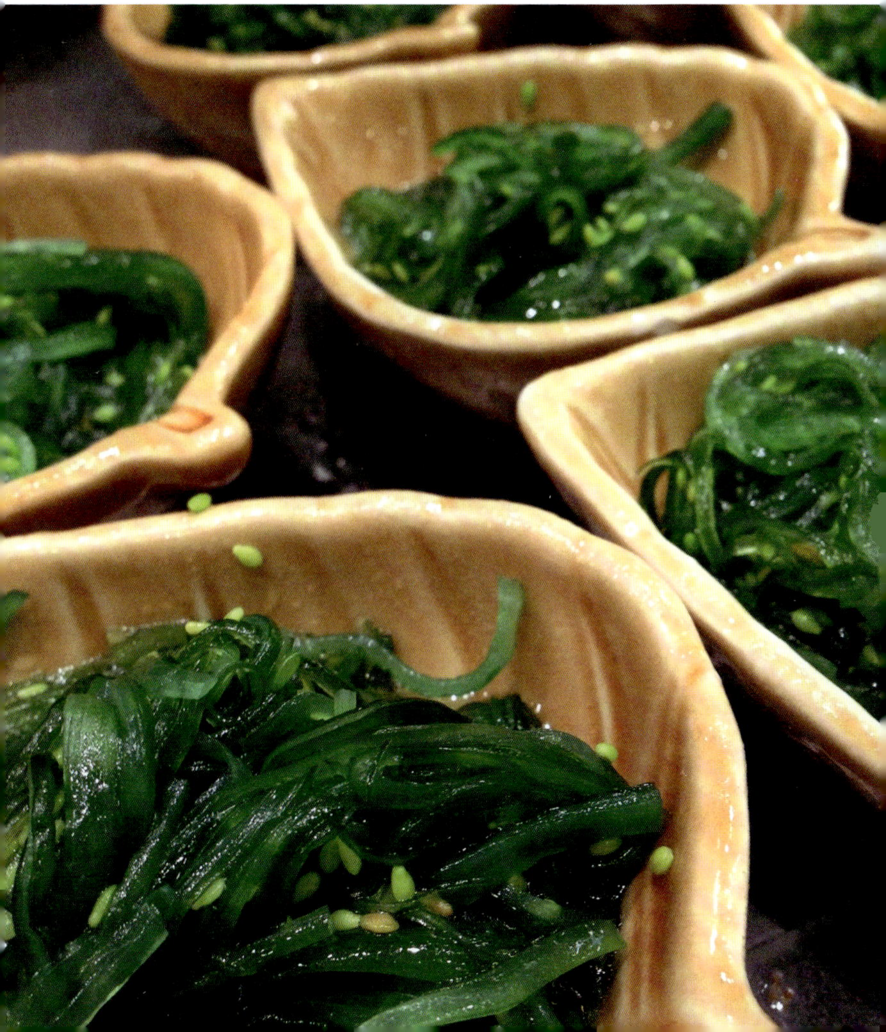

Egal ob als „Gute-Laune-Mittel", „Brainfood" oder zur „Verlangsamung des Alterungsprozesses" – Produkten aus Spirulina und AFA-Algen werden auf Onlineportalen verschiedenste Wirkungen zugeschrieben. Doch lassen sich die angeblichen Heilkräfte der Mikroalgen auch belegen?

GUT ZU WISSEN

Spirulina und AFA-Algen werden als Pulver, Kapseln, Presslinge, Tabletten oder Flocken verkauft. Auch wenn beide ein für den Menschen günstiges Proteinmuster besitzen, bietet der empfohlene Verzehr einer geringen Grammzahl pro Tag keinen Nutzen.

Spirulina – die Fakten

Bei der auch als „Blaualge" bekannten Mikroalge Spirulina handelt es sich um Cyanobakterien. Diese siedeln vorwiegend in alkalischen, mineralstoffreichen Salzseen oder in flachen salzhaltigen Gewässern, hauptsächlich in subtropischen bis tropischen Regionen. Sie kommen aber auch im Süßwasser vor. Das Bakterium bildet mehrzellige fadenförmige Proteinstrukturen aus, die sich deckenartig auf dem Wasser ablagern. Weil diese Ablagerungen rein äußerlich wie Algen aussehen, werden sie trotz ihres bakteriellen Ursprungs traditionell noch immer zu den Algen gezählt. Für die gewerbliche Nutzung produziert man Spirulina heutzutage in Aquakulturen.

GUT ZU WISSEN

In Indien oder im afrikanischen Burkina Faso verwenden die Menschen Spirulina schon immer als Nahrungsmittel.

Anders als die Mikroalge Chlorella hat Spirulina keine Zellulosewände. Daraus wird abgeleitet, dass die Inhaltsstoffe der Zelle besonders gut bioverfügbar sind. In getrockneter Form besteht Spirulina zu 60 Prozent aus

Protein und punktet mit einem hohen Gehalt an Eisen, Magnesium, Selen, Betacarotin, Folaten und Vitamin B_{12}, das allerdings in einer für den Menschen nur zu 80 Prozent verwertbaren Form vorliegt.

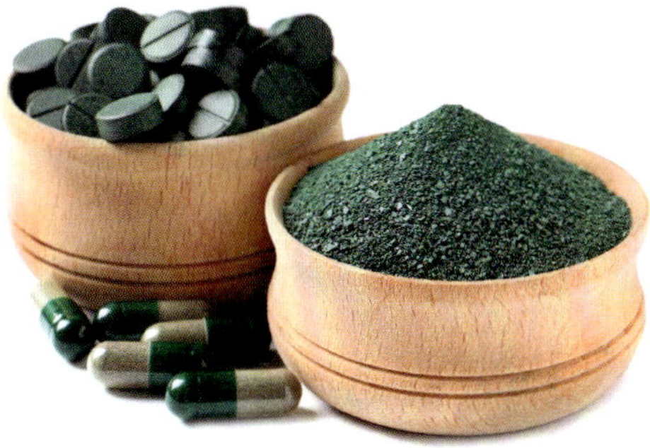

Mikroalgen aus Aquakultur

Wer Spirulina-Zubereitungen kaufen möchte, die übrigens auch als „natürliche blaue Lebensmittelfarbe“ angeboten werden, sollte Folgendes wissen: Es gibt in der EU keine Qualitätsstandards und auch keine Produktionsvorschriften für Cyanobakterien und Mikroalgen. Der Ökoverband Naturland hat seine eigenen Richtlinien für die ökologische Aquakultur von Mikroalgen (Chlorella und Spirulina) entwickelt, die für eine verlässliche Qualität sorgen und beim Verbraucher durch das Naturland-Zeichen um Vertrauen werben.

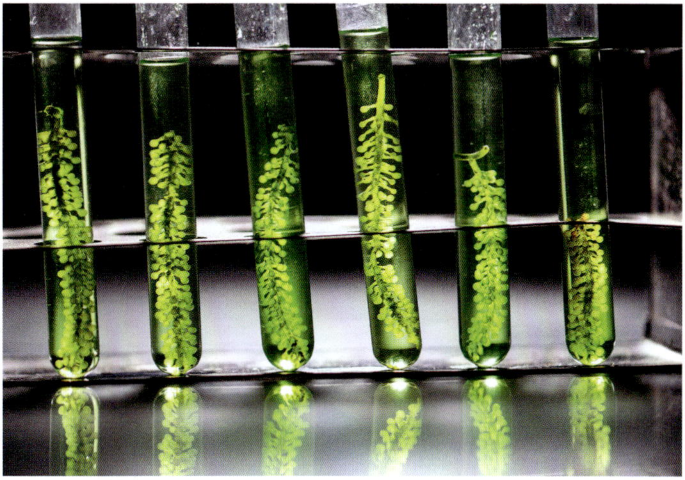

GUT ZU WISSEN

Vor zu viel Iod braucht man sich bei in Süßwasser kultivierten Mikroalgen nicht zu fürchten, es werden gegebenenfalls nur kleine Mengen an Jodsalz zugesetzt.

Protein ja, aber in der richtigen Menge

Sofern es überhaupt Studien gibt, so handelt es sich um Labor- bzw. Tierversuche. Wissenschaftlich belastbare Studien, die gesundheitsfördernde Effekte von Spirulina beim Menschen beweisen, liegen nicht vor. Der in Werbeaussagen immer wieder betonte hohe Proteingehalt relativiert sich ganz schnell, wenn man die empfohlene Tagesdosis von 2 bis 4 g einer Spirulina-Zubereitung ins Verhältnis setzt zu der täglich benötigten Proteinmenge. Diese beträgt 0,8 g pro Kilogramm Körpergewicht bei Erwachsenen bis 65 Jahren, also 56 g bei einem Körpergewicht von 70 kg.

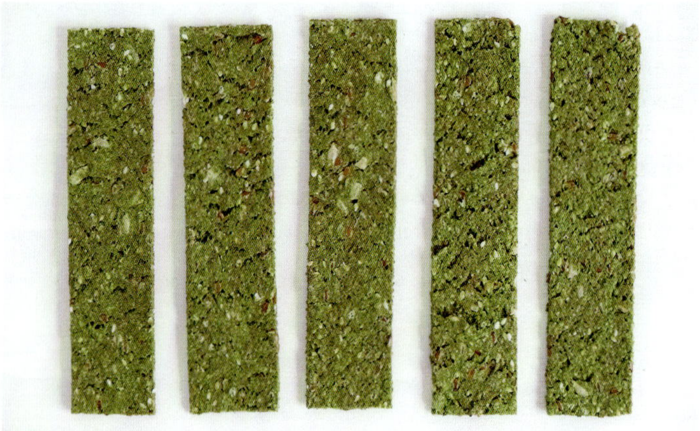

Spirulina(-pulver) eignet sich zur Eigenherstellung von Müsliriegeln und Energiebällchen.

GUT ZU WISSEN

Spirulina ist nicht geeignet für Personen mit Phenylketonurie, da die Mikroalge Phenylalanin enthält. Auch Allergien auf Spirulina-Produkte kommen vor. Außerdem bindet Spirulina Eisen, sodass es möglicherweise zu einer Eisenunterversorgung kommen kann, wenn man es mit dem Verzehr übertreibt.

Zweifelhafte Versprechen

In Europa kam Spirulina vor einigen Jahrzehnten als Mittel der Alternativmedizin auf den Markt, anfangs vor allem als „Wundermittel“ zum Abnehmen. Inzwischen gibt es in Gesundheits- und Online-Shops eine riesige Palette an Spirulina-Nahrungsergänzungsmitteln in unterschiedlicher Form. Das Marketing ist sehr kreativ, was die Produktnamen betrifft: So findet man „Magic Blue“, „Hawaiian Spirulina“ oder „Earthrise Spirulina Powder“, alles auch in den Varianten vegan und koscher, Natur, Bio und pflanzlich sowieso. Ein Bakterium als pflanzlich zu bezeichnen, ist paradox.

Auch wenn die Hersteller dieser Präparate nicht mit Gesundheitsversprechen werben dürfen, findet man solche in Hülle und Fülle – meist als persönliche Erfahrungsberichte in Internetforen oder als redaktionelle Beiträge von Gesundheitsmagazinen. So soll Spirulina den Alterungsprozess verlangsamen, das Immunsystem stärken, vor Viren und Krebs schützen und natürlich generell „entgiften“. Es soll weiterhin allergische Reaktionen abmildern, Blutfette und Blutdruck senken, sich positiv auf den Blutzucker auswirken und das Risiko für Herz-Kreislauf-Erkrankungen verringern.

AFA-Alge – die Fakten

Die Grüne Spanalge, nach ihrem lateinische Namen Aphanizomenon flos-aquae auch als AFA-Alge bekannt, ist wie Spirulina eine Cyanobakterien-Art. Sie wird auch als „Uralge", „Blaues Wunder", „Blaugrün" oder „Grünes Manna" bezeichnet. Anders als Chlorella und Spirulina wird die AFA-Alge nicht in Kulturen gezüchtet, sondern wild aus einem natürlichen Süßwassersee, dem Klamath-See in Oregon (USA), geerntet. Von dort kommen fast alle der im Handel angebotenen AFA-Algen. Sie werden vom Wasser abgefischt, gewaschen, gefiltert und für die Weiterverarbeitung als Nahrungsergänzungsmittel sprüh- oder gefriergetrocknet.

Getrocknete AFA-Algen bestehen zu 70 Prozent aus Protein, zu 12 bis 20 Prozent aus Kohlenhydraten und zu 2 bis 6 Prozent aus Fett. Weiterhin enthalten sie Betacarotin, B-Vitamine und Vitamin E sowie Mineralstoffe und Chlorophyll. Betont wird gerne der hohe Gehalt an essenziellen Fettsäuren sowie Gamma-Linolensäure (GLS), wobei der Hinweis „fast so viel GLS wie Muttermilch" vermutlich als besonderes Qualitätsmerkmal gilt.

Als Pulver oder Tabletten werden AFA-Algen überwiegend in Internet-Shops vertrieben. Dabei ranken sich zahlreiche Gesundheits- und Heilversprechen um die Mikroalge. Am meisten beworben wird eine angebliche Wirkung als „alternatives Heilmittel" bei neurologischen Erkrankungen, bei Alzheimer sowie bei Aufmerksamkeitsdefizit- bzw. Hyperaktivitätsstörungen (ADHS). Auch wird es als das „vitalstoffreichste natürliche Lebensmittel", als „Lebensmittel der Superlative" oder als „Brainfood" beschrieben.

Achtung, Schadstoffe!

Keines der vielen Gesundheitsversprechen, die sich im Internet tummeln, ist wissenschaftlich belegt. In der EU sind keine Health-Claims für AFA-Algen zugelassen und auch keine beantragt worden. Es finden sich auch deutliche Warnhinweise im Internet, dass AFA-Algen kein Heilmittel für hyperaktive Kinder sind. Gerade die Verabreichung an Kinder wird besonders kritisch gesehen, weil AFA-Algen lebertoxische Microcystine produzieren können, auf die vor allem Heranwachsende empfindlich reagieren. Das Bundesinstitut für gesundheitlichen Verbraucherschutz rät daher aus Sicherheitsgründen davon ab, Kindern AFA-Algenprodukte zu geben. Auch Schwangere und Stillende sollten sich

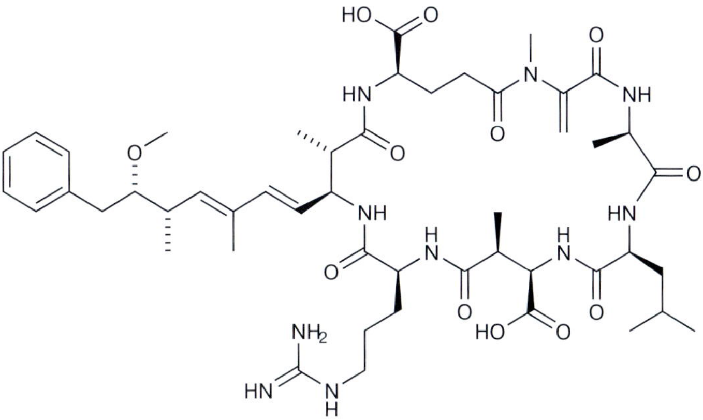

Strukturformel eines Microcystins

zurückhalten. Allerdings haben die Hersteller das Problem inzwischen erkannt und lassen ihre Produkte auf Microcystine und auch Schwermetallverunreinigungen untersuchen. Auf den Verkaufsverpackungen findet man zum Beispiel den Hinweis „Bio-Qualität", was ein wenig schwer zu verstehen ist, wenn die Algen gleichzeitig, wie angegeben, aus „Wildsammlung" stammen. Ein anderes ungelöstes Problem von AFA-Algen als „typischem Naturprodukt" sind mögliche Verunreinigungen mit Wasserflöhen oder Vogelkot.

Achtung, Wechselwirkungen!

Genauso wie im Internet Wunderwirkungen über AFA-Algen kursieren, sind auch eine Reihe von Warnhinweisen zu finden. So berichten Patienten, die an Autoimmunerkrankungen wie beispielsweise Lupus, Multipler Sklerose oder Rheumatoider Arthritis leiden oder Blutgerinnungshemmer einnehmen, dass AFA-Algen unerwünschte Wechselwirkungen mit ihrer ärztlich verordneten Medikation auslösen bzw. sich ihre Beschwerden verschlimmern. Die Verbraucherzentralen weisen darauf hin, dass entsprechende Patienten vor der Einnahme von AFA-Produkten unbedingt ihren Arzt oder Apotheker danach fragen sollten, ob sich diese „Naturheilmittel" mit ihren Arzneimitteln vertragen.

AUF EINEN BLICK

- Sowohl Spirulina als auch AFA-Algen sind Cyanobakterien.
- Auch wenn beide ein für den Menschen günstiges Proteinmuster bieten: Der Verzehr im Bereich von wenigen Gramm bietet keinen Nutzen.
- Das enthaltene Vitamin B_{12} ist für den Menschen nicht voll verwertbar.
- Weder für Spirulina noch für AFA-Algen ist ein gesundheitlicher Nutzen für den Menschen wissenschaftlich belegt. Gesundheitsversprechen sind nicht erlaubt.
- Produkte aus „Wildsammlung" können nicht gleichzeitig „Bio-Qualität" haben. Für die Produktion in Aquakulturen gibt es in der EU keine Qualitätsstandards. Öko-Verbände haben teilweise eigene Richtlinien für die Produktion.

Internetquellen

Bundesinstitut für gesundheitlichen Verbraucherschutz und Veterinärmedizin, www.bfr.bund.de/cm/343/afa_algen_und_afa_algenpropdukte.pdf

Bundesinstitut für Risikobewertung, www.bfr.bund.de/cm/343/gesundheitliche_risiken_durch_zu_hohen_jodgehalt_in_getrockneten_algen.pdf

Bundesinstitut für Risikobewertung, www.bfr.bund.de/de/presseinformation/2002/08/bgvv_und_bfarm_warnen__nahrungsergaenzungsmittel_aus_afa_algen_koennen_keine_medizinische_therapie_ersetzen-987.html, www.bfr.bund.de/cm/343/gesundheitliche_risiken_durch_zu_hohen_jodgehalt_in_getrockneten_algen.pdf

Stiftung Warentest, www.test.de/Algenpraeparate-Die-gruene-Gefahr-4196341-0/

Verbraucherzentrale (Deutschland), www.verbraucherzentrale.de/wissen/lebensmittel/nahrungsergaenzungsmittel/spirulina-viel-gruen-und-wenig-dahinter-21053

Verbraucherzentralen (Deutschland), www.klartext-nahrungsergaenzung.de/wissen/lebensmittel/nahrungsergaenzungsmittel/afaalgen-kein-blaues-wunder-21051

Vereine für unabhängige Gesundheitsberatung, www.ugb.de/lebensmittel-im-test/afa-algen/

Teff, Fonio & Co. – glutenfreie „Supergrains“

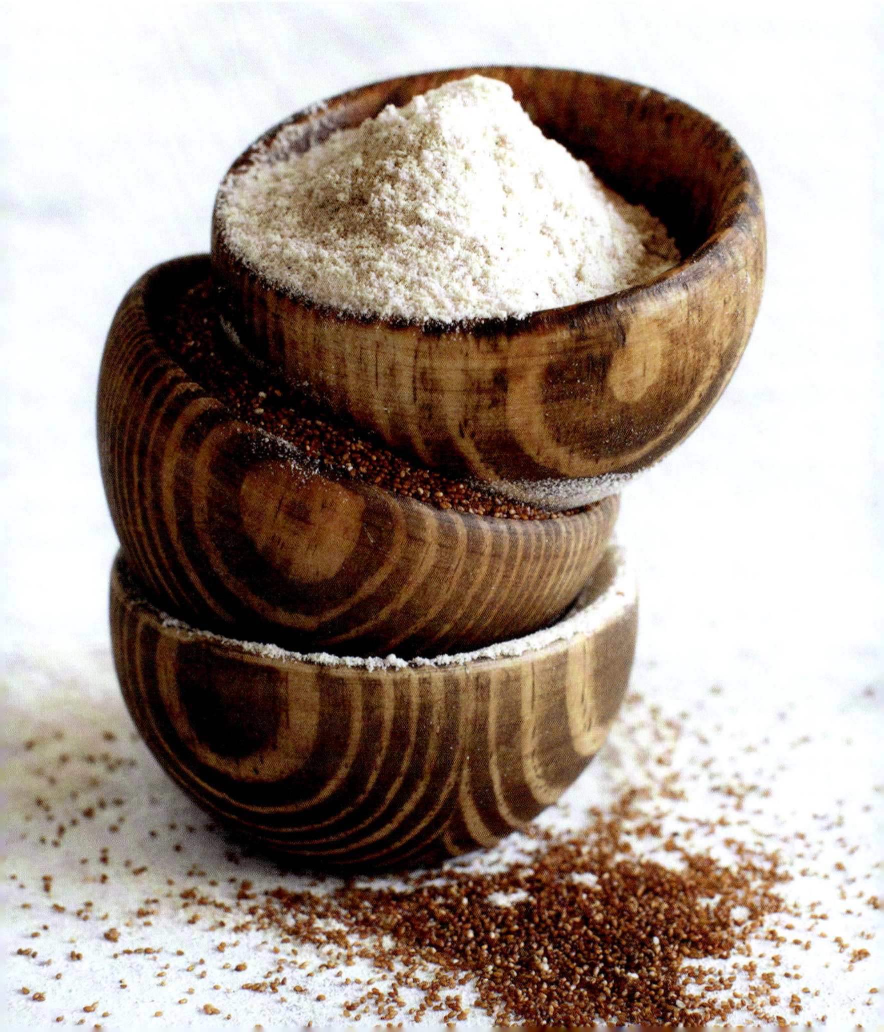

Für Menschen, die nicht an Zöliakie erkrankt sind, bietet eine glutenfreie Ernährung keinerlei Vorteile. Doch Marketing schlägt Wissenschaft: Das Geschäft mit glutenfreien Produkten boomt. Glutenfreies Getreide wird zum „Supergrain" mit Wunderwirkungen erklärt. Und weil sich „exotisch" immer besser verkauft, haben Teff, Fonio und Corakorn – traditionelle Zwerghirsen aus Afrika – aktuell ihren ganz großen Auftritt. Sie gelten laut Werbung als perfekte Proteinquellen, die – ohne „böses" Gluten – das Immunsystem stärken, Sportler fit machen, beim Abnehmen helfen und vieles mehr.

GUT ZU WISSEN

Die Zwerghirse Fonio ist leicht verdaulich, glutenfrei und soll wegen ihres Eisengehalts auch das „ideale Getreide für Frauen" sein.

Teff, Fonio und Corakorn zählen bei der armen Bevölkerung Afrikas bzw. Indiens traditionell zu den Grundnahrungsmitteln. Damit bringen sie die im Marketing beliebte „Geschichte" mit: Sie entstammen guten, Jahrtausende alten Gebräuchen, sind außerordentlich naturbelassen, weder überzüchtet noch gentechnisch manipuliert. Selbsternannte Experten schlussfolgern daraus: Diese „Urgetreide" sorgen dafür, dass die Naturvölker nicht unter Zivilisationskrankheiten wie Diabetes, Schlaganfällen, Allergien usw. leiden. Dem hiesigen Verbraucher hüpft das Herz vor Freude: Mit Verzehr dieser „Naturprodukte" wird den „gierigen" Lebensmittelkonzernen ein Schnippchen geschlagen und die eigene Gesundheit gestärkt. Sogar ein glutenfreier Kuchen soll sich mit Teffmehl backen lassen, so versprechen es die Rezepte im Internet. Teffmehl gilt als „Must-have" bei Foodies und Trendsettern.

Afrikanische Hirsearten

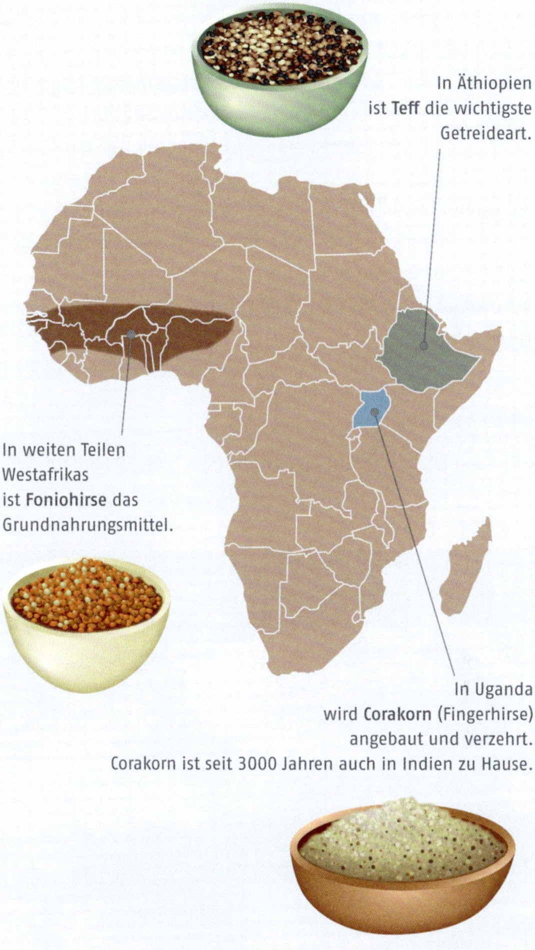

Teff – die Fakten

Teff ist eine Pflanzenart innerhalb der Familie der Süßgräser. Ursprünglich war Teff in Äthiopien und Eritrea beheimatet, heute wird es in vielen tropischen und subtropischen Regionen angebaut. Die Pflanze ist anspruchslos und braucht nicht viel Wasser. Vorteilhaft ist auch, dass sie sich robust gegenüber Schädlingen oder Krankheiten zeigt. Ihre kurze Vegetationsperiode schützt vor größeren Ernteausfällen. In Äthiopien ist Teff die wichtigste Getreideart. Die Grannen-freien kleinen Ähren enthalten weißliche oder dunkelrot-braune Getreidekörner, die kleiner sind als ein Millimeter. 150 Teffkörner entsprechen einem Weizenkorn. Die afrikanische Bevölkerung backt mit diesen winzigen Körnchen traditionell Fladenbrot. Sie werden darüber hinaus als Brei verzehrt oder zum Brauen alkoholischer Getränke verwendet. Ähren und Stroh dienen auch als Tierfutter.

GUT ZU WISSEN

Teff wird auch als „das kleinste Getreide der Welt" bezeichnet.

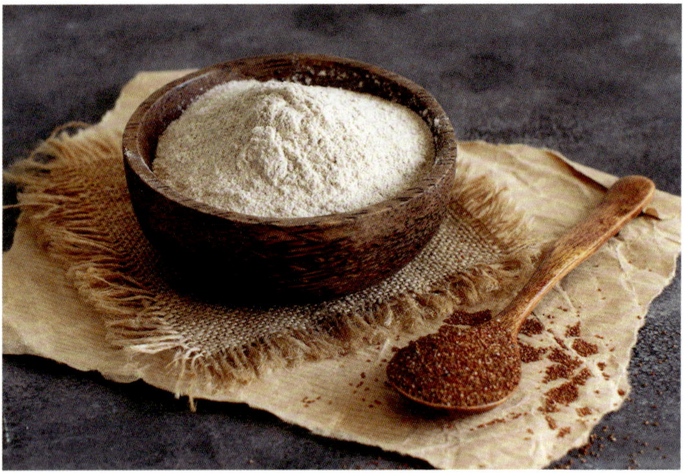

100 g Teff haben 367 kcal (zum Vergleich: 100 g Weizenkörner haben ca. 350 kcal). Teff zählt zu den proteinreichen Getreidesorten (ca. 13 g Protein pro 100 g) und enthält außerdem essenzielle Fettsäuren, Kohlenhydrate, Ballaststoffe sowie Vitamine und Mineralien. Auf Gesundheitsseiten im Internet wird insbesondere der Gehalt an Eisen, Zink, Calcium, Silicium und Selen betont. Es ist jedoch schwierig, wirklich aussagekräftige Daten zu den Mikronährstoffgehalten zu finden, die vermutlich auch abhängig von Böden, Anbaumethoden und dem Klima sind.

Ein umstrittenes Patent

Im Jahr 2004 hatte sich eine niederländische Firma das Patent auf Teff-Produkte beim Europäischen Patentamt sichern lassen. Auch wenn es heute als sehr umstritten bzw. sogar als „Biopiraterie" gilt, sich eine Monopolstellung für eine Pflanze oder ein Nahrungsmittel zu verschaffen, kamen die Niederländer jahrelang damit durch, dass sie „nur" für die vor- und nachgelagerte Wertschöpfungskette der Pflanze Gebühren verlangten. Doch inzwischen ist in das Teffmehl-Patent Bewegung gekommen. Viele Unternehmen haben sich geweigert, Lizenzen zu zahlen. Aufgrund einer im Jahr 2019 erfolgten Nichtigkeitsklage beim Deutschen Bundespatentamt verzichteten die Niederländer auf den deutschen Teil des Patents. Vermutlich wird das Patent auch in anderen europäischen Ländern auslaufen.

GUT ZU WISSEN

Die steigende Nachfrage in Europa nach Teff als glutenfreiem Getreide kann nicht von der äthiopischen Landwirtschaft gedeckt werden. Teff wird daher inzwischen auch im Mittelmeerraum und in Deutschland angebaut.

Fonio – die Fakten

Die Fonio-Hirse ist ein weiteres Familienmitglied der Süßgräser und zählt zur Gattung der Fingerhirsen. Man spricht auch von „Hungerreis" oder „Hungerhirse" – vielleicht deshalb, weil sie auf sehr armen, sandigen und sogar felsigen Böden gedeihen kann, auf denen kein anderes Getreide mehr wächst. Zu Hause ist sie im tropischen Westafrika bis hinein in den Kamerun. Fonio-Hirse reift sehr schnell. Manche Sorten können schon 6 bis 8 Wochen nach der Aussaat geerntet werden. Die Getreidekörner sind circa 1,5 mm groß.

GUT ZU WISSEN

100 g Fonio enthalten ca. 8,7 Prozent Protein, das reich an Methionin und Cystin und für den Menschen besonders verträglich sein soll.

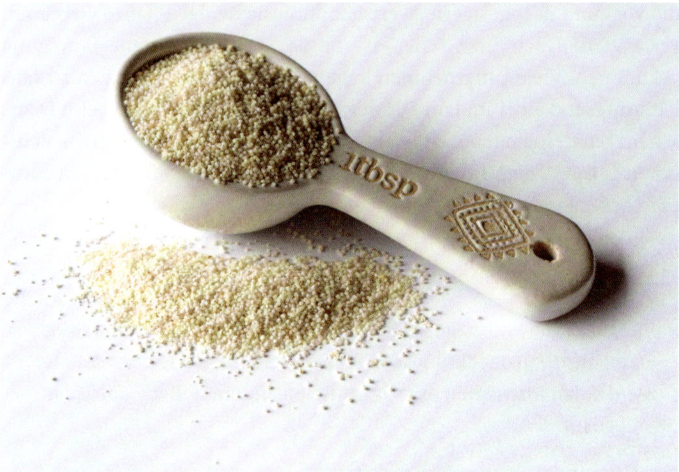

Fonio bildet in weiten Teilen Afrikas das Grundnahrungsmittel für die Bevölkerung. Es gilt als das schmackhafteste Getreide Westafrikas und wird wegen seines feinen Nussaromas gerne von den gehobenen Schichten des Landes und als Festspeise verzehrt. Deshalb trägt es auch den Namen „Chief's Food". Man isst es beispielsweise als Couscous oder Brei, aber es wird auch zu Mehl vermahlen, zu Brot verbacken oder zu Bier vergoren. Internet-Anbieter beschreiben das Getreide als „etwas fade" im Geschmack, deshalb sollte es gut gewürzt werden. Aus dem Fonio-Hirsemehl sollen sich glutenfreie Kuchen und Kekse backen lassen.

GUT ZU WISSEN

Das Stroh des Getreides wird mit Lehm vermischt und als Baumaterial verwendet. Spreu und Stroh eignen sich auch als Tierfutter.

Eignung für Jung und Alt?

Die Zwerghirse Fonio wird auf werbenden Internetseiten als besonders leicht verdaulich und geeignet für Kinder und Ältere dargestellt. Betont wird der angeblich niedrige glykämische Index, der für ein gutes Blutzuckermanagement sorgen soll. Fonio soll wegen seines Eisengehalts auch das „ideale Getreide für Frauen" sein. Versprochen wird „Schönheit für Haut und Haar" sowie die „Entgiftung und Heilung von Wunden". Selbstverständlich lässt sich mit Fonio – laut Erfahrungsberichten – auch fantastisch abnehmen. Auf Verkaufsverpackungen dürfen solche gesundheitsbezogenen Aussagen („Health Claims") natürlich nicht stehen, das wäre ein Verstoß gegen die europäische Health-Claims-Verordnung. Denn keine dieser „Wirkungen" ist wissenschaftlich bewiesen.

Corakorn – die Fakten

Ebenso zur Familie der Süßgräser gehört die Corakorn-Fingerhirse, die ursprünglich aus Afrika stammt, seit mehr als 3000 Jahren aber hauptsächlich in Indien zu Hause ist. Dort gilt sie als alte Kulturpflanze, die

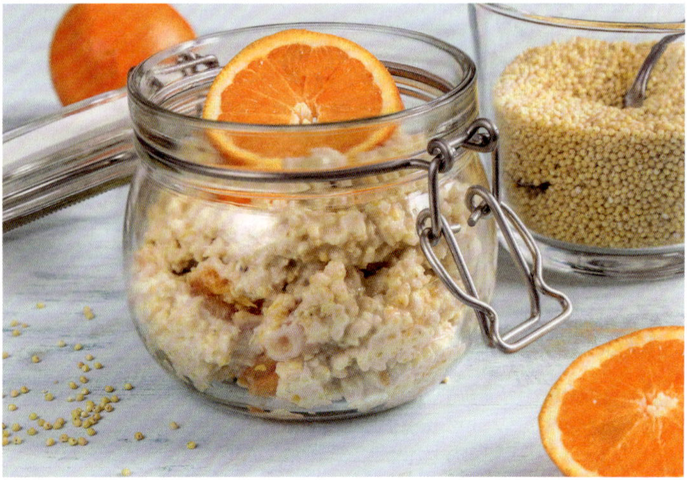

Die Ayurvedische Lehre rät Schülern und Studierenden zu einem Hirse-Frühstück für bessere Konzentration. Aus ökologischen Gründen sollte man jedoch der heimischen Hirse den Vorzug geben.

auch in der Ayurveda-Lehre ihren Platz gefunden hat. Corakorn, in Indien als „Ragi" bezeichnet, soll die ursprünglichste Form der Fingerhirse sein – die „Urhirse", die als „nicht verzüchtet" gilt. Ihr Name bedeutet „bewegliches Gelenk" (altind.). Auch bei Corakorn werden sowohl die Gluten-Freiheit als auch der hohe Ballaststoffgehalt betont. Als vorteilhaft gilt, dass die trockenen Körner lange Zeit gut gelagert werden können, ohne dass sie an Qualität verlieren oder von Schädlingen bzw. Pilzen befallen werden. In Indien wird Ragi-Mehl zu Fladenbrot gebacken oder als Kloß verkocht. Die Körner lassen sich auch fermentieren und Getränken sowie Joghurt beimischen. In Uganda wird Fingerhirse ähnlich wie ein Porridge zum Frühstück gegessen oder auch geröstet und gemahlen wie Mehl weiterverwendet.

Wachmacher Corakorn

In Deutschland wird Corakorn angepriesen als „neue" oder „wiederentdeckte Urhirse". Versprochen werden „stabile Knochen, gesunde Zähne, Unterstützung der Muskelfunktion und eine Aktivierung des Stoffwechsels". Sie wird in der ayurvedischen Küche vielfältig eingesetzt. Im Internet findet man eine Reihe an Rezepten. Entsprechend der Ayurveda-Lehre wirkt Hirse „erwärmend, leicht und trocken und vermehrt somit Vata und Pitta". Sie soll gegen chronische Müdigkeit und Konzentrationsschwäche helfen, deswegen wird vor allem Schülern und Studenten zu einem ayurvedischen Hirsefrühstück geraten. Die Herstellerangaben, nach denen Corakorn jede Menge an Mineralstoffen enthalten soll, sind nicht durch verlässliche Quellen belegt. Zum Backen lässt sich das glutenfreie Corakorn-Mehl auch verwenden, für ein gutes Backergebnis sollte es jedoch mit anderen Mehlen gemischt werden.

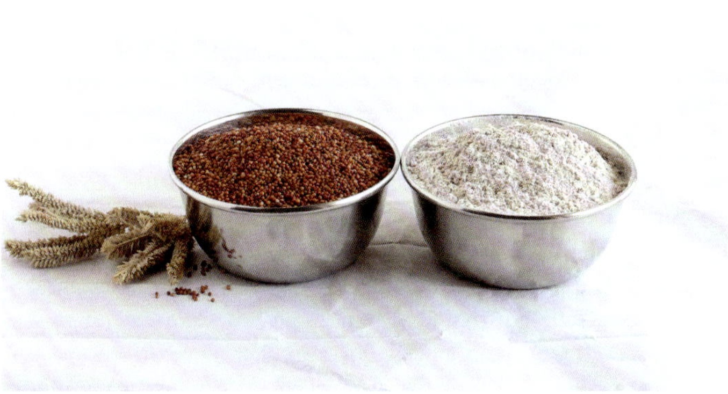

Supergrains – alles super?

Selbstverständlich leisten die verschiedenen Hirsearten einen guten Beitrag zu einer gesunden Ernährung. Alle Arten von Getreidekörnern sind eine gute Proteinquelle, enthalten Ballaststoffe, komplexe Kohlenhydrate und essenzielle Fettsäuren. Eisen und Zink aus Getreidekörnern sind vor allem für Vegetarier und Veganer vorteilhaft.

GUT ZU WISSEN

Die Zufuhr an Mikronährstoffen durch Getreidekörner sollte man nicht überbewerten. Mit drei Löffeln Hirse im Müsli wird man noch nicht optimal mit Mineralstoffen versorgt.

Bei einer glutenfreien Ernährung kann man mit Hirsesorten seinen Speiseplan durchaus bereichern. Die Frage ist nur, ob es unbedingt Teff, Fonio und Corakorn sein müssen. Die romantische Vorstellung, dass man mit dem Kauf afrikanischer Getreidearten arme Kleinbauern unterstützt, kann man sicher vergessen. An Produkten, die auf dem Weltmarkt angeboten werden, verdienen in erster Linie internationale Händler.

Auch in Europa ist Hirse heimisch, gilt aber als „vergessenes Getreide". Seit dem 17. Jahrhundert hat die in Europa als Nahrungsquelle übliche Hirse nach und nach an Bedeutung verloren, während Weizen, Roggen und vor allem Kartoffeln wegen ihres höheren Sättigungsvermögens auf den hiesigen Feldern Einzug hielten. Erst in den letzten Jahren erlebt die heimische Rispenhirse als glutenfreie Getreideart eine Renaissance und wird auch in Deutschland und Österreich wieder angebaut.

Wer gesundheitsbewusst denkt, sollte beim Einkauf auch Umwelt und Klima in seine Überlegungen mit einbeziehen. Ist es nicht sinnvoller, die afrikanischen und indischen Hirsearten würden vor Ort von der ansässigen Bevölkerung gegessen und nicht nach Europa exportiert?

Magische Geschichten gibt es übrigens auch über die europäische Hirse: „Der süße Brei" gehört zu den beliebten Grimm'schen Märchen, und Ludwig Bechstein schrieb das Märchen vom „Hirsedieb".

AUF EINEN BLICK

- Teff, Fonio und Corakorn sind Zwerghirsen aus der Familie der Süßgräser. Sie wachsen auch auf kargen Böden und haben eine kurze Vegetationsperiode, weshalb sie seit Jahrtausenden zur Ernährung des Menschen beitragen.
- Teff und Fonio gehören in Afrika zu den Grundnahrungsmitteln, Corakorn wird vor allem in Indien angebaut und verzehrt.
- Die Hirsearten sind glutenfrei, reich an Proteinen und Ballaststoffen, enthalten Mineralstoffe und Vitamine. Sie sind ein wertvoller Bestandteil einer gesunden Ernährung.
- Die Hirsearten können den Speiseplan von Menschen, die kein Gluten vertragen, bereichern.
- Die heimische, in Europa angebaute Hirse ist aus ökologischen Gründen eine glutenfreie Getreidealternative zu den Importprodukten aus Afrika oder Indien.

Internetquellen

Deutschlandradio, www.deutschlandfunkkultur.de/teff-kommt-die-aethiopische-superhirse-bald-nach-deutschland-100.html

Landwirtschaftskammer Niedersachsen, www.lwk-niedersachsen.de/lwk/news/16178_Biopatente_und_ihre_Folgen_-_Teff_ein_exemplarischer_Fall

Verbraucherzentrale Nordrhein-Westfalen, www.verbraucherzentrale.nrw/sites/default/files/2018-06/Heft_3_17_Web.pdf

Zeolith – schwammige Versprechen

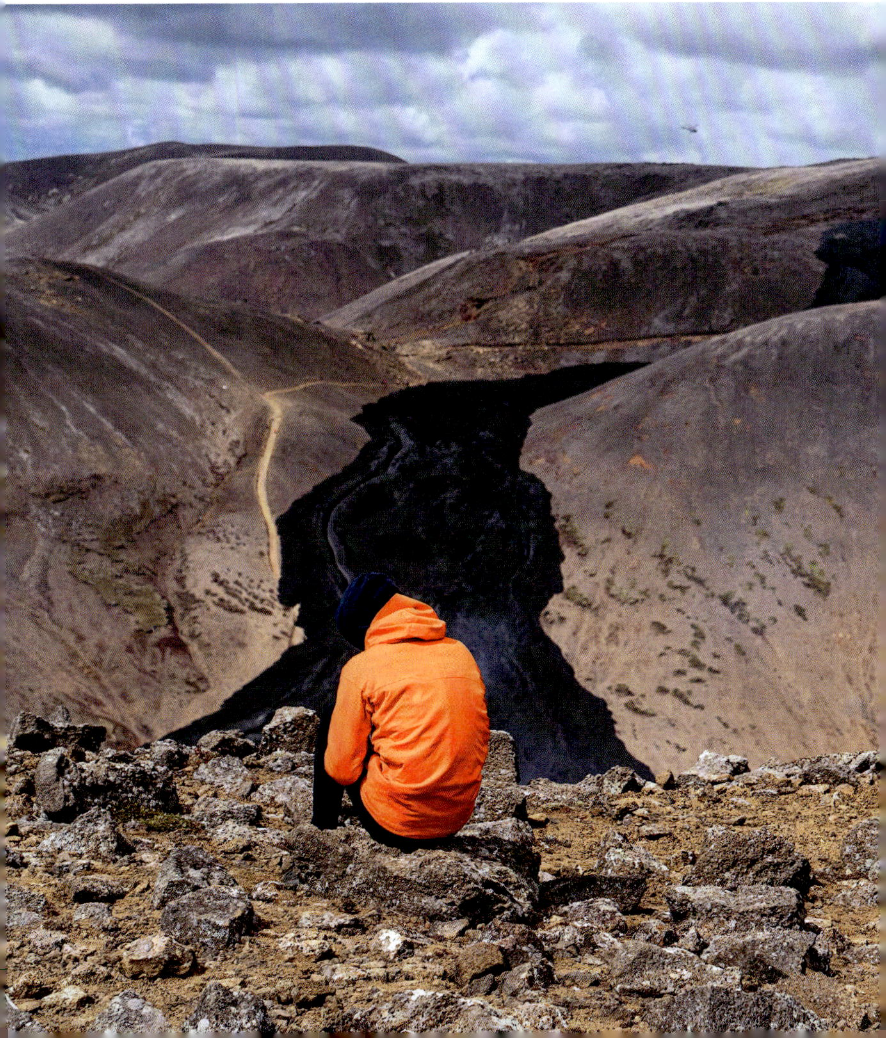

Vulkangesteinspulver als Superfood? Zeolith und Klinoptilolith werden als „Entgiftungs- oder Detoxmittel", als Verjüngungsmittel und zum Schutz vor diversen schweren Krankheiten vermarktet. Das große Interaktionspotenzial der Aluminium-Silikat-Verbindungen wird dabei oft verschwiegen.

GUT ZU WISSEN

Vulkangesteinspulver (Aluminium-Silikat-Verbindungen) werden mit zahlreichen Werbeversprechen versehen. Doch sind gesundheits- und krankheitsbezogene Behauptungen in keiner Weise wissenschaftlich belegt.

Selbsternannte Experten empfehlen, Zeolith-Pulver in Joghurt einzurühren oder in Wasser aufgeschlämmt zu trinken. Wer mit dem Geschmack nicht klar kommt, könne auch Kapseln einnehmen. Ziel soll eine „Entgiftung von innen" – neudeutsch „Detox" – sein. Wie ein Schwamm würde das Naturmaterial Umweltgifte, schädliche Mikroorganismen (Schimmelpilze, Viren) sowie Radioaktivität aufsaugen, sicher binden und aus dem Körper ausleiten. Auch Açai-Kapseln werden speziell für ihren Einsatz bei sogenannten **Detox-Kuren** (engl. *detox*, dt. Entgiftungskur) beworben. Das Prinzip des Detox beruht auf der Vorstellung, man könne durch den Konsum bestimmter Lebensmittel den Körper von Giften und Schadstoffen zu befreien. Wissenschaftliche Beweise für diese Wirkung fehlen allerdings.

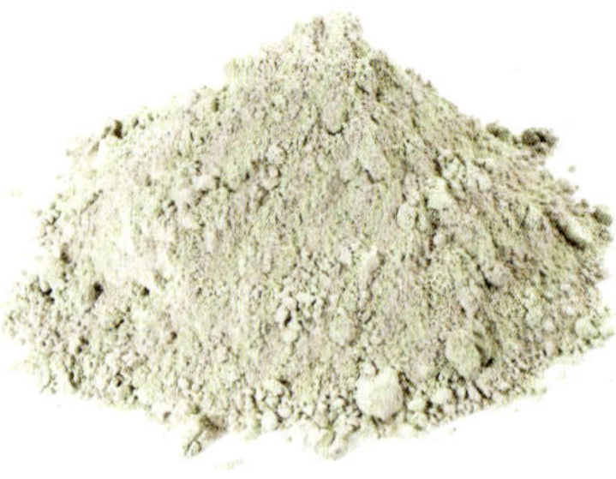

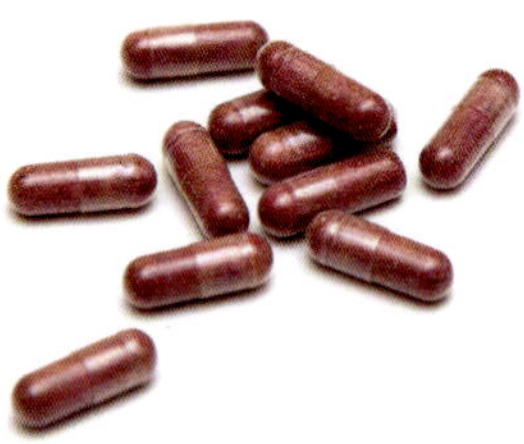

GUT ZU WISSEN

Von der EFSA wurden alle beantragten Claims zu einer vermeintlichen Detox-Wirkung entsprechender Produkte ausnahmslos abgelehnt. Die Bezeichnung „Detox" darf deshalb auf Lebensmitteln (einschließlich Nahrungsergänzungsmitteln) nicht verwendet werden. Unternehmen, die noch vor einigen Jahren mit der Detox-Wirkung ihrer Produkte warben, tun dies nun nicht mehr. Aus „Detox-Kuren" wurden „Saftkuren" und aus „Entgiftende Wirkung" wurde „für die körpereigene Reinigung".

„Lebenskraft durch Urgestein"

Mit Marketingaussagen wie „Biologischer Rostschutz“ und „Lebenskraft durch Urgestein“ werden Zeolith-Pulver und -kapseln als Medizinprodukte, selbstverständlich „vegan, laktosefrei, glutenfrei, sojafrei und ohne Zuckerzusatz“, vermarktet – mit Zufriedenheitsgarantie. Besonders wertvoll sollen Klinoptilolith-Zeolithe sein, die noch zusätzlich gebundene Mineralien enthalten. Diese sollen vor allem verhindern, dass Aluminium im Körper freigesetzt wird. Auf einem „Gesundheitsportal“ wird sogar versprochen, dass schädliches Aluminium und ebenso Schwermetalle und Gifte aller Art aus dem Körper entfernt werden. Das soll allen Krankheiten vorbeugen, selbstverständlich auch beim Abnehmen und gegen Krebs helfen. Dass zurzeit auch noch ein Schutz vor Corona-Viren suggeriert wird und in sozialen Netzwerken kursiert, offenbart die Skrupellosigkeit der Hersteller. Einer von diesen distanziert sich zwar aufgrund der „wissenschaftlichen Faktenlage“, von dieser Aussage, empfiehlt aber trotzdem die Einnahme von Zeolith als „präventive Maßnahme“ zur Entlastung des Stoffwechsels.

Die Fakten

Zeolithe sind kristalline Aluminium-Silikat-Verbindungen, die in der Natur vorkommen, aber auch synthetisch hergestellt werden können. Aufgrund ihrer mikroporösen Gerüststruktur und ihrer großen inneren Oberfläche eignen sie sich dazu, Stoffe zu adsorbieren. Sie werden industriell in vielfältiger Weise als Adsorbenzien und Ionenaustauscher eingesetzt. Im Haushalt haben sie zum Beispiel ihren Platz als Kalkbinder in Wasch- und Reinigungsmitteln, als Feuchtigkeitsadsorber für Geschirrspülmaschinen und als Geruchsneutralisierer in Katzenstreu. In der EU sind Zeolith und Klinoptilolith als Futterzusatz, Fließhilfsstoff und Bindemittel zugelassen. Tierfutter enthält Zeolithe mit der Absicht, Schwermetalle und Schimmelpilze zu binden. Die Komplementärmedizin verwendet sie als pharmazeutische Hilfsstoffe.

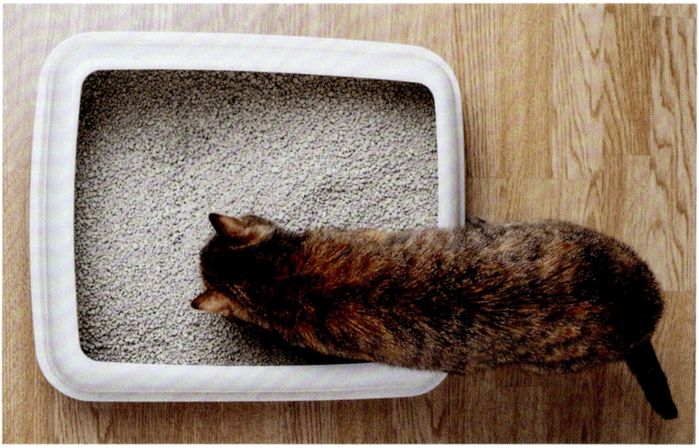

Vor ungefähr zwanzig Jahren kam ein Nahrungsergänzungsmittel aus gemahlenem Zeolith mit wissenschaftlich unbewiesenen und haltlosen Gesundheitsversprechen auf den Markt. Inzwischen dürfen Zeolith- und Klinoptilolith-Produkte in Deutschland nicht mehr als Nahrungsergänzungsmittel verkauft werden, sie sind allerdings als Medizinprodukte im Handel zu finden.

Aufsaugen, binden, ausleiten

Dass mikroporöse Substanzen mit großer Oberfläche im menschlichen Körper eine Saug- und Bindekraft entfalten und mineralische Substanzen wieder ausgeschieden werden, ist unbestritten. Auch die traditionelle Heilerde, in Deutschland als freiverkäufliches Arzneimittel im Handel, besteht aus Aluminium-Silikaten sowie Mineralien wechselnder Zusammensetzung. Sie wird innerlich bei Verdauungsstörungen und gegen Sodbrennen eingesetzt. Das Adsorbens Aktivkohle steht auf der Liste der wichtigen Antidote und Notfallarzneimittel. Jede Apotheke wird im Beratungsgespräch den Hinweis geben, dass Heilerde und Aktivkohle auch Arzneistoffe binden und damit deren Wirksamkeit beeinträchtigen können. Die gleiche Aussage würde für Zeolith-Produkte gelten. Ob sich der Käufer dieses – sicher meist im Internet erworbenen – „Wundermittels" dessen bewusst ist, sei dahingestellt.

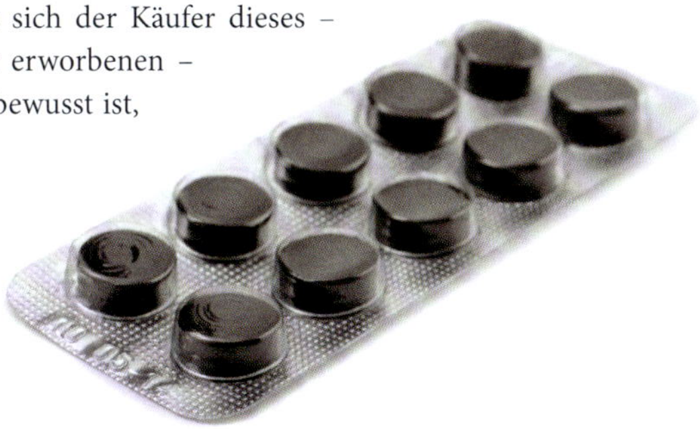

Aluminium-Silikate adsorbieren ebenso wie medizinische Kohlepräparate völlig unspezifisch. Im Vergiftungsfall oder bei einer akuten Verdauungsstörung nimmt man das in Kauf.

GUT ZU WISSEN

Bei einer Dauereinnahme von Aluminium-Silikaten zur ständigen „Entgiftung" werden dem Körper auch entscheidende Nährstoffe und gegebenenfalls lebenswichtige Arzneistoffe entzogen.

Was Vulkangestein alles nicht kann

Das Portal der Verbraucherzentrale Nordrhein-Westfalen urteilt eindeutig: Zeolith- und Klinoptilolith-Produkte unterstützen weder das Immunsystem noch die Krebstherapie und eignen sich auch nicht als Detox-Mittel. Sie sind nicht in der Lage, gezielt Toxine aus dem Körper zu entfernen. Sie können weder den Verdauungsapparat „reinigen" noch die Leber „entlasten". Sie sind auch keine Quelle für Silicium und Kieselsäure. Sie schützen nicht vor Elektrosmog, verzögern nicht den Alterungsprozess und steigern nicht die Leistung. Gesundheits- und krankheitsbezogene Behauptungen sind in keiner Weise wissenschaftlich belegt.

Teuer erkauft

Die Kilopreise von Zeolith reichen von preisgünstigen ca. 15 Euro bis zu 250 Euro pro Kilogramm. Häufig wird mit einer CE-Kennzeichnung geworben, was aber kein Qualitätssiegel darstellt, sondern nur belegt, dass der Hersteller die gesetzlichen Bestimmungen in der EU einhält.

Es gibt im Internet zweifelhafte Hinweise zu den Angeboten wie „Bio-Natur-Plus", „extra-fein gemahlen", „schadstoffgeprüft", „in der Spiralstrahlmühle aktiviert", „laborgeprüft", „tribomechanisch mikronisiert", „ohne chemische Zusätze" und „aus europäischem Abbau". Man muss auf den Verkaufsportalen genau hinschauen, ob man Produkte technischer Art, für den Einsatz bei Pflanzen und Tieren, oder Produkte zur innerlichen Anwendung beim Menschen erwirbt. Das ist oft erst auf den zweiten, genauen Blick erkennbar.

GUT ZU WISSEN

Der Hinweis „vet." auf einem Arzneimittel (oder anderem Produkt) ist die Abkürzung für „veterinärmedizinisch". Das heißt, es handelt sich um ein Mittel zur Anwendung an Tieren. Verständlicherweise gelten dafür andere rechtliche Maßstäbe als für die Anwendung am Menschen.

AUF EINEN BLICK

- Zeolithe sind kristalline Aluminium-Silikat-Verbindungen, die sich aufgrund ihrer mikroporösen Gerüststruktur und ihrer großen inneren Oberfläche dazu eignen, Stoffe zu adsorbieren.
- Versprochen wird eine „entgiftende" und „reinigende" Wirkung im Körper. Dabei wird übersehen, dass Zeolithe nicht nur „böse" Stoffe binden, sondern auch „gute". Erwünschte Arzneimittelwirkungen werden beeinträchtigt!
- Alle Werbeaussagen zu Zeolith-Produkten sind wissenschaftlich nicht belegt. Was das Gefährdungspotenzial von Aluminium betrifft, besteht weiterer Forschungsbedarf.

Achtung, Aluminium!

Im Zusammenhang mit der innerlichen Anwendung von Bentonit als sogenannte „Lehmkur" zum Abnehmen wurde in der pharmazeutischen Fachpresse die Gefahr einer zu hohen Aufnahme von Aluminium diskutiert. Auch Bentonit besteht aus Aluminium-Silikaten sowie weiteren Mineralien. Bentonit war früher in der EU als Lebensmittelzusatzstoff zugelassen. Diese Zulassung besteht jedoch seit 2014 nicht mehr, denn die Aufnahme von Aluminium darf pro Woche 1 Milligramm pro Kilogramm Körpergewicht nicht überschreiten – das empfiehlt die Europäische Behörde für Lebensmittelsicherheit (EFSA). Aus Sicht des Bundesamtes für Risikobewertung besteht zum Gefährdungspotenzial von Aluminium weiterer Forschungsbedarf.

Internetquellen

Pharmazeutische Zeitung (PZ online), www.pharmazeutische-zeitung.de/ausgabe-262012/heilmittel-oder-humbug/

Universität für Weiterbildung Krems (Donau-Universität Krems; Medizin transparent), www.medizin-transparent.at/zeolith-wirkung/

Verbraucherzentrale (Deutschland), www.klartext-nahrungsergaenzung.de/wissen/lebensmittel/nahrungsergaenzungsmittel/zeolith-am-besten-geeignet-als-katzenstreu-34637

Fazit – Besser komplett auf Superfoods verzichten?

Superfoods und daraus hergestellte Präparate sind nicht per se schlecht oder ungesund – aber eben auch nicht so super, wie es ihr Name verspricht. Der Verzehr von Curcuma, Buchweizen, Spirulina und Co. ist für eine gesunde und ausgewogene Ernährung nicht notwendig, kann aber ein Teil davon sein. Am Ende des Tages sind Superfoods hochwertige Lebensmittel (sofern sie nicht als Nahrungsergänzungsmittel verarbeitet wurden), die wertvolle Inhaltsstoffe liefern. Sie können gute Quellen für sekundäre Pflanzenstoffe, Ballaststoffe, Vitamine und Mineralstoffe darstellen und einige haben sich sogar in Humanstudien beweisen können.

Es ist selbstverständlich auch nicht notwendig, vom Konsum eines bestimmten Lebensmittels abzusehen, „nur" weil seine Wirkung nicht wissenschaftlich belegt ist. Schließlich sind viele exotische und heimische Superfoods auch eines ganz sicher: lecker. Vor allem, wenn das eigene Gefühl stimmt und Verbraucher vielleicht selbst positive Wirkungen erfahren können („Seit ich regelmäßig Curcuma esse, ist mein Hautbild reiner."), spielt es eine untergeordnete Rolle, was die Wissenschaft sagt. Dabei ist es übrigens auch egal, ob solch positive Erfahrungen durch das Lebensmittel selbst (Wer weiß?), einen Placebo-Effekt oder andere Begleitumstände (generell gesündere Ernährungsweise seit Verzehr des Superfoods) ausgelöst werden. Eine Bedingung dafür ist allerdings, dass Nebenwirkungen, die vor allem bei der Einnahme von Nahrungsergänzungsmitteln auftreten können, ausgeschlossen werden.

Extrabedingung ist, dass der Kauf von Superfoods und Nahrungsergänzungsmitteln nicht das eigene Budget sprengt. Kein Superfood ist es wert, sich dafür finanziell zu ruinieren. Vor allem der hohe Preis vieler Nahrungsergänzungsmittel ist häufig nicht gerechtfertigt.

AUF EINEN BLICK

Für Verbraucher kann es eine Herausforderung sein, all diese Sachverhalte im Hinterkopf zu behalten, wenn es darum geht, eine Kaufentscheidung zu treffen. Als Faustregel lässt sich festhalten, dass für eine langfristige Gesundheit vor allem eine vielfältige Ernährung von Bedeutung ist und unverarbeitete Superfoods einen Beitrag zu dieser Vielfalt leisten können. Bei Gesundheits- und Heilversprechen sollte man stets skeptisch sein.

Bildnachweis

▸ Seite 1: Alexander Raths/stock.adobe.com; ▸ Seite 4: pilipphoto/stock.adobe.com; ▸ Seite 5: Vladislav Noseek/stock.adobe.com; ▸ Seite 7: photo_gonzo/stock.adobe.com; ▸ Seite 9: bonchan/stock.adobe.com; ▸ Seite 10: VRD/stock.adobe.com; ▸ Seite 10: Valeri Schmigel/stock.adobe.com; ▸ Seite 12: Swapan/stock.adobe.com; ▸ Seite 13: New Africa/stock.adobe.com; ▸ Seite 14: Dmitry Ersler/stock.adobe.com; ▸ Seite 16: chones/stock.adobe.com; ▸ Seite 16: Dmitry Kovalchuk/stock.adobe.com; ▸ Seite 21: Room 76 Photography/stock.adobe.com; ▸ Seite 23: Simon Tang/stock.adobe.com; ▸ Seite 25: Alexander Raths/stock.adobe.com; ▸ Seite 27: eskay lim/stock.adobe.com; ▸ Seite 28: ricochet64/stock.adobe.com; ▸ Seite 29: DenisMArt/stock.adobe.com; ▸ Seite 29: blende11.photo/stock.adobe.com; ▸ Seite 31: Brent Hofacker/stock.adobe.com; ▸ Seite 32: rosinka79/stock.adobe.com; ▸ Seite 33: ALF photo/stock.adobe.com; ▸ Seite 33: Nataly/stock.adobe.com; ▸ Seite 35: refresh(PIX)/stock.adobe.com; ▸ Seite 35: JGade/stock.adobe.com; ▸ Seite 36: Schnapps2012/stock.adobe.com; ▸ Seite 36: EM Art/stock.adobe.com; ▸ Seite 40: Pixelot/stock.adobe.com; ▸ Seite 41: White bear studio/stock.adobe.com; ▸ Seite 42: creative_content/stock.adobe.com; ▸ Seite 43: nevodka.com; ▸ Seite 45: seanzheng/stock.adobe.com; ▸ Seite 47: Mickis Fotowelt/stock.adobe.com; ▸ Seite 48, ▸ Seite 49: DGE-Ernährungskreis®, Copyright: Deutsche Gesellschaft für Ernährung e. V., Bonn, Stand 2022; ▸ Seite 50: bluedesign/stock.adobe.com; ▸ Seite 51: Verbraucherzentrale NRW e. V.; ▸ Seite 52: Universität für Weiterbildung Krems, Österreich; ▸ Seite 57: nerudol/stock.adobe.com; ▸ Seite 59: New Africa/stock.adobe.com; ▸ Seite 59: grey/stock.adobe.com; ▸ Seite 61: Elena Schweitzer/stock.adobe.com; ▸ Seite 62: nuttapongg/stock.adobe.com; ▸ Seite 65: sasazawa/stock.adobe.com; ▸ Seite 67: Siam/stock.adobe.com; ▸ Seite 69: chokniti/stock.adobe.com; ▸ Seite 73: EcoPim-studio/stock.adobe.com; ▸ Seite 74: GSDesign/stock.adobe.com; ▸ Seite 76: baibaz/stock.adobe.com; ▸ Seite 83: adragan/stock.adobe.com; ▸ Seite 85: Sabine Hortebusch ▸ Seite 87: ThanhThu/stock.adobe.com; ▸ Seite 93: Melica/stock.adobe.com; ▸ Seite 94: Iurii Kachkovskyi/stock.adobe.com; ▸ Seite 96: Mahir/stock.adobe.com; ▸ Seite 97: MarekPhotoDesign.com/stock.adobe.com; ▸ Seite 101: Brilt/stock.adobe.com; ▸ Seite 105: Maryna Osadcha/stock.adobe.com; ▸ Seite 107: LianeM/stock.adobe.com; ▸ Seite 108: Olga/stock.adobe.com; ▸ Seite 115: XM4THX/stock.adobe.com; ▸ Seite 117: Ildi/stock.adobe.com; ▸ Seite 117: Paitoon/stock.adobe.com; ▸ Seite 120: marilyn barbone/stock.adobe.com; ▸ Seite 123: Lumixera/stock.adobe.com; ▸ Seite 124: supamas/stock.adobe.com; ▸ Seite 125: sherjaca /stock.adobe.com; ▸ Seite 127: Klio_l/stock.

adobe.com; ▶ Seite 129: JanSommer/stock.adobe.com; ▶ Seite 134: fascinadora/stock.adobe.com; ▶ Seite 137: Dragos/stock.adobe.com; ▶ Seite 138: emuck/stock.adobe.com; ▶ Seite 139: OMKAR A.V/stock.adobe.com; ▶ Seite 142: Scisetti Alfio/stock.adobe.com; ▶ Seite 149: PhotoSG/stock.adobe.com; ▶ Seite 151: Wirestock/stock.adobe.com; ▶ Seite 152: Ruckszio/stock.adobe.com; ▶ Seite 159: Valeriu/stock.adobe.com; ▶ Seite 160: MarekPhotoDesign.com/stock.adobe.com; ▶ Seite 161: beataaldridge/stock.adobe.com; ▶ Seite 164: wasanajai/stock.adobe.com; ▶ Seite 167: Melica/stock.adobe.com; ▶ Seite 169: atoss/stock.adobe.com; ▶ Seite 171: fijias/stock.adobe.com; ▶ Seite 175: Diana Taliun/stock.adobe.com; ▶ Seite 177: Dionisvera/stock.adobe.com; ▶ Seite 183: ricka_kinamoto/stock.adobe.com; ▶ Seite 184: sewcream/stock.adobe.com; ▶ Seite 191: 5ph/stock.adobe.com; ▶ Seite 193: Maria/stock.adobe.com; ▶ Seite 201: Kanea/stock.adobe.com; ▶ Seite 203: Topnmp/stock.adobe.com; ▶ Seite 206: ExQuisine/stock.adobe.com; ▶ Seite 209: 5ph/stock.adobe.com; ▶ Seite 211: dianamower/stock.adobe.com; ▶ Seite 211: Amy Lv/stock.adobe.com; ▶ Seite 212: Roman Ivaschenko/stock.adobe.com; ▶ Seite 217: Bjoern/stock.adobe.com; ▶ Seite 221: studio2013/stock.adobe.com; ▶ Seite 223: New Africa/stock.adobe.com; ▶ Seite 223: chokniti/stock.adobe.com; ▶ Seite 23: katrinshine/stock.adobe.com; ▶ Seite 234: katrinshine/stock3.adobe.com; ▶ Seite 236: Michelle/stock.adobe.com; ▶ Seite 239: Greentree/stock.adobe.com; ▶ Seite 243: ADDICTIVE STOCK/stock.adobe.com; ▶ Seite 244: s22d/stock.adobe.com; ▶ Seite 244: ExQuisine/stock.adobe.com; ▶ Seite 246: Alex Photo/stock.adobe.com; ▶ Seite 247: Coprid/stock.adobe.com

Verzeichnis der Superfoods

Die Autorin

Reinhild Berger

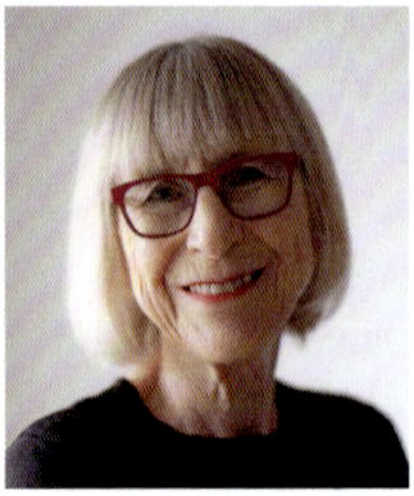

Studium der Pharmazie an der Johann-Wolfgang-Goethe-Universität in Frankfurt am Main. Tätigkeit als Apothekerin in öffentlichen Apotheken. Von 1986 bis 2013 hauptberuflich im Deutschen Apotheker Verlag in Stuttgart beschäftigt. Stellvertretende Chefredakteurin der Deutschen Apotheker Zeitung (DAZ) bis 1999, Herausgeberin und Chefredakteurin der PTAheute von 1987 bis 2011. Von 1987 bis 2017 Herausgeberin des PKA-Lehrbuchs „Knoellinger/Berger". Autorin zahlreicher pharmazeutischer Fachbeiträge im Bereich Print, Video (Videopharm) und Online sowie des Ernährungsbuchs „Zucker – Süßes Wissen für die Praxis", erschienen im Jahr 2021 in der Reihe „Ernährung mini" bei der Wissenschaftlichen Verlagsgesellschaft Stuttgart. Seit 2013 im beruflichen Ruhestand. Persönlicher Interessensschwerpunkt: Ernährung und Gesundheit.

Die Mitarbeiterin

Friederike Schmidt, B. Sc.

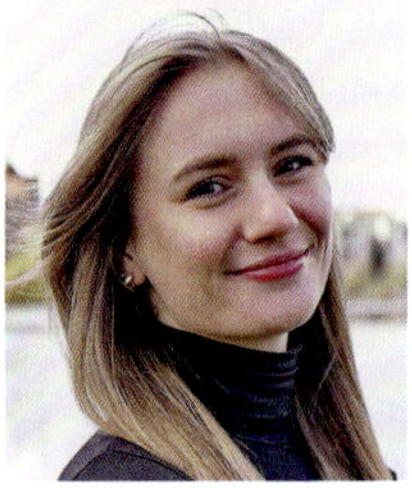

Studium der Ernährungswissenschaften an der Friedrich-Schiller-Universität in Jena. Derzeit Masterandin am Institut für Ernährungsmedizin der Universität zu Lübeck. Persönlicher Interessenschwerpunkt: Ernährung vor und während der Schwangerschaft und die anschauliche Vermittlung neuer ernährungsmedizinischer Erkenntnisse. Seit 2020 Autorin für den Fachblog www.ernaehrungsmedizin.blog.

Der Herausgeber

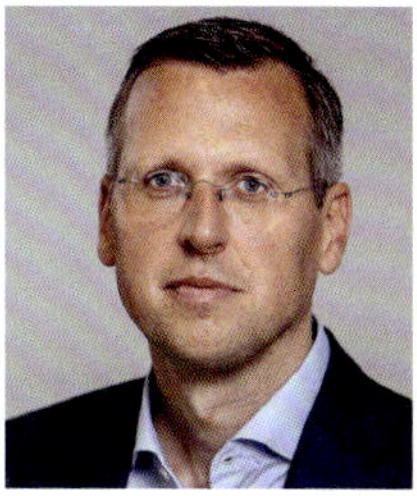

Prof. Dr. Martin Smollich
studierte Biologie und Pharmazie in Münster und Cambridge (UK) und war von 2005 bis 2008 wissenschaftlicher Mitarbeiter am Universitätsklinikum Münster. Nach der Promotion und vierjähriger klinischer Tätigkeit hatte er von 2013 bis 2018 die Professur für Klinische Pharmakologie und Pharmakonutrition an der praxisHochschule Köln inne, wo er den ernährungsmedizinischen Studiengang Clinical Nutrition leitete. Seit 2018 ist Professor Smollich Leiter der Arbeitsgruppe Pharmakonutrition am Institut für Ernährungsmedizin des Universitätsklinikums Schleswig-Holstein in Lübeck.

Schwerpunkt seiner Tätigkeit ist die optimale Verknüpfung von Ernährungs- und Arzneimitteltherapie, insbesondere in den Bereichen Arzneimittel-Lebensmittel-Interaktionen, Pharmakonutrition und funktionelle Lebensmittel. Daneben ist er Herausgeber des Fachblogs www.ernaehrungsmedizin.blog.